Dr. Bruce Fife

Stopp Alzheimer!
Wie Demenz vermieden und behandelt werden kann.

Inhalt

systemed
verlag

Einschübe in eckigen Klammern sind Ergänzungen, Auslassungen und Erläuterungen des systemed-Verlages/-Lektorats, um Fachbegriffe verständlicher zu machen und die Inhalte dieses Buches an die Gegebenheiten in Deutschland anzupassen.

»Der alte Spruch ‚eine Unze Prävention ist so viel wert wie ein Pfund Heilung' stimmt definitiv, wenn es um Neurodegeneration geht. Sie können Alzheimer, Parkinson und andere neurodegenerative Krankheiten stoppen, bevor sie Ihr Leben übernehmen, aber Sie müssen gleich damit anfangen.«

— Dr. Bruce Fife

Vorwort

Mich hat der Mann überzeugt!

Es gibt rhetorische Fragen, von denen wir uns wünschen, sie wären niemals gestellt worden: *Sie möchten sicher nicht warten, bis ein Großteil Ihres Gehirns abgestorben ist, bevor Sie anfangen, etwas dagegen zu tun?* Wir zucken zusammen. Ja, natürlich, Gott bewahre! Doch dann stellt Dr. Bruce Fife vom »Coconut Research Center« in Colorado Springs seine beinharten Bedingungen. Sie alle zielen letztlich auf eines: auf Kapitulation und rigorose Umkehr. Auf den rabiaten Bruch mit unseren über Jahrzehnte lieb gewordenen Lebensgewohnheiten. Diätetische Intervention, nennt man das in Fachkreisen. Antreten zur Selbsthilfe! Schluss also mit Chips, Zwiebelringen und Chicken Nuggets, mit Cornflakes und – das tut besonders weh – leider auch mit Nudeln. Stattdessen Gurken und Essig. Ananas und Tonkabohnen.

Wir lernen: Vor allem bestimmte Fette – wir staunen – können Wunder bewirken. *Cholesterin ist gut für Ihr Gehirn.* Es wird uns ein Rührei mit Käse und saurer Sahne danken. Besuche beim Chinesen um die Ecke, diesen Glutamathöllen, sind fortan hingegen Tabu. Aber: *Sie sollten mindestens einen frischen Rohkostsalat jeden Tag essen.* Der Naturheilkundler Dr. Fife verlangt seinen Lesern eine Menge ab und dokumentiert, ausgiebig, akkurat und nicht eben unter Zurhilfenahme von Samthandschuhen, die Risikofaktoren der Demenz, Zivilisationskrankheiten zumeist: Übergewicht, Nikotingenuss und Diabetes vor allem. Im Gegenzug aber revanchiert er sich mit einem großen, wahrlich bahnbrechenden Versprechen. Wer seiner Anti-Alzheimer-Strategie folge, der habe eine Chance gegen das pathologische Vergessen: *Stopp Alzheimer!* Der Titel des Buches ist Programm.

Ende Juni. Wieder einmal sitze ich im Zug von Tübingen zurück nach Frankfurt. Die vergangenen Stunden in meinem Elternhaus waren schrecklich. Der Zustand meines seit rund sechs Jahren verdämmernden Vaters ist elend wie nie zuvor. Sprechen kann der 89-jährige, der einstige Virtuose des Worts, schon lange nur noch in kurzen, scheinbar zusammenhanglosen Satzfetzen, deren Sinn sich auch seinen Nächsten nicht mehr erschließt. Laufen kann er bestenfalls, wenn ihn zwei Begleiter stützen. Er wird dann mehr geschoben, als dass er geht. Jetzt aber hockt er da, zusammengesunken in seinem schwarzen Rollstuhl und stiert regungslos in die Luft. Er reagiert nicht mehr, weder auf meine Mutter noch auf seine Pflegerin noch auf mich. Seine Augen sind glasig und leer. Lebt er noch? Aber da ist seine wohlig warme Hand, sein schwerer Atem, sein chronischer Husten, weil ihm das Schlucken Mühe macht, ihn vermutlich auch plagt. Und da ist der instinktsichere Griff nach den Keksen. Die allerletzten Vitalfunktionen.

Irgendwann wird mein Vater, Walter Jens, vollends sterben dürfen. Endlich. Doch das ist dann nur der Schlussakkord eines langen, langen Trauermarsches. Wie hat Jonathan Franzen in seinem grandiosen Essay über den Alzheimertod des Earl Franzen geschrieben: *Als das Herz meines Vaters aufhörte zu schlagen, hatte ich schon viele Jahre um ihn getrauert.* Nein, kein falsches Moll, die vergangenen Jahre waren nicht einzig schlimm. Er hat es gut gehabt, er war rundum versorgt. Margit, die urschwäbische Bäuerin, die nur ein Mensch ohne Herz in den Rang einer bloßen Pflegerin degradieren würde, nimmt ihn noch heute mit auf ihren Hof am Fuße der Alb. Dort, an den Viehställen, hat er, der Mann der Bücher und des intellektuellen Diskurses, noch einmal ein ganz anderes Leben erfahren – und ist, zu unserem Erstaunen, am Abend oft mit einem Lachen wieder heimgekommen – und dann müde, nach einem erfüllten Tag, in sein Bett gesunken. Aber auch dieses späte, bodenständige Glück scheint nun unwiederbringlich abgelaufen. Die letzte Etappe der Demenz, die sich quälend in die Länge ziehende Selbstauflösung einer Persönlichkeit, ist nur noch eines: grauenhaft – und für die Angehörigen, die längst Hinterbliebene sind, endlos traurig.

In niedergeschlagener Stimmung habe ich Dr. Bruce Fifes strenges und doch betörend hoffnungsfrohes Manuskript gelesen. Die Frage, ob die Krankheit meines Vaters bei einer anderen Ernährung – zumindest hätte gelindert werden können, tut nur weh und ist müßig. Die Zerstörung seines Gehirns ist irreversibel fortgeschritten. Aber die Kernthese des Autors, da bin ich sicher, hätte ihm gefallen: Das Loblied auf das Kokosöl, von dem sich Dr. Fife, wissenschaftlich fundiert argumentierend, wahre Wunderdinge verspricht – effiziente Alzheimerprophylaxe, ja sogar die Revitalisierung eines bereits geschädigten Gehirns. Kokosöl als Brainfood! *Es ist, als würden Sie Ihren Wagen mit hochwertigem Benzin betanken.*

Dazu wäre meinem gebildeten Vater gewiss mancher Querverweis eingefallen. Der Glaube an die wundersame Kraft des Kokosöls hat bekanntlich lange Tradition, auch in der Kulturgeschichte. Schon vor 100 Jahren haben Südseefahrer den Segen des Kokovorismus, des Verspeisens der in Himmelsnähe, an Palmgipfeln reifenden Nüsse, beschworen. *Die reine Kokosdiät macht unsterblich und vereinigt mit Gott*, schrieb der fränkische Abenteurer August Engelhardt, dessen Geschichte Christian Kracht jüngst in seinem schönen, viel diskutierten Roman »Imperium« erzählt hat, *die Kokosnuss ist der Stein der Weisen. Was sind Universitäten gegen eine solche Lebensweise?*

Ob das Alzheimermartyrium tatsächlich allein mit der rechtzeitigen Einnahme von Kokosöl zu bezwingen ist? Es wär' zu schön, um wahr zu sein! Aber die Studien und Erfahrungsberichte, die Dr. Bruce Fife in diesem Buch vorlegt, sind schlüssig und fundiert. Da schwadroniert kein Wunderdoktor, kein geldgieriger Scharlatan, sondern ein Naturheilkundler, der, sorgsam argumentierend, nach neuen Wegen sucht. Mich jedenfalls hat der Mann überzeugt. Seit zwei Wochen bin ich nun auf Kokosöl, wohlauf – und möchte wetten, viele von diesem eindrücklichen Ratgeber aufgeschreckte Leser sind es bald auch.

Tilman Jens

Frankfurt, im Juli 2012

Vorwort

Alzheimer stoppen? Mit Essen?

Das mag wie eine reichlich abseitige Idee klingen. Schließlich werden Jahr für Jahr Abermillionen Euro in die Forschung gesteckt, bislang ohne nennenswerten Erfolg: Es gibt noch keine Medizin, um der tückischen Krankheit beizukommen. Und nun soll ausgerechnet die Ernährung eine Lösung liefern? Absurd? Keineswegs, wie uns Dr. Bruce Fife in diesem Buch darlegt.

Vielerlei Ursachen können zu Verwirrtheit und Demenz führen: Alkohol- und Drogenmissbrauch, Schwermetallvergiftungen, Infektionen, aber auch Nährstoff- und, vor allem bei älteren Menschen, schlicht Wassermangel. Eine häufig übersehene Ursache sind die Nebenwirkungen zahlreicher Medikamente, von denen Senioren häufig gleich mehrere einnehmen. Es muss sich also nicht immer um Alzheimer handeln, wenn jemand verwirrt ist. Indem wir die bekannten Risiken möglichst vermeiden, können wir zur Vorbeugung beitragen.

Die »eigenartige Erkrankung der Hirnrinde«, die Alois Alzheimer vor gut 100 Jahren beschrieb, gilt heute als die bedeutendste unter den Varianten des geistigen Verfalls. Die zweithäufigste Demenzform ist die gefäßbedingte (vaskuläre) Demenz: Sie geht auf arteriosklerotische Veränderungen in den Blutgefäßen zurück. Das Alter ist der wichtigste Risikofaktor, aber nicht die Ursache demenzieller Erkrankungen, denn es gibt auch Neunzig- und Hundertjährige, die geistig fit sind.

Demenzen treffen Menschen aller Gesellschaftsschichten, Arme und Reiche, Unbekannte und Prominente: Den früheren niedersächsischen Ministerpräsidenten Ernst Albrecht hat es ebenso getroffen wie die Schauspielerin Inge Meysel, den Geiger Helmut Zacharias, den Fußballtrainer Helmut Schön, den Rhetorikprofessor Walter Jens und jüngst den Fußballer und Vereinsmanager Rudi Assauer. Der Fotograf und Playboy Gunther Sachs wurde ein Opfer der Angst, die wir vermutlich alle vor dem geistigen Verfall haben: Er brachte sich um, als er annahm, es sei bei ihm so weit. Hätte er nur dieses Buch lesen können.

Als Ernährungswissenschaftlerin interessieren mich die Zusammenhänge zwischen der Hirngesundheit und dem, was wir essen, ganz besonders. Tatsächlich gibt es hier viele »Schnittstellen«: So wissen wir heute, dass starkes Übergewicht, Vitamin-D-Mangel, Insulinresistenz, Typ-2-Diabetes, Bluthochdruck und bestimmte Fettstoffwechselstörungen nicht nur das Risiko für Herz- und Gefäßerkrankungen steigern, sondern auch das Demenzrisiko erhöhen. Weil sich die Risikofaktoren so sehr gleichen, sprechen manche Forscher bei Alzheimer sogar von Typ-3-Diabetes.

Das heißt: Alles, was die Insulinresistenz mildert, was den Diabetes zurückdrängt, das Übergewicht und den Fettstoffwechsel entlastet, hat auch das Potenzial, vor Demenz zu schützen.

In Sachen Ernährung bedeutet dies: weniger Kohlenhydrate essen, ausreichend hochwertiges Eiweiß und vor allem reichlich Fett. Die Studienlage hierzu ist eindeutig: Kohlenhydratreduzierte, eiweiß- und fettbetonte Kostformen schnitten im Vergleich mit fettarmen, stärkereichen Diäten meist besser ab.

Was das Nachlassen der kognitiven Fähigkeiten direkt betrifft, so fanden etliche (wenn auch nicht alle) Studien, dass ein regelmäßiger Fischgenuss und eine gute Versorgung mit Omega-3-Fettsäuren das Risiko vermindert. Auch fiel in Beobachtungsstudien ein besserer Erhalt der geistigen Leistungsfähigkeit bei mediterranen Essmustern auf: reichlich Fisch, Gemüse und Nüsse sowie regelmäßiger, mäßiger Weingenuss. Auch in diesem Buch werden Sie lesen, wie wichtig – neben vielen anderen Aspekten einer gesunden Lebensweise – diese nährstoffreichen Lebensmittel sind.

Unser großes Hirn ist eine enorme evolutionäre Errungenschaft. Ohne eine fettreiche Ernährung wäre es nicht entstanden, und ohne Fett kann es nicht richtig funktionieren. Es braucht jedoch nicht nur ungesättigte Omega-3-Fettsäuren, sondern auch gesättigte Fettsäuren, wie sie in Milch-, Palmkern- und vor allem in Kokosfett vorkommen. Sie sind relativ »klein« (kurz- und mittelkettig) und werden anders verstoffwechselt als andere Fette. Die Leber bildet aus diesen Fettsäuren bevorzugt Ketone: Das sind besonders effiziente »Treibstoffe«, insbesondere fürs Gehirn. Zudem schützen sie die Nervenzellen vor oxidativem Stress und anderen schädlichen Einflüssen. Deswegen sind Ketone besonders wichtig, wenn es um den Schutz vor und die Behandlung von Demenzen geht.

Aus all dem kann geschlossen werden, dass es sehr sinnvoll ist, weniger Kohlenhydrate und mehr (gesättigte) Fette zu essen: um sich vor Demenz und Hirnfunktionsstörungen zu schützen, aber auch, um entsprechende Störungen aufzuhalten, aufzuschieben und möglicherweise auch ein Stück weit rückgängig zu machen. Auch wenn es noch an großen Humanstudien fehlt: Die Fallberichte und Fakten, die Dr. Bruce Fife vorträgt, stimmen optimistisch.

Eine besonders strenge Form der kohlenhydratreduzierten, fettreichen Kost ist die ketogene Ernährung, die sich in der Behandlung der Epilepsie seit Jahrzehnten bewährt hat. Hierbei bildet der Körper dauerhaft Ketone. Wenngleich zur Prävention bei Gesunden auch eine moderat kohlenhydratreduzierte Kost hilfreich sein wird, empfiehlt Dr. Bruce Fife all jenen, deren Stoffwechsel bereits Zeichen einer Insulinresistenz aufweist, vor allem jedoch Menschen, die bereits Symptome einer neurodegenerativen Krankheit zeigen, eine deutliche Reduzierung der Kohlenhydrate: Maximal 100 Gramm dürfen es täglich sein, kombiniert mit reichlich Kokosöl, dessen mittelkettige Fettsäuren rasch in schützende, nährende Ketone umgewandelt werden.

In meinem Buch »Mehr Fett!« schrieb ich Ende 2010: »Wie lange wird es noch dauern, bis man uns zum Schutz vor Alzheimer und ähnlichen gesundheitlichen Katastrophen mehr Fett empfiehlt?« Es ist so weit: Es steht ausführlich und bisweilen enthusiastisch beschrieben in diesem Buch.

Dipl. oec. troph. Ulrike Gonder

Hünstetten, im Juli 2012

1

Gibt es ein Mittel gegen Alzheimer?

Alles nur im Kopf

Alzheimer ist eine erschreckende Krankheit, die Menschen nicht nur ihrer Erinnerungen beraubt, sondern auch ihrer Fähigkeit zu denken, zu argumentieren, für sich zu sorgen und in der Gesellschaft zu funktionieren. Es ist eine Krankheit, die auf niemanden Rücksicht nimmt, die Reiche und Arme trifft, Gebildete und Ungebildete, Prominente und Nichtprominente. Alle sind gleich.

Sarah Harris kennt den Schmerz und die Trauer nur allzu gut, die mit der Alzheimerkrankheit verbunden sind. Ihr Mann Ernie ist erst 56 Jahre alt, leidet aber bereits seit drei Jahren an der Krankheit, und sie tut alles für ihn: Sie füttert ihn, wäscht ihn, kleidet ihn an, putzt ihm sogar die Zähne. »Eines Tages wachte er auf, sah mich an und fragte: 'Wer sind Sie?'« erzählt Harris. »Das ist wahrscheinlich das Schlimmste, was einem Menschen passieren kann.«

Der Lebensabend ist für Millionen von Menschen zu einem beschwerlichen, kraftraubenden Weg durch die Dunkelheit geworden. Es gibt keine Heilung, und die derzeitigen Behandlungen haben nur die Hoffnung zu bieten, die Krankheit zu verlangsamen.

Die medikamentöse Therapie ist gegenwärtig die einzige gemeinhin verfügbare Option. Antonio Vasquez war 60, als die Alzheimerkrankheit sich in seinem Leben bemerkbar zu machen begann. Er verlor seine Arbeit in einer Bäckerei, weil er ständig Schokoladenkekse verbrannte, da er vergaß, dass er sie in den Ofen geschoben hatte. Dann verlor er die Orientierung, als er zu Vorstellungsgesprächen gehen sollte, und irrte hilflos in der Nachbarschaft herum. Antonio nimmt ein bei Alzheimer häufig verschriebenes Medikament, Aricept, dem nachgesagt wird, die Symptome zu lindern, das aber nichts tut, um die Krankheit zu stoppen oder gar zu verlangsamen. Zu den Nebenwirkungen gehören oft Übelkeit, Erbrechen, Durchfall, Kopfschmerzen, Schlaflosigkeit, generalisierte Schmerzen sowie Schwindelgefühle, und weniger häufig kann es auch zu Muskelkrämpfen, Müdigkeit, Depression, Arthritis, Verfärbung der Haut und Ohnmachtsanfällen kommen. Studien jüngeren Datums zeigen zudem, dass das Medikament das Todesfallrisiko erhöht. Der dokumentierte Nutzen des Medikamentes ist sehr gering und im Allgemeinen nicht wahrnehmbar, da es den Krankheitsverlauf nicht umkehren oder das Fortschreiten der Krankheit gar stoppen kann. Die

Nachteile erscheinen jedoch überwältigend. Was gibt es sonst noch, was getan werden kann? Eine medikamentöse Therapie kam für Sue und Don Miller nicht infrage. Bei Don wurde die Krankheit im Alter von 55 Jahren diagnostiziert. »Vor Alzheimer hatte ich einen sehr scharfen Geist«, sagt Don. »Ich hatte einen hohen IQ, der jetzt irgendwie tief abgetaucht ist.«

Don hatte als Finanzmanager Karriere gemacht, nur um dann festzustellen, dass er nicht mehr in der Lage war, Wechselgeld herauszugeben oder Rechnungen zu bezahlen. Die Diagnose des Arztes war ein Schock.

»Ich erinnere mich noch, wie wir zum zweiten Besuch gingen, und er sah uns an und sagte: ‚Haben Sie beide schon an Alzheimer gedacht?' und ich glaube, es hat uns einfach umgehauen«, sagt Sue Miller. »Das ist doch eine Krankheit alter Menschen!«

Die Alzheimerkrankheit wird bei den meisten zwar nach dem 70. Lebensjahr diagnostiziert, sie trifft jedoch auch Menschen mittleren Alters. Mit dem langwierigen, sich dahinschleppenden Verlust des Erinnerungsvermögens und des geistigen Verfalls konfrontiert, erwägen die Millers eine neue Form der Behandlung – eine Gentherapie. Bei dem Verfahren werden bestimmte Wachstumsproteine ins Gehirn injiziert. Wissenschaftler sind überzeugt, dass Nervenwachstumsfaktoren das Potenzial haben, sterbende Hirnzellen wiederzubeleben und den Alterungsprozess zu verlangsamen.

Das Experiment bedeutet, dass Löcher in Dons Gehirn gebohrt werden, mit dem Risiko, dass es zu Schmerzen, Blutungen, einer permanenten Gehirnschädigung und sogar zum Tod kommt. »Ich wusste gar nicht, dass ich risikofreudig bin«, sagt Sue Miller. »Aber andererseits, es gibt ja sonst nichts, und das ist es, was hier so frustrierend ist, dass es nichts gibt.«

Es ist eine schwere Entscheidung für die Millers, sie haben die Wahl, Don dem sicheren, langsamen Fortschreiten der Alzheimerkrankheit auszusetzen oder sich auf den ungewissen und riskanten Wettlauf der medizinischen Forschung einzulassen. Weder das eine noch das andere sind beruhigende Aussichten.

Sie dürfen jedoch Mut schöpfen! Wenn Sie einen Freund oder einen geliebten Menschen haben, der geradewegs auf die Alzheimerkrankheit zusteuert, oder wenn Sie sich selbst davor schützen möchten, diese verheerende Krankheit jemals zu entwickeln, dann gibt es Hoffnung! Sie brauchen keine Medikamente zu nehmen oder sich riskanten Gehirnoperationen unterziehen. Bei der Lösung geht es um Ernährung und bestimmte, das Gehirn unterstützende medizinisch wirkende Lebensmittel, die dem Krankheitsverlauf Einhalt gebieten und in den meisten Fällen erhebliche Besserungen bewirken können. Und das ist etwas, was bisher noch kein Medikament und keine Therapie zu erreichen vermochte.

Viele Alzheimerpatienten nutzen dieses Programm derzeit mit phänomenalem Erfolg.

»Es ist, als ob ein Licht in meinem Kopf eingeschaltet worden wäre.«
»Ich fühle mich wie ein anderer Mensch.«
»Ich habe mein Leben wieder zurückbekommen.«

Dies sind einige der Aussagen, die Menschen nach dem Programm gemacht haben, das in diesem Buch [und im begleitend erscheinenden Praxisbuch] beschrieben wird. Diese Menschen gewinnen verlorene kognitive Fähigkeiten und ihr Gedächtnis zurück, sie erleben, wie sich ihre soziale Kompetenz verbessert, ihre Interaktion mit anderen zunimmt, sich ihre Fähigkeit verbessert, Gespräche zu führen, sie ihren Sinn für Humor wiederfinden, ihren Lieblingsbeschäftigungen wieder nachgehen und das Leben wieder genießen können. Viele haben berichtet, dass sich ihre Sehkraft verbessert hat, selbst nach so schwerwiegenden Augenerkrankungen wie einem Glaukom oder einer Makuladegeneration. Das leuchtet ein, da die Augen ein Fortsatz des Gehirns sind; in vielen Fällen ist es so, wenn das Gehirn heilt, heilen auch die Augen.

Eine weltweite Epidemie

Über 35 Millionen Menschen leiden heute weltweit an Demenz; jedes Jahr kommen 4,6 Millionen neue Fälle hinzu – oder ein neuer Fall alle sieben Sekunden. Es wird davon ausgegangenen, dass sich die Zahl der Betroffenen bis zum Jahr 2030 auf etwa 70 Millionen verdoppeln wird. Die Alzheimerkrankheit ist die häufigste Form der Demenz. Berichten zufolge leidet [in den USA] die Hälfte der älteren Menschen in Langzeitpflegeeinrichtungen an Alzheimer oder irgendeiner anderen Form von Demenz. [In Deutschland sind laut der Internetseite www.Alzheimerdemenz.de rund drei Prozent der 70-Jährigen betroffen, rund sechs Prozent der bis zu 75-Jährigen und etwa 20 Prozent der bis zu 85-Jährigen.]

Das Alter ist der größte Risikofaktor für die Alzheimerkrankheit. Da die Lebenserwartung steigt und die Bevölkerung altert, wird davon ausgegangen, dass die Anzahl der Betroffenen drastisch steigen wird. Die Generation der Baby-Boomer (geboren zwischen 1946 und 1964, als die Geburtenrate ihren Höhepunkt erreichte) kommt jetzt in die besten Jahre, das Alter, in dem neurodegenerative Krankheiten sich für gewöhnlich zu manifestieren beginnen.

In den Schlagzeilen ist seit einiger Zeit von einer »Epidemie« zu lesen. »Wir stehen vor einer Katastrophe«, sagt Dr. med. Daisy Acosta, Direktorin von Alzheimer's Disease International (ADI), des Dachverbandes der weltweiten Alzheimergesellschaften. Alzheimer und andere neurodegenerative Krankheiten nehmen sogar noch mehr als erwartet zu. Die Häufigkeit von Alzheimer ist heute zehn Prozent höher, als sie von Wissenschaftlern vor nur fünf Jahren vorhergesagt wurde. Wenn dies so weitergeht, werden die sowieso bereits düsteren Prognosen noch weit übertroffen.

Alarmiert durch die steigenden Krankheitsraten, drängt der ADI die Weltgesundheitsorganisation (WHO), Demenz zu einer gesundheitspolitischen Priorität zu erklären, und die nationalen Regierungen, dies ebenso zu tun. Er empfiehlt erhebliche weitere Investitionen in die Forschung, um festzustellen, was Demenzen verursacht und wie die schleichende Gehirnkrankheit verlangsamt, wenn nicht gar gestoppt werden kann, die die Betroffenen Schritt für Schritt ihres Erinnerungsvermögens sowie ihrer Fähigkeit beraubt, für sich selbst zu sorgen, und ihnen am Ende den Tod bringt. Es ist keine Heilmethode bekannt; die heutigen Medikamente lindern nur vorübergehend die Symptome. Die Wissenschaftler wissen nicht einmal genau, was Alzheimer verursacht.

Auch wenn definitiv mehr Forschung notwendig ist, müssen wir jedoch keine weiteren 10, 20 oder 30 Jahre auf eine effektive Behandlung warten. Es gibt die Behandlung bereits. Diese Botschaft muss an alle diejenigen verbreitet werden, die von dieser Behandlung profitieren können. Das ist der Zweck dieses Buches. In diesem Buch werden Sie entdecken, welche Faktoren wesentlich zur Entwicklung neurodegenerativer Krankheiten beitragen, welche die wichtigsten und welche die häufigsten sind. Noch wichtiger ist, dass Sie erfahren werden, was getan werden kann, um der Krankheit vorzubeugen und um sie zurückzudrängen.

Ein revolutionärer Durchbruch

Steve Newport, ein Buchhalter, merkte mit Mitte 50, dass er bei der Arbeit Probleme bekam. Im Laufe der Monate wurde er zunehmend verwirrter, er machte immer mehr Fehler, wurde frustriert und depressiv. »Ich wusste nicht, was mit mir geschah, ich war verwirrt«, sagt Steve. Schließlich ging er zu einem Neurologen, der bei ihm eine frühzeitige Manifestation der Alzheimerkrankheit diagnostizierte. Er verschrieb ihm Aricept, das erste von mehreren Medikamenten, die er am Ende einnehmen sollte. Die Medikamente schienen nicht viel zu bewirken, und die Krankheit verschlimmerte sich. Es entwickelte sich schließlich ein Tremor [Zittern] der Hände und im Gesicht, und er hatte Schwierigkeiten, das Gleichgewicht zu bewahren und zu gehen.

Seine Frau, Dr. med. Mary Newport, war ständig auf der Suche nach Therapien, die vielleicht helfen würden. Sie stieß auf eine Anzeige, in der Freiwillige für eine klinische Studie mit einem neuen Alzheimermedikament gesucht wurden. Die Vorstudien hatten unglaubliche Ergebnisse erzielt. Es stoppte nicht nur ein weiteres Fortschreiten der Krankheit, sondern bewirkte tatsächlich auch eine Verbesserung des Erinnerungsvermögens, und das war etwas, was noch kein anderes Medikament je erreicht hatte.

Sie versuchte, Steve für die Studie anzumelden, er wurde jedoch abgelehnt, weil seine Erkrankung zu schwer war. Er wurde als hoffnungsloser Fall angesehen, dem nicht mehr zu helfen war, nicht einmal mit diesem neuen Wundermittel. »Wir waren am Boden zerstört«, sagte sie. Bei ihren Recherchen über das neue Medikament fand Dr. Newport heraus, dass es sich bei dem aktiven Wirkstoff um eine spezielles Öl handelte, ein sogenanntes mittelkettiges Triglyzeridöl oder MCT-Öl [vom englischen Medium Chain Triglyceride]. Es wird aus Kokosöl gewonnen, das zu 60 Prozent aus mittelkettigen Triglyzeriden besteht. »Und dann sagte ich mir«, meinte sie, »warum versuchen wir es nicht einfach mit Kokosöl als Nahrungsergänzung? Was haben wir zu verlieren?« Also ging sie in eine Drogerie, kaufte etwas Kokosöl und begann, es Steve jeden Tag zu geben. Auf wundersame Weise schien sich »der Nebel bei ihm dadurch zu heben«. Nach fünf Tagen war eine enorme Verbesserung festzustellen.

»Er sagte, es sei, als hätte jemand ein Licht eingeschaltet«, erzählt Dr. Newport. »Er war wach, lächelte, scherzte. Er war einfach wieder Steve. Er war wieder da!«

In den darauf folgenden Monaten klang sein Tremor ab, die Sehstörungen verschwanden, die verhindert hatten, dass er lesen konnte, er wurde wieder geselliger und interessierte sich wieder für die Menschen um ihn herum. Er spricht immer noch stockend, aber er liest wieder, engagiert sich ehrenamtlich im Krankenhaus seiner Frau und mäht den Rasen. Vor der Diätmaßnahme hätte er den Rasenmäher auseinandergenommen, Öl in den Benzintank gegossen und den Rasen vergessen.

Bei Steve Newport wurde [...] eine schwere Alzheimerkrankheit diagnostiziert. Heute, nach der diätetischen Intervention, ist viel von seinen kognitiven Fähigkeiten und seinem Erinnerungsvermögen wieder hergestellt. Steve hatte das Glück, mit einer Ärztin verheiratet zu sein, die ihn in die richtige Richtung führen konnte.

»Ich habe den lebenden Beweis, dass dies Menschen hilft«, sagt Dr. Newport. »Ich möchte einfach jedem davon erzählen. Es kann anderen vielleicht auch helfen, eine Besserung zu erzielen.«

Die Ketontherapie

Das Geheimnis hinter Steves bemerkenswertem Erfolg kann der Therapie mit Ketonen zugeschrieben werden. Ketone sind ein besonderer, energiereicher Brennstoff, der in der Leber gebildet wird, um insbesondere das Gehirn zu nähren. Unter normalen Bedingungen zirkulieren nur sehr wenige Ketone in unserem Blut, aber unter besonderen Umständen kann der Ketonspiegel steigen. Ist dies der Fall, versorgen sie das Gehirn mit einem Energieschub und den Bausteinen für neues Gehirngewebe.

Bei der Alzheimerkrankheit haben die Gehirnzellen Schwierigkeiten, Glukose [d.h., den Traubenzucker aus dem Blut] zu verarbeiten, die Hauptenergiequelle des Gehirns. Ohne ausreichenden Brennstoff sterben die Gehirnzellen ab. Ketone versorgen das Gehirn mit der Energie, die es braucht, nicht nur um zu überleben, sondern um sich voll zu entfalten.

»Wir wissen, dass wir diese Glukoseblockade umgehen können, wenn wir den Patienten Ketone geben«, sagt Dr. med. Theodore VanItallie, emeritierter Professor vom College of Physicians and Surgeons an der Columbia University in New York City. Er erforscht die Ketone seit mehr als 35 Jahren. »Ketone sind ein energiereicher Brennstoff, der das Gehirn nährt«, sagt VanItallie.

Wenn jemand keine glukosehaltigen Nahrungsmittel isst, etwa beim Hungern oder bei einer gravierenden Kalorieneinschränkung, bildet der Körper aus dem abschmelzenden Körperfett Ketone, um das Gehirn mit der Energie zu versorgen, die es benötigt, um zu überleben. Ketone können auch direkt aus MCTs [mittelkettigen Triglyzeriden] gebildet werden, ohne dass sich der Körper im Hungerzustand befindet. Die Leber wandelt MCTs in Ketone um. Eine natürliche Quelle von MCTs ist die menschliche Muttermilch. MCTs sind für das ordnungsgemäße Wachstum und die Entwicklung des Gehirns und Rückenmarks bei Neugeborenen von entscheidender Bedeutung.

In der Medizin werden MCTs genutzt, um Frühgeborene, Patienten, die sich von einer Operation erholen, mit Mangelernährung oder Absorptionsproblemen mit Energie zu versorgen. Sie werden von Sportlern zur Verbesserung des Leistungsvermögens und der Ausdauer sowie von Personen, die eine Diät machen, genutzt, um den Appetit zu kontrollieren und die Fettverbrennung anzuregen. Studien deuten darauf hin, dass sie auch die Herzfunktion und das Immunsystem verbessern. Viele der nützlichen MCT-Effekte entstehen, nachdem sie von der Leber in Ketone umgewandelt worden sind.

Ketone haben einen deutlichen therapeutischen Effekt auf das Gehirn, da sie die Gehirnfunktion normalisieren und für eine Homöostase [Gleichgewichtszustand] sorgen. Die Therapie mit Ketonen wird seit über 90 Jahren erfolgreich zur Behandlung der Epilepsie genutzt. Es ist die einzige bekannte Behandlung, die Epilepsie tatsächlich heilen kann. 2005 wendete Dr. VanItallie die Ketontherapie bei der Behandlung von fünf Parkinsonpatienten an. Nach 28 Tagen hatten sich der Tremor, die Steifigkeit und die Gehfähigkeit der Patienten um sage und schreibe 81 Prozent verbessert. »Unsere Studie war sehr erfolgreich«, sagt VanItallie.[1] Sie zeigte, dass die Ketontherapie das Potenzial hat, eine Reihe neurodegenerativer Krankheiten oder Störungen zu behandeln, nicht nur Alzheimer oder Epilepsie.

Die Ketontherapie erweist sich bei verschiedenen Anwendungen als hilfreich. Die US-Armee wandte sich an Forschungsinstitute, weil sie eine Antwort auf die Frage suchte, wie man Soldaten mehrere Tage mit wenig Essen oder ganz ohne Essen auf dem Gefechtsfeld lassen konnte, ohne dass sie ihre körperliche und kognitive Funktionsfähigkeiten einbüßten. Kieran Clarke, Professor für Physiologische Biochemie an der University of Oxford, England, antwortete auf die Anfrage. Dr. Clarke leitet die Forschungsgruppe Herzstoffwechsel (Cardiac Metabolism Research Group) an der Oxford University. »Wir haben diese Diät entwickelt, die auf Ketonkörpern basiert«, sagt Dr. Clarke. »Ketonkörper sind tatsächlich der effizienteste Brennstoff, den man überhaupt haben kann.« Ketone produzieren 28 Prozent mehr Energie als Glukose, und sie können unter extremen Bedingungen, wie etwa auf dem Schlachtfeld, die Ausdauer und die kognitive Funktionsfähigkeit verbessern.

»Wir studieren Ketonkörper seit Jahren und schauen uns den Effekt auf die Herzfunktion und solche Dinge an«, sagt Dr. Clarke. »Dann gab die US-Armee bekannt, dass sie Wege und Möglichkeiten suchte, um 'Kriegs-Kämpfer', fünf Tage lang ins Gefecht zu schicken, ohne ihnen etwas zu essen zu geben. Man wollte, dass sie dabei ihre kognitive Funktionsfähigkeit behielten. Wir sagten, nun, das kann man in Wirklichkeit nicht, das ist nicht möglich, aber wir können ein Nahrungsmittel erfinden, das dafür sorgen wird, dass sie weitaus effizienter als sonst sein werden und das ihnen helfen wird, besser denken zu können.« Die US-Armee reagierte, indem sie zwölf Millionen Dollar in Clarkes Forschung investierte. Die Anwendungen der Ketontherapie gehen über das Gefechtsfeld hinaus. »Wir hoffen, dass wir dies auch für die Behandlung der Alzheimer- und Parkinsonkrankheit nutzen können«, sagt Dr. Clarke. »Durch die Bereitstellung einer alternativen Energiequelle für das Gehirn, die den Stoffwechseldefekt umgeht, ist man möglicherweise in der Lage, das Gehirn zu retten.«

»Ketone sind ein Supertreibstoff für das Gehirn«, sagt Dr. med. Richard Veech, wissenschaftlicher Forschungsleiter am US National Institute of Health in Bethesda, Maryland. Dr. Veech arbeitet seit über 40 Jahren mit Ketonen und hat zahlreiche wissenschaftliche Artikel über das Thema veröffentlicht. Er sagt, Ketone können eine therapeutische Wirkung haben, wann immer Zellen von Energieentzug bedroht sind. Das betrifft ein breites Spektrum an Krankheiten.

VanItallie, Clarke, Veech und andere vertreten seit Jahren die Auffassung, dass die Ketontherapie helfen könnte, Alzheimer, Parkinson, Amyotrophe Lateralsklerose (ALS), die Huntington-Krankheit, Epilepsie, Multiple Sklerose (MS), Autismus, Typ-1- und Typ-2-Diabetes, Schlaganfälle, Herzversagen, Kopfverletzungen, Depression, verschiedene Formen von Demenz, Rett-Syndrom, Tourette-Syndrom, die Menière-Krankheit und verschiedene Stoffwechselstörungen, die durch seltene Mutationen verursacht werden, sowie andere Krankheiten zu behandeln.

»Diese Krankheiten scheinen grundverschieden zu sein«, sagt Veech. »Es klingt unwahrscheinlich, dass es möglich sein sollte, alle diese unterschiedlichen Krankheitsbilder mit irgendeiner Wundersubstanz zu behandeln«, fügt er hinzu. Aber Ärzte, die mit Therapien auf der Grundlage von Ketonen experimentiert haben, sehen Ergebnisse, und die Idee erscheint nicht mehr ganz so abwegig.

Die Ketontherapie ist so neu, dass die meisten Ärzten wenn überhaupt, nur wenig darüber wissen. Sie haben vielleicht schon einmal etwas von der ketogenen [Ketonkörper erzeugenden] Diät gehört, die zur Behandlung der Epilepsie genutzt wird, das ist jedoch etwas anderes. Folglich behandeln Ärzte neurodegenerative Krankheiten mit Standardmedikamenten, die sie seit Jahren nutzen, auch wenn sie nur wenig, wenn überhaupt etwas Gutes bewirken.

Sie müssen jedoch nicht abwarten, bis Ihr Arzt sich über die neuesten Entwicklungen in der Wissenschaft der Ketogene informiert. Sie können eine Ketontherapie sofort mit Produkten aus dem Naturkosthandel oder Supermarkt beginnen [gemeint sind Kokosöl und MCT-Öle]. Viele Menschen tun das bereits und haben unglaubliche Ergebnisse erzielt.

In Sandy Hook, Connecticut, fing die 83-jährige Mary Hurst wieder an, sich selbst anzuziehen. Bevor sie das Öl nutzte, hatte sie ihr Nachthemd und ihren Morgenrock nie ausgezogen. Sie saß den ganzen Tag in einem Sessel, schweigsam, »stumm wie ein Fisch«, sagt ihre Tochter Diane Standish.

»Vor Kurzem ging Mary in die Küche und öffnete den Kühlschrank, was sie seit Jahren nicht getan hatte«, sagt ihre Tochter. »Ich fragte, was sie macht.« Mary erwiderte: »Mir ein Stück Kuchen holen, hast du was dagegen?«

»Sie erinnerte sich, dass ich am Tag vorher einen Kuchen mitgebracht hatte«, sagt ihre Tochter. »Wie ein Wunder!«

Robert Condap aus San Leandro, Kalifornien, redet mehr, seit er Kokos- und MCT-Öle nimmt. Als Gwen, seine Frau, sich unlängst ihr Haar trocken fönte, ließ er sich sogar zu einem unanständigen Witz hinreißen. »Ich war begeistert«, sagt sie. »Da tauchte ein alter Teil von ihm wieder auf.«

»Ich begann, mich über Kokosöl zu informieren«, sagt Roxie Long, »weil ich in den Nachrichten gesehen hatte, dass es bei Alzheimerpatienten zu drastischen Verbesserungen gekommen war, nachdem sie dieses Öl genommen hatten. Ich habe dann welches für meinen Vater gekauft, bei dem vor Kurzem Alzheimer diagnostiziert wurde. Er glaubt jetzt, die Alzheimerkrankheit sei verschwunden! Ich nutze es auch, und ich fühle mich gut, körperlich und geistig besser!«

Dick Kerstiens aus Westcliff, Colorado, Computertechniker im Ruhestand, begann das Öl zu nehmen, nachdem er gesehen hatte, was es bei seiner Frau Betty bewirkt hatte. Fünf Jahre vorher hatten sich bei Betty im Alter von 71 Jahren Anzeichen von Alzheimer bemerkbar gemacht. Die Krankheit schritt bis zu dem Punkt fort, an dem sie von ihrem Mann voll gepflegt werden musste.

Nachdem Dick einen Artikel von Dr. Julian Whitaker über den Erfolg der Ketontherapie gelesen hatte, begann er, ihr zweimal täglich das Öl zu geben. »Innerhalb von acht Tagen«, sagt Dick, »sprach sie kein Kauderwelsch mehr, sondern drückte sich klar und deutlich aus!« Er war verblüfft. Zwei Wochen später hatten sie abends Freunde zu Besuch, und er hörte seine Frau zum ersten Mal seit fast drei Jahren lachen.

»Diese wirksame natürliche Therapie und mögliche Heilung für einige unserer verheerendsten Krankheiten blieb Jahre im Verborgenen, obwohl sie eigentlich vor unser aller Augen war, von niemandem erkannt, außer von einem Pharmaunternehmen und einer Handvoll Forschern«, sagt Dr. med. Julian Whitaker, Direktor des Whitaker Wellness Institute in Newport Beach, Kalifornien. »Ich empfehle die Ketontherapie jetzt allen meinen Patienten mit Alzheimer, Parkinson, Demenz, Multiple Sklerose, ALS und anderen neurodegenerativen Krankheiten. Es gibt Belege, die darauf schließen lassen, dass sie auch für Personen mit Downsyndrom, mit Autismus und Diabetes vorteilhaft sein kann.«

Ein Quäntchen Vorbeugung

Dieses Buch ist nicht nur für jene geschrieben, die bereits von einer Nervenzellen zerstörenden Krankheit betroffen sind, sondern auch für diejenigen, die sich davor schützen möchten, diese entsetzlichen Leiden jemals zu begegnen. Alzheimer kommt nicht einfach über Nacht. Die Krankheit entsteht oft über Jahrzehnte. Etwa 70 Prozent der Gehirnzellen, die für das Erinnerungsvermögen verantwortlich sind, werden zum Beispiel bereits zerstört, bevor irgendwelche Symptome sichtbar werden. Sobald Symptome zutage treten, liegt im Gehirn bereits ein fortgeschrittenes Stadium der Degeneration [Zellzerstörung] vor, und eine volle Genesung ist unwahrscheinlich.

Sie möchten sicher nicht warten, bis ein Großteil Ihres Gehirns abgestorben ist, bevor Sie anfangen, etwas dagegen zu tun. Das alte Sprichwort »Vorbeugen ist besser als heilen« gilt definitiv, wenn es um die Zerstörung von Nervenzellen geht. Sie können Alzheimer und andere neurodegenerative Krankheiten stoppen, bevor sie die Kontrolle über Ihr Leben übernehmen, aber Sie müssen jetzt damit beginnen. Das zu bewahren, was Sie jetzt haben, ist weitaus einfacher, als zu versuchen, etwas bereits Verlorenes wiederzubekommen.

Eine vollständige Wiederherstellung ist glücklicherweise nicht notwendig, um eine »normale« Funktionsfähigkeit wiederzuerlangen. Das Gehirn hat eine erstaunliche Fähigkeit, sich anzupassen und sich neu zu »verdrahten«. Sterben Gehirnzellen in einer Region ab, können andere ihre Funktion übernehmen. Dies erklärt, warum viele Schlaganfall- und Unfallopfer, die eine Schädigung des Gehirns erleiden, nach wie vor normal funktionieren, ohne Intelligenzverlust. Zudem enthält das Gehirn auch Stammzellen, aus denen neues Nervengewebe gebildet werden kann.

Die Ketontherapie kann das Fortschreiten der Krankheit stoppen und sogar helfen, geschädigte oder verloren gegangene Zellen wieder aufzubauen. Sie ist jedoch nicht die ganze Antwort. Es bedarf auch einer angemessenen Ernährung, um den Körper mit ausreichend Nährstoffen zu versorgen, den Blutzucker im Gleichgewicht zu halten und die Exposition gegenüber Schadstoffen zu reduzieren, die neurodegenerative Erkrankungen fördern.

In diesem Buch [sowie im parallel erscheinenden Praxisbuch] werden Sie etwas über die Anti-Alzheimer-Strategie erfahren, ein Programm, das die Ketontherapie mit einer Ernährungsweise kombiniert, die das Gehirn regeneriert, um der Krankheit Einhalt zu gebieten und verloren gegangene Funktionen wieder zu erlangen.

Auch wenn erbliche Faktoren bei manchen Fällen von Demenz eine Rolle spielen können, sind Ernährung, Lebensstil und Umwelt die Hauptfaktoren, die hier zum Tragen kommen. Wer Eltern, Großeltern oder Geschwister hat, die von Demenz betroffen sind, ist selbst einem erhöhten Risiko ausgesetzt, nicht unbedingt aus genetischen Gründen, sondern aufgrund der gemeinsamen Umwelt oder erlernter Gewohnheiten, die die Krankheit fördern.

Eine Studie mit älteren Paaren fand heraus, dass, wenn ein Partner an Demenz leidet, der andere ein sechsfach erhöhtes Risiko für die Krankheit hat.[2] Dies legt den Schluss nahe, dass in diesen Fällen etwas in der gemeinsamen Umwelt und nicht genetische Faktoren die Hauptursache der Krankheit darstellt. Wenn Sie ein Familienmitglied haben, das an Demenz leidet, sind Sie einem erhöhten Risiko ausgesetzt.

Die Alzheimerkrankheit gehört nicht zum normalen Alterungsprozess. Sie sollten nicht davon ausgehen, Im Lauf des Älterwerdens eine Demenz zu entwickeln. Der Geist ist in der Lage, ein Leben lang völlig normal zu funktionieren, egal, wie lange ein Mensch lebt. Altern ist zwar ein Risikofaktor für Demenz, aber nicht die Ursache! Alzheimer ist ein Krankheitsprozess, der verhindert und behandelt werden kann.

Dieses Buch wird Ihnen zeigen, wie Sie Ihre geistigen Fähigkeiten Ihr Leben lang behalten können.

»Sie werden einige schwierige Entscheidungen treffen müssen. Möchten Sie Pizza, oder möchten Sie eine Demenz? Es ist Ihre Wahl.«

— Dr. Bruce Fife

2

Das menschliche Gehirn

Ein Super-Computer

Fast jedes Lebewesen auf der Erde hat ein Gehirn – Vögel, Fische, Frösche und sogar die winzigsten Insekten. Die einzigen Ausnahmen sind sehr primitive Lebewesen wie Quallen und Schwämme. Das Gehirn ist ein leistungsstarker Computer, der ein komplexes Spektrum an Informationen mit einer Vielzahl von Rückkopplungsmechanismen und einem unaufhörlichen Fluss an eingehenden Informationen koordiniert. Aber selbst die fortschrittlichsten Super-Computer sind dem menschlichen Gehirn nicht gewachsen. Ein Computer kann zwar im Bruchteil einer Sekunde Berechnungen durchführen oder Daten abrufen, er kann diese Daten jedoch nicht nutzen, um zu denken, zu argumentieren, Entscheidungen zu treffen, Emotionen zu verarbeiten oder kreativ zu sein. Ihr Gehirn kann dies alles und vieles mehr. Dennoch hat es nur die Größe eines kleinen Blumenkohls und wiegt im Durchschnitt etwa 1.300 Gramm. Ihr Nervensystem besteht aus dem Gehirn, dem Rückenmark und den peripheren Nerven, die zusammen ein komplexes, integriertes Netzwerk der Informationsverarbeitung und Kontrolle bilden. Im Zentrum dieses Netzwerks stehen das Gehirn und das Rückenmark, die das Kontrollzentrum des Körpers bilden und zusammen als zentrales Nervensystem bezeichnet werden. Das Gehirn ist ständig aktiv. Es koordiniert unzählige Funktionen sowohl im Wachzustand als auch im Schlaf. Dies erfordert eine Menge Energie und eine beständige Versorgung mit Sauerstoff und Nährstoffen. Folglich verfügt das Gehirn über eines der engsten Blutgefäßnetze des Körpers. Auch wenn es nur etwa zwei Prozent des Körpergewichts eines Erwachsenen ausmacht, werden mit jedem Herzschlag 20 bis 25 Prozent Ihres Blutes zum Gehirn befördert, das ein Viertel des Sauerstoffs verbraucht, der dem Körper zur Verfügung steht.

Gehirnzellen

Das Gehirn besteht aus mehreren Tausend Kilometern von miteinander verbundenen Nervenzellen (insgesamt etwa 100 Milliarden), deren zahllose Fortsätze jede Bewegung, jede Empfindung, jeden Gedanken und jede Emotion kontrollieren, die zur menschlichen Erfahrung gehören. Nervenzellen gibt es in unterschiedlichen Abwandlungen, mit unterschied-

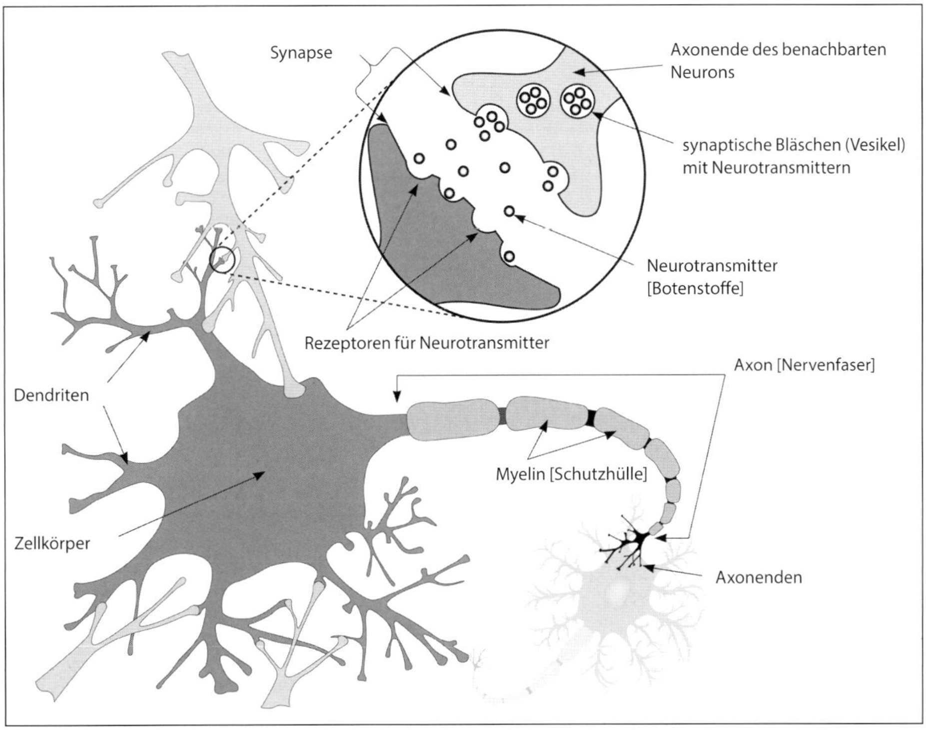

Aufbau eines Neurons und der synaptischen Verbindung zwischen zwei Neuronen.

lichen Funktionen. Manche leiten sensorische Informationen [Sinneseindrücke wie Töne oder Geschmack] von den peripheren Nerven durch den ganzen Körper zum Gehirn, andere geben Befehle vom Gehirn an den Rest des Körpers weiter, und wiederum andere dienen als Gerüst zur Unterstützung anderer Nerven. Obwohl es aus Nervenzellen besteht, fühlt das Gehirn keinen Schmerz. Die Nerven im Gehirn haben keine Schmerzrezeptoren. Kopfschmerzen spürt man aufgrund von sensorischen Impulsen, die hauptsächlich aus dem Gewebe um den Schädel herum kommen.

Das Gehirn enthält zwei Zelltypen: Gliazellen und Neuronen. Glia (Lateinisch für »Leim«) sind die zahlreichsten Gehirnzellen, sie liefern das Stützgerüst, den Leim sozusagen, der alle Gehirnzellen zusammenhält. Es gibt viele verschiedene Gliazellen, die jeweils unterschiedliche wichtige Funktionen erfüllen, einschließlich der Nährstoffversorgung, der Isolation der Neuronen voneinander, der Abwehr von Krankheitserregern, Beseitigung abgestorbener Neuronen und der Regulierung der das Gehirn umgebenden Rückenmarksflüssigkeit. Gliazellen leiten jedoch keine Signale weiter, das ist die Funktion der Neuronen.

Neuronen übermitteln Signale mittels elektrochemischer Impulse, die es uns ermöglichen zu denken, zu handeln und unsere Umwelt wahrzunehmen. Nervenzellen unterscheiden sich sehr in ihrer Größe. Eine einzelne Nervenzelle in Ihrer Fingerspitze kann sich über die ganze Länge Ihres Arms ausdehnen, während Neuronen im Gehirn vielleicht nur wenige Millimeter erreichen. Ein einzelnes Neuron kann mit Zehntausenden anderer Neuronen direkt verbunden sein, sodass insgesamt über 100 Billionen Verbindungen [Synapsen] entstehen, von denen jede in jeder Sekunde Hunderte von Berechnungen durchführen kann. Dies bildet die Grundlage für das Erinnerungs- und Denkvermögen unseres Gehirns.

Neuronen bestehen aus drei Teilen:

- dem Zellkörper, der die meisten Zellorganellen (Zellorgane) enthält, einschließlich Zellkern, Mitochondrien (für die Energiegewinnung), Ribosomen (die Proteine herstellen) etc.,
- dem Axon, einem langen kabelähnlichen Nervenzellfortsatz, der elektrochemische Botschaften (Nervenimpulse) über die ganze Länge der Zelle weiterleitet und
- den Dendriten oder Nervenendigungen, die sich wie ein Baum verzweigen, um Verbindungen zu anderen Zellen herzustellen. Sie ermöglichen den Neuronen, miteinander zu »reden« oder die Umgebung zu erfühlen.

Neuronen senden in Lichtgeschwindigkeit Botschaften in Form von elektrochemischen Impulsen aus. Es gibt keinen Teilimpuls – das heißt, dass sie entweder feuern oder ruhig bleiben. Die Intensität äußert sich darin, wie viele Neuronen feuern und wie schnell. Wenn viele Neuronen in schneller Abfolge feuern, ist das Ergebnis eine starke Reaktion. Dies kann durch Empfindungen von den peripheren Nerven oder durch Befehle oder Gedanken im Gehirn ausgelöst werden. Neuronen leiten elektrochemische Signale von einer Nervenzelle zur nächsten weiter. Die Signale werden nur in eine Richtung gesendet. Sie werden von den Dendriten aufgegriffen und entlang des Axons durch die Zelle transportiert. Das Axon zweigt sich an seinem Ende auf und gibt das Signal an die Dendriten verbundener Neuronen weiter.

Die Nervenfaserendigungen berühren die Dendriten der benachbarten Neuronen nicht wirklich. Das elektrochemische Signal muss von einer Zelle zur nächsten »springen«. Der Spalt zwischen einer Nervenfaserendigung und einem Dendriten wird als Synapse bezeichnet. Jedes Neuron hat in der Regel zwischen 1.000 und 10.000 Synapsen. Die Synapse ist ein unglaublich schmaler Raum – nur etwa zwei Millionstel Zentimeter breit. Erreicht ein Nervenimpuls die Endigung einer Nervenfaser, leitet sie das Signal an das nächste Neuron weiter, indem chemische Botenstoffe, sogenannte Neurotransmitter, in diesen mit Flüssigkeit gefüllten Spalt freigesetzt werden. Diese Neurotransmitter überqueren den synaptischen Spalt zum nächsten Neuron.

Neurotransmitter sind die Stoffe, mit deren Hilfe die Neuronen kommunizieren. Es gibt eine Reihe verschiedener Neurotransmitter. Endorphine, Epinephrin, Melatonin, Glutamin und Dopamin sind die bekanntesten. Bestimmte Neurotransmitter werden von bestimmten Neuronen in unterschiedlichen Teilen des Gehirns genutzt. Psychoaktive Medikamente entfalten ihre Wirkung, indem sie die Neurotransmitterrezeptoren der Neuronen aktivieren. Suchtmittel wie Kokain, Amphetamin und Heroin lösen zum Beispiel die Aktivität von Neuronen aus, die empfänglich für Dopamin sind.

Aufbau des Gehirns

Nervenfasern (Axone) nehmen den meisten Platz im Gehirn ein. Viele Nervenfasern sind von einer dicken weißen, fetthaltigen Substanz, dem sogenannten Myelin, umhüllt, das sehr zur Erhöhung der Geschwindigkeit beiträgt, in der die Impulse durch die Nerven weitergeleitet werden. Die von Myelin umhüllten Nervenfasern bilden eine Region im Gehirn, die als die weiße Substanz bezeichnet wird. Die Nervenzellkörper, die nicht von Myelin umhüllt sind, bilden die graue Substanz. Die Neuronen im Gehirn werden strukturell durch die haarähnlichen Gliazellen gestützt.

Im Vergleich zu anderen Zellen im Körper enthalten Nerven einen unverhältnismäßig hohen Anteil an Lipiden (Fett und Cholesterin). Wenn wir den Wasseranteil außer Acht lassen, besteht das Gehirn zu 60 Prozent aus Fett. Dadurch erhält das Gehirn eine weiche Konsistenz, vergleichbar mit Gelatine. Weil es ein empfindliches und lebenswichtiges Organ ist, ist das Gehirn von der harten Schutzhülle des Schädels umgeben, eingehüllt in ein straffes, faseriges Bindegewebe, die sogenannte Dura mater (aus dem Lateinischen: harte Mutter) und von einer Flüssigkeit umgeben, der sogenannten Rückenmarksflüssigkeit, die die Funktion hat, traumatische Erschütterungen wie ein Kissen aufzufangen. Dadurch wird das Gehirn vor den meisten Erschütterungen durch Stöße und Stürze geschützt.

Die Blutgefäße im Gehirn üben ebenfalls eine Schutzfunktion aus. Das Gehirn ist sehr empfindlich gegenüber chemischen und mikrobiellen Angriffen. Giftstoffe und Mikroorganismen, die oft im Blut transportiert werden, könnten bei den empfindlichen Gehirngeweben großen Schaden anrichten. Um schädliche Substanzen auszusortieren, sind die Zellen in den Wänden der Blutgefäße im Gehirn eng miteinander verbunden und bilden die sogenannte Blut-Hirn-Schranke. Diese Barriere sorgt dafür, dass die meisten unerwünschten Substanzen weitestgehend draußen gehalten und nur Hormone, Sauerstoff, Glukose, Ketone, Aminosäuren und andere Nährstoffe durchgelassen werden.

Die drei Hauptstrukturen des Gehirns sind der Hirnstamm, das Kleinhirn und das Großhirn. Jede Hirnregion hat eine bestimmte Funktion, auch wenn bei vielen Funktionen eine Reihe verschiedener Regionen involviert sein kann. Der Hirnstamm ist eine Verlängerung des Rückenmarks und überwacht Aktivitäten des vegetativen Nervensystems wie Atmung und Verdauung. Das Kleinhirn koordiniert Muskelbewegungen und kontrolliert die Körperhaltung und das Gleichgewicht. Das Großhirn, das den obersten Teil des Gehirns einnimmt, ist mit Abstand das größte von den dreien und macht 70 Prozent des Gewichtes des gesamten Nervensystems aus. Es sieht gewunden und gefaltet aus. Seine äußere Oberfläche, die aus grauer Substanz besteht, wird als Großhirnrinde (zerebraler Cortex) bezeichnet und enthält die meisten Kontrollzentren des Körpers. In der Großhirnrinde werden sensorische Informationen analysiert, wir denken, erinnern uns und argumentieren. Impulse entstehen, die das ganze Spektrum an Muskel- und Drüsenaktivitäten steuern. Unterhalb der Großhirnrinde und tief im Großhirn ist der Sitz der Emotionen und des Lernens. Das Großhirn ist durch eine große Furche vertikal in zwei Hälften, die linke und die rechte Gehirnhälfte [Hemisphären] unterteilt. Aus Gründen, die unklar sind, sind die Verbindungen über Kreuz miteinander »verschaltet«: Die linke Hälfte des Großhirns steuert die rechte Seite des Körpers und die rechte Hälfte steuert die linke Seite. Die linke Hirnhälfte steuert zum Beispiel die Bewegungen der

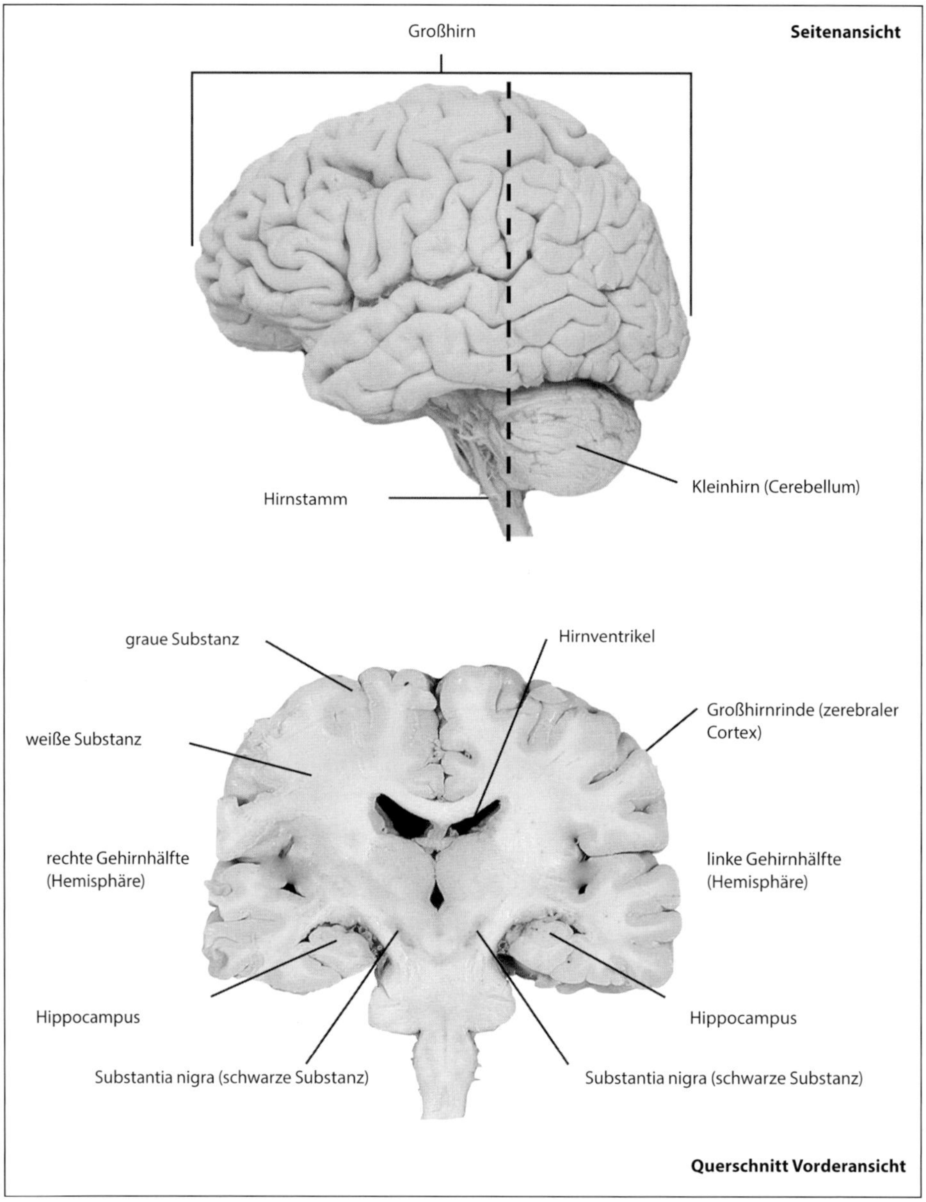

rechten Hand und die rechte Hirnhälfte die der linken Hand. Im Falle einer schweren Verletzung sind die Zellen der Großhirnrinde in der Lage, sich nach und nach neuen Funktionen anzupassen. Und weil die beiden Hirnhälften sich bis zu einem gewissen Grad gegenseitig kopieren, kann eine einen Teil der Funktionen der anderen übernehmen.

Degeneration des Gehirns

Eine zu starke Verletzung oder das Absterben von Neuronen in verschiedenen Regionen des Gehirns führt zu den Symptomen, die mit den verschiedenen neurodegenerativen Krankheiten verbunden sind.

Bei einem Schlaganfall wird die Sauerstoffzufuhr zu Gehirnzellen unterbunden, was dazu führt, dass die betroffenen Hirnregionen absterben. Ein Schlaganfall in der linken Hirnhemisphäre der Großhirnrinde kann zum Funktionsverlust auf der rechten Körperseite führen. Die linke Hirnhemisphäre kontrolliert bei den meisten Menschen die Sprachfähigkeiten, somit kann ein Schlaganfall in dieser Region auch zum Verlust der Fähigkeit zu sprechen oder Sprache zu verstehen führen.

Mitten im Großhirn befindet sich eine Struktur, der sogenannte Hippocampus. Der Hippocampus ist die zentrale Schaltstelle für das Kurzzeitgedächtnis und das Denken. Hier wie auch in der Großhirnrinde führen funktionsgestörte Zellen zur Alzheimerkrankheit. Werden Arterien, die diesen Teil des Gehirns versorgen, durch Ablagerungen verstopft oder von zahlreichen winzigen Schlaganfällen betroffen, kann dies zu einer vaskulären [von den Blutgefäßen ausgehenden] Demenz führen.

Mit zunehmendem Alter werden unsere Organe alle weniger effizient; das ist einfach ein Teil des Alterungsprozesses. Auch unser Geist wird weniger effizient. Dennoch können wir bis ins hohe Alter leben, ohne die lähmenden Auswirkungen einer neurodegenerativen Krankheit zu erleben. Es gibt zum Beispiel bemerkenswerte Unterschiede zwischen dem Gehirn von Alzheimerpatienten und dem von normal gealterten Menschen. Der Rückgang, der als normaler Prozess des Alterns stattfindet, vollzieht sich durchgehend im ganzen Gehirn; bei der Alzheimerkrankheit findet er jedoch in bestimmten Regionen des Gehirns statt. Das Altern zeigt sich in minimalen physischen und chemischen Veränderungen im Gehirngewebe. Bei neurodegenerativen Krankheiten sind die physischen, chemischen und degenerativen Veränderungen jedoch signifikant.

Demenz und andere Formen neurodegenerativer Krankheiten sind keine normalen Konsequenzen des Alterns. Es sind Krankheiten mit einer Ursache und einer Lösung. Sie können Ihr ganzes Leben, selbst bis ins sehr hohe Alter leben, ohne an einer neurodegenerativen Krankheit zu leiden. Menschen haben dies getan und tun dies. Das Alter ist keine Entschuldigung.

Hendrikje van Andel-Schipper aus Hoogeveen in den Niederlanden ist ein gutes Beispiel. Sie war der älteste Mensch der Welt, als sie 2005 im Alter von 115 Jahren starb. Sie schien bis zuletzt geistig absolut fit zu sein und scherzte, Salzhering oder Rollmops zu essen sei das Geheimnis für ihr langes Leben. Immer eine schnelle Antwort parat, sagte sie auf die Frage, was sie anderen Menschen raten würde, um lange zu leben: »Das Atmen nicht vergessen.« Wissenschaftler urteilten, ihr Geist sei wirklich so gut gewesen, wie es den Anschein hatte: Bei einer Untersuchung ihres Gehirns nach ihrem Tod wurden nur wenige Anzeichen einer Degeneration festgestellt, die einen Rückgang geistiger Fähigkeiten auslösen könnte.

1972, als sie 82 Jahre alt war, rief sie das Universitätskrankenhaus von Groningen an, um ihren Leichnam der Wissenschaft zu spenden. Im Alter von 111 Jahren rief sie nochmals an, weil

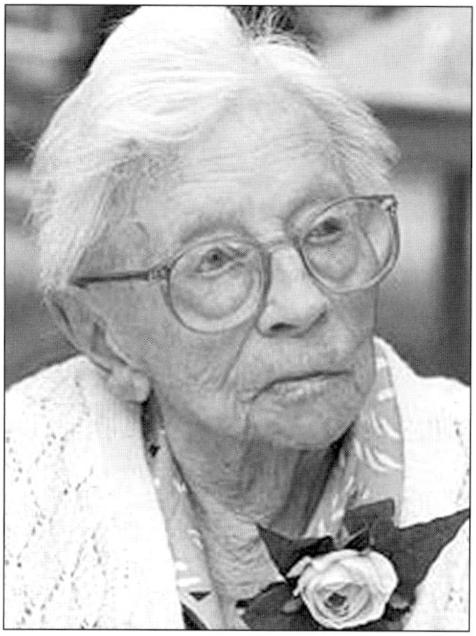

Hendrikje van Andel-Schipper im Alter von 113 Jahren.

sie sich sorgte, sie könnte für die Wissenschaft vielleicht nicht mehr interessant sein. Die Forscher erkannten die seltene Chance, jemanden zu untersuchen, der sehr alt war. Sie begannen daraufhin nahezu unverzüglich, ihre kognitiven Fähigkeiten zu testen. Sie hatte zwar Probleme mit ihrer Sehkraft, aber sie war aufgeweckt und schnitt bei den Tests besser als durchschnittliche 60- oder 70-Jährige ab. Sie war in einer tadellosen gesundheitlichen Verfassung. Sie hatte Brustkrebs 15 Jahre lang überlebt und starb schließlich an Magenkrebs. Trotz dieser Probleme war ihr Geist bis zum Schluss klar und scharf. Sie demonstrierte, dass zunehmendes Alter nicht zwangsläufig neurodegenerative Krankheiten bedeutet, und dass man bis in ein sehr hohes Alter leben kann, ohne einen nennenswerten Rückgang seiner geistigen Fähigkeiten zu erleiden. Neuronen sind die langlebigsten Zellen im Körper. Die meisten anderen Zellen sterben nach wenigen Wochen oder Monaten und werden ersetzt. Einige, wie etwa die in der Auskleidung des Verdauungstraktes, überdauern nur wenige Tage. Knochenzellen, die zu den haltbarsten gehören, werden alle paar Jahre ersetzt. Nervenzellen können jedoch ein Leben lang halten. Dies ist der Grund, warum es so wichtig ist, auf sie aufzupassen und sich um sie zu kümmern. Die Gehirnzellen, die Sie heute haben, sind größtenteils die, mit denen Sie bereits geboren wurden. Mit zunehmendem Alter sterben Gehirnzellen jedoch allmählich ab. Auch Verletzungen und Krankheiten führen zum Verlust von Gehirnzellen. Aus diesen Gründen könnte es sein, dass Sie heute weniger Gehirnzellen haben als zum Zeitpunkt Ihrer Geburt. Neurodegenerative Krankheiten beschleunigen den Verlust von Gehirnzellen und damit den Rückgang der geistigen Leistungsfähigkeit.

Regeneration des Gehirns

Das Gehirn hat die Fähigkeit, Gehirnzellen zu reparieren und neue Gehirnzellen hervorzubringen. Für viele ist dies eine schockierende Offenbarung. Fast ein Jahrhundert lang galt es als schulmedizinisch erwiesen, dass alle 100 Milliarden Gehirnzellen zum Zeitpunkt unserer Geburt bereits vorhanden seien und das erwachsene menschliche Gehirn nicht imstande sei, neue Gehirnzellen zu bilden. Die Gehirnzellen, mit denen wir geboren wurden, mussten also ein Leben lang halten, so die Überzeugung. Wenn Gehirnzellen aufgrund von Verletzungen, Krankheiten oder Alter abstarben, waren sie für immer verloren. Für die Betroffenen, die einen erheblichen Verlust an Gehirnzellen erlitten hatten, gab es keine Hoffnung.

In den letzten Jahren ist jedoch nachgewiesen worden, dass dem nicht so ist. Neuronen werden die meiste Zeit unseres Lebens ersetzt, was darauf hinweist, dass es möglich ist, Gehirnzellen zu erneuern, die durch Verletzungen oder neurodegenerative Krankheiten wie Alzheimer oder Parkinson zerstört worden sind. Eine neurodegenerative Krankheit ist kein hoffnungsloser Fall.

Wissenschaftler beobachten die Regeneration von Gehirnzellen (die sogenannte Neurogenese) bei Vögeln und Ratten seit vielen Jahren, sind jedoch davon ausgegangen, dass mit fortschreitender Evolution und zunehmenden geistigen Fähigkeiten das Gehirn die Neurogenese immer weniger unterstützt. 1999 beobachteten Forscher an der Princeton University die Regeneration von Gehirnzellen bei ausgewachsenen Makaken (Menschenaffen), was stark darauf hindeutet, dass der gleiche Prozess auch beim Menschen stattfindet.[1]

Die Wissenschaftler der Princeton University stellten fest, dass die Neuronen in dem Gewebe gebildet wurden, mit dem die Hirnventrikel ausgekleidet sind, jene großen, mit Flüssigkeit gefüllten Hohlräume tief im Hirninneren. Sie wanderten dann eine beachtliche Strecke in verschiedene Teile der Hirnrinde und bildeten Synapsen mit älteren Zellen in den Frontallappen (wo Persönlichkeit, Planung, Entscheidungsfindung und das Arbeitsgedächtnis lokalisiert sind) und in den Parietallappen (wo das Wiedererkennungsgedächtnis zu finden ist).

Bei der Behandlung von Krebs wird Patienten manchmal eine chemische Markierung, das sogenannte Bromdesoxyuridin oder BrdU, injiziert, um die Entwicklung von Tumoren zu überwachen [in Deutschland zur Therapie nicht üblich]. BrdU wird in die DNA von neu gebildeten Zellen aufgenommen. BrdU ermöglicht es Ärzten, bei Krebspatienten neue Bereiche von unkontrolliertem Zellwachstum zu lokalisieren. Die chemische Markierung zeigt sich nicht in der DNA von Krebszellen, sondern von jeder Zelle, die um die Zeit der Injektion herum gebildet wurde. Bei der Untersuchung der Gehirne von verstorbenen Krebspatienten haben Ärzte BrdU in den Zellen festgestellt, was auf ein neues Wachstum von Gehirnzellen bei Erwachsenen hinweist.

Weitere Forschungen haben neues Zellwachstum in verschiedenen Teilen des menschlichen Gehirns gezeigt, darunter im olfaktorischen System (zuständig für den Geruchssinn) und im Hippocampus (wichtiges Gedächtniszentrum).[2] Darüber hinaus haben Forscher festgestellt, dass die mit Flüssigkeit gefüllten Hirnventrikel ein Reservoir an Gehirnstammzellen enthalten, die sich in jede Art von Gehirnzellen verwandeln können. Inzwischen ist erwiesen, dass die Neurogenese im erwachsenen menschlichen Gehirn bis ins hohe Alter stattfindet. Diese jüngste Entdeckung gibt Hoffnung: den bereits Erkrankten ebenso wie jenen, die neurodegenerativen Krankheiten vorbeugen möchten.

3

Alzheimer und andere Demenzen

Morbus Alzheimer

2002 gab der Schauspieler Charlton Heston, der so legendäre Charaktere wie Moses in Die zehn Gebote und Judah Ben Hur in Ben Hur dargestellt hat, bekannt, dass er an der Alzheimerkrankheit leidet. Während er in seinen Filmrollen oft den furchtlosen und unbesiegbaren Helden spielte, erklärte er ebenso treffend wie beeindruckend: »Ich muss gleichermaßen Mut aufbringen, wie mich ergeben.« Er akzeptierte sein Schicksal mutig und war dennoch entschlossen, dem unausweichlichen Ende ins Auge zu sehen.

Die Alzheimerkrankheit trifft Menschen aller Gesellschaftsschichten, selbst Filmhelden konnten den Fängen dieser verheerenden Krankheit nicht entkommen. Andere berühmte Persönlichkeiten, die mit Alzheimer zu kämpfen hatten, waren unter anderem der ehemalige US-Präsident Ronald Reagan, die Schauspieler Charles Bronson und James Doohan sowie die Schauspielerin Rita Hayworth, der Sänger Perry Como und der Box-Champion Sugar Ray Robinson. [Deutsche Prominente, die in jüngster Zeit an Alzheimer oder einer anderen Demenzform erkrankten sind neben dem Rhetoriker Walter Jens, der Fußballer und Vereinsmanager Rudi Assauer, der Dokumentarfilmer, Fotograf und Playboy Gunther Sachs sowie der ehemalige Ministerpräsident Niedersachsens und Vater der Bundesarbeitsministerin von der Leyen Ernst Albrecht. Auch die Schauspielerin Inge Meysel, der Entertainer Harald Juhnke, der Geiger Helmut Zacharias und der Fußballtrainer Helmut Schön litten an Demenz.]

Die Alzheimerkrankheit wurde erstmals 1906 von Alois Alzheimer (1864–1915) beschrieben, einem deutschen Neuropathologen und Psychiater. Alzheimer ist heute in westlichen Ländern und Japan die häufigste Form von Demenz. Sage und schreibe 5,3 Millionen US-Amerikaner leben mit der Alzheimerkrankheit. [In Deutschland leiden nach Angaben der Deutschen Gesellschaft für Neurologie derzeit etwa 1,3 Millionen Menschen an Demenz, wovon mit rund 70 Prozent oder eine Million der größte Teil auf die Alzheimerkrankheit entfällt.] Alzheimer zerstört Gehirnzellen, führt zu Gedächtnisverlust und Problemen mit dem Denken und Verhalten, die so gravierend sind, dass sie die normalen Aktivitäten des täglichen Lebens behindern. Die Krankheit verschlimmert sich mit der Zeit und führt schließlich zum Tod. In der Vereinigten Staaten ist Alzheimer heute die siebthäufigste Todesursache. [Entsprechende Zahlen für Deutschland fehlen, da die Todesursache zumeist den Folge- und Begleiterkrankungen und nicht direkt der Demenz zugeschrieben wird.]

Derzeit gibt es keine anerkannte medizinische Heilung. Die Behandlungen konzentrieren sich darauf, die Schwere der Symptome zu reduzieren, verbunden mit einem Angebot an Dienstleistungen und Unterstützungen, um das Leben mit der Krankheit erträglicher zu machen.

Alzheimer tritt für gewöhnlich nach dem 60. Lebensjahr auf. Bezeichnend für die Krankheit ist ein Rückgang der kognitiven [geistigen] Funktionen wie Erinnerungsvermögen, logisches Denken und Planen. Der Rückgang der geistigen Funktionsfähigkeit vollzieht sich nach und nach, er beginnt mit kaum merklichen Gedächtnislücken, gefolgt vom Verlust der Fähigkeit zu planen und vertraute Aufgaben zu erledigen sowie logisch zu denken und Urteilsvermögen walten zu lassen. Die Schwere des Gedächtnisverlustes nimmt am Ende so weit zu, dass die Betroffen handlungsunfähig werden. Ein Verlust der Fähigkeit, Worte richtig zu artikulieren sowie Veränderungen in der Stimmung und Persönlichkeit können ebenso auftauchen. Emotionale Probleme wie leichte Erregbarkeit, mangelhaftes Urteilsvermögen, geistige Verwirrung, Gefühle des Rückzugs, Desorientierung und Halluzinationen sind verbreitet. Die Betroffenen können auch Krampfanfälle, erhöhte Muskelbewegungen und Inkontinenz entwickeln. Menschen, die an Alzheimer erkranken, leben ab dem Zeitpunkt der Diagnose im Durchschnitt acht Jahre, die Zeitspanne kann jedoch ebenso gut nur ein Jahr oder auch 20 Jahre sein. Die Dauer der Krankheit hängt zum Teil vom Alter zum Zeitpunkt der Diagnose und von etwaigen anderen gesundheitlichen Problemen ab.

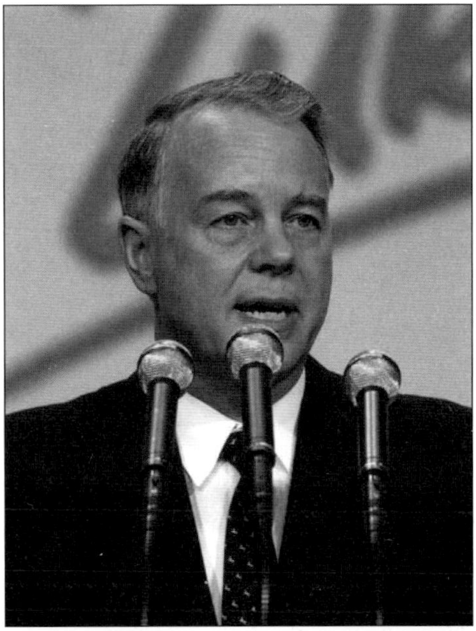

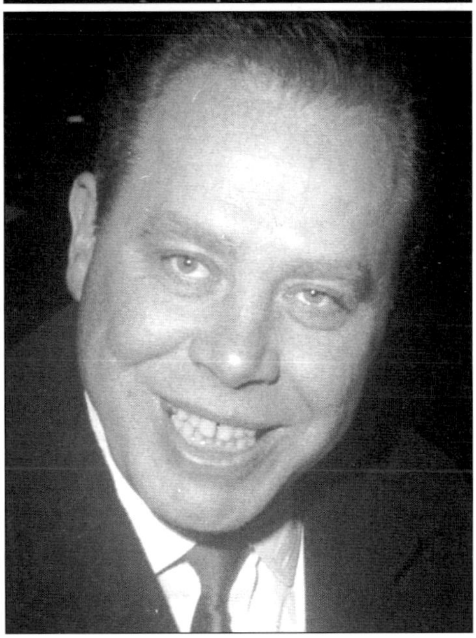

Oben: Ernst Albrecht
Unten: Helmut Zacharias

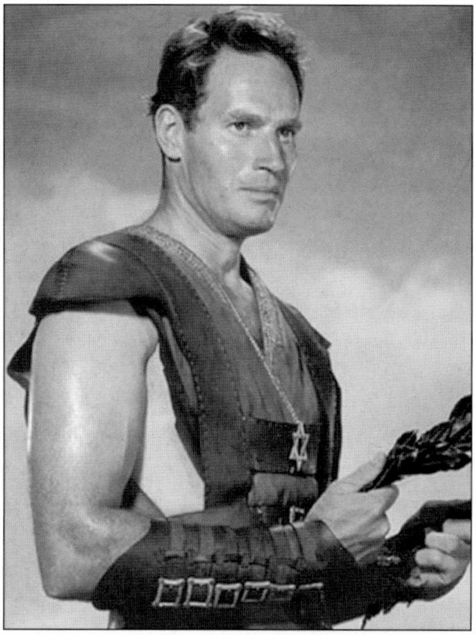

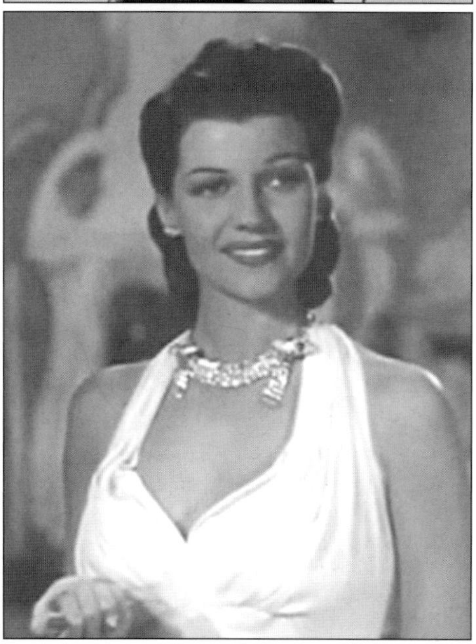

Oben: Charlton Heston in Ben Hur
Unten: Rita Hayworth

Alzheimer tritt nicht plötzlich zutage; es ist eine schleichende Krankheit, die Jahrzehnte bevor erste Symptome sichtbar werden beginnt.

Das Anfangsstadium und das moderate Stadium der Krankheit dauern im Allgemeinen zwei bis zehn Jahre. Das schwere Stadium kann ein bis fünf Jahre dauern. Die Alzheimerkrankheit trifft in der Regel zwar die Älteren, aber in zehn Prozent der Fälle sind die Betroffenen in ihren Vierzigern oder Fünfzigern. Man spricht dann von der frühen Form der Alzheimerkrankheit. Drei Prozent aller Menschen im Alter zwischen 65 und 74 Jahren sind von Alzheimer betroffen, etwa 19 Prozent im Alter zwischen 75 und 84 und 47 Prozent oder fast die Hälfte derjenigen, die über 85 Jahre alt sind. Etwas mehr Frauen als Männer sind betroffen.

Die Verbreitung der Alzheimerkrankheit wächst rapide. Es wird davon ausgegangen, dass sich die Zahl der Betroffenen in den nächsten 20 Jahren verdoppeln wird. Manche erklären die Zunahme von Alzheimer damit, dass die Menschen heute länger leben als früher. Das ist jedoch kein Argument. Denn Alzheimer gehört nicht zum normalen Alterungsprozess; es ist ein abnormaler Zustand, eine Krankheit. Eine andere Tatsache ist, dass das Alter, in dem Menschen Alzheimer entwickeln, zunehmend sinkt und Menschen in immer jüngeren Jahren Alzheimer entwickeln.

Zehn Prozent aller Alzheimerpatienten bekommen die Krankheit früh (in der Regel in ihren Vierzigern und Fünfzigern): Der jüngste dokumentierte Patient war erst 17. Somit ist die wachsende Verbreitung der Krankheit nicht nur auf eine alternde Bevölkerung zurückzuführen. Umweltbedingungen spielen offensichtlich eine starke Rolle.

Der beste Zeitpunkt, um Alzheimer zu behandeln, ist, bevor die Krankheit so weit fortschreitet, dass die Symptome leicht erkennbar sind. Wie bei jeder neurologischen Störung gilt, dass bereits ein großer Schaden entstanden ist, sobald die Krankheit bis zu dem Punkt fortgeschritten ist, an dem die Symptome offensichtlich sind. Je früher ein Problem erkannt wird, desto wirksamer die Behandlung. Ärzte nutzen den Mini-Mental-Status-Test (MMST) als Screeningverfahren für Demenzen. Mit diesem Test werden kognitive Funktionen wie die Merk- und Erinnerungsfähigkeit überprüft und der Schweregrad des Rückgangs geistiger Fähigkeiten bewertet. Der Test umfasst 30 Fragen. Die Anzahl der falsch beantworteten Fragen zeigt das Maß der kognitiven Beeinträchtigung an: Je mehr falsche Antworten, desto größer die Beeinträchtigung. Der MMST kann im Laufe der Krankheit wiederholt durchgeführt werden, um zu sehen, wie der Einzelne auf die Behandlung anspricht und in welchem Maße die Krankheit fortschreitet. Der MMST ist ein urheberrechtlich geschützter Test, somit kann er hier nicht wiedergegeben werden; einige ältere Versionen des Tests sind jedoch im Internet zu finden. [In dem parallel im systemed Verlag erscheinenden Buch »Stopp Alzheimer! Praxisbuch« von Dr. Bruce Fife befindet sich ein 30 Fragen umfassender Test, der mit dem MMST vergleichbar ist.] Sie können diesen Test selbst machen oder ihn bei einer anderen Person durchführen, um eine Einschätzung der geistigen Verfassung zu erhalten.

Stadien der Alzheimerkrankheit

Stadium 1: keine Beeinträchtigung

- Keine offensichtlichen Erinnerungsprobleme oder Veränderungen in der Stimmung oder Persönlichkeit sind festzustellen.

Stadium 2: sehr leichter Rückgang kognitiver Fähigkeiten

- Ein gewisser Gedächtnisverlust, insbesondere in Bezug auf das Vergessen vertrauter Worte oder Namen oder wo man die Schlüssel, die Brille oder andere Alltagsgegenstände hingelegt hat. Diese Probleme sind bei einer medizinischen Untersuchung oder für Freunde, Familie oder Kollegen nicht offensichtlich.

Stadium 3: leichter Rückgang kognitiver Fähigkeiten

- An diesem Punkt kann Alzheimer bei einigen, aber nicht bei allen Betroffenen diagnostiziert werden. Bei klinischen Tests oder eingehenden ärztlichen Gesprächen ist der Rückgang möglicherweise messbar. Zu den Symptomen gehören die verminderte Fähigkeit Namen zu behalten, wenn neue Personen vorgestellt werden, ein merklicher Rückgang der Leistungsfähigkeit, dass man von dem, was man gelesen hat, wenig behält, dass Wertgegenstände verloren gehen oder verlegt werden und ein Rückgang der Fähigkeit zu planen und zu organisieren.

Stadium 4: moderater Rückgang kognitiver Fähigkeiten

- Kann bei einem eingehenden ärztlichen Gespräch festgestellt werden. Verminderte Erinnerung an persönliche und allgemeine Ereignisse in jüngerer Zeit; Beeinträchtigung der Fähigkeit, grundlegende, aber etwas schwierigere Rechenaufgaben zu bewältigen (zum Beispiel von 100 jeweils um drei rückwärts zu zählen); verminderte Fähigkeit, Aufgaben zu erledigen, wie ein Essen für Gäste zu planen, Rechnungen zu bezahlen und die Finanzen zu verwalten; verminderte Erinnerung an die eigene Lebensgeschichte; die Betroffenen ziehen sich möglicherweise zurück, insbesondere in geselligen, sozialen Situationen.

Stadium 5: mittelschwerer Rückgang kognitiver Fähigkeiten

- Größere Probleme mit dem Erinnerungsvermögen und mit kognitiven Funktionen machen sich bemerkbar. Unfähig, sich an wichtige Einzelheiten wie Adresse, Telefonnummer oder den Namen der Schule zu erinnern, die man besucht hat; Verwirrung bezüglich der Frage, wo man ist, welches Datum, welcher Wochentag oder welche Jahreszeit wir haben; Schwierigkeiten, einfache Rechenaufgaben zu erledigen; benötigt Hilfe bei der Auswahl angemessener Kleidung. Immer noch in der Lage, sich an persönliche Dinge wie den eigenen Namen oder den Namen des Ehepartners und der Kinder zu erinnern; benötigt in der Regel keine Hilfestellung beim Essen oder dem Gang zur Toilette.

Stadium 6: schwerer Rückgang kognitiver Fähigkeiten

- Schnelles Vergessen jüngster Erfahrungen; Schwierigkeiten, sich an die eigene Lebensgeschichte zu erinnern, auch wenn der eigene Name noch immer präsent ist; Vergessen des Namens des Ehepartners, der Kinder und enger Freunde, aber immer noch in der Lage, vertraute Gesichter von unbekannten zu unterscheiden; benötigt Hilfe, um sich angemessen anzuziehen, da Fehler passieren können, wie dass der Schlafanzug über Tageskleidung angezogen wird oder Schuhe am falschen Fuß angezogen werden; Störung des normalen Schlaf-Wach-Zyklus; benötigt Hilfe beim Toilettengang; Episoden von Inkontinenz (Urin und Stuhl); erhebliche Veränderungen in der Persönlichkeit und im Verhalten, einschließlich Misstrauen und Sinnestäuschungen oder Wahnvorstellungen (zum Beispiel, dass die Person, die sie versorgt, ein Betrüger ist), Halluzinationen oder zwanghafte, repetitive Verhaltensweisen wie Händeringen oder Zerkleinern von Papiertüchern; die Neigung, umherzuwandern und sich zu verirren.

Stadium 7: sehr gravierender Rückgang kognitiver Fähigkeiten

- Unfähigkeit, zusammenhängend zu sprechen, auch wenn manche Worte oder Formulierungen gelegentlich verstanden werden; benötigt Hilfe beim Essen und Toilettengang, leidet an allgemeiner Harninkontinenz; unfähig, ohne Hilfe zu gehen, schreitet bis zu der Unfähigkeit fort, ohne Stütze zu sitzen, zu lächeln und den Kopf hoch zu halten; Reflexe werden abnormal, Muskeln versteifen sich und das Schlucken wird beeinträchtigt.

Quelle: Alzheimer's Association, www.alz.org.

[Auf deutschsprachigen Internetportalen wie http://www.deutsche-alzheimer.de/ oder http://www.alzheimer-forschung.de/alzheimer-krankheit/symptome.htm werden nur drei Stadien unterschieden:

Stadium 1: Krankheitsbeginn

- Die Patienten sind kraftlos, haben wenig Energie und verlieren an Spontaneität, Symptome, die jedoch meist nicht als unnormal wahrgenommen werden. Leichte Gedächtnisstörungen und Gemütsschwankungen, Lernen und Reagieren verlangsamt. Nach einer Weile Meiden von Neuem. Die Patienten sind durcheinander, vergessen schnell oder beurteilen Dinge falsch. Der Gedächtnisverlust wirkt sich erstmals auf die Arbeit und den Alltag aus.

Stadium 2: fortgeschrittene Erkrankung

- Aufgaben können noch allein erfüllt werden. Die Patienten benötigen möglicherweise Hilfe bei der Bewältigung komplizierter Dinge. Sprache und Auffassungsgabe verlangsamen sich. Der Bewegungsdrang nimmt zu, manche vergessen mitten im Satz, was sie sagen wollten, verirren sich außerhalb ihrer Wohnung oder vergessen, Rechnungen zu bezahlen. Wird der Kontrollverlust von den Patienten wahrgenommen, kann es sie depressiv, irritiert und unruhig machen. Die Persönlichkeit geht immer mehr verloren. Lange zurückliegende Ereignisse können noch erinnert werden, kurzzeitig zurückliegende Dinge nur noch schwer oder gar nicht mehr. Mit dem Fortschreiten der Krankheit wissen die Patienten nicht mehr, welcher Tag und welche Uhrzeit es ist oder wo sie sind. Schreitet der Gedächtnisverlust fort, werden Worte erfunden und bekannte Gesichter nicht mehr erkannt.

Stadium 3: Endstadium

- Die Patienten werden abhängig von Betreuung und intensiver Pflege. Der letzte Rest ihrer Persönlichkeit schwindet, das Gedächtnis ist sehr schlecht und der Patient erkennt oft niemanden mehr. Schluck- und Kaustörungen nehmen zu, ebenso Probleme mit der Atmung und anderen Körperfunktionen, besonders bei Bettlägerigkeit. Alzheimerpatienten erkranken beispielsweise an Lungenentzündung, Infektionen oder anderen Krankheiten, an denen sie dann auch sterben.]

Andere Demenzformen

Die vaskuläre Demenz gilt nach der Alzheimerkrankheit als die zweithäufigste Form und macht etwa 20 Prozent aller Demenzen aus. Der Begriff »vaskulär« steht für »Gefäß« und bezeichnet Krankheiten des Blutgefäßsystems. Eine vaskuläre Demenz entsteht, wenn die Zufuhr von Nährstoffen und Sauerstoff über das Blut zum Gehirn unterbrochen wird. Dies kann eintreten, wenn die Arterien, die das Gehirn versorgen, durch Plaques [Ablagerungen] und Blutgerinnsel verstopfen [Arteriosklerose] oder wenn eines oder mehrere dieser Arterien reißen (Aneurysma), sodass Blut in umliegende Gewebe dringt. Wird der Blutfluss von einer Arterie zum Gehirn durch eine Blockade oder Ruptur unterbrochen, kommt es zu einem Schlaganfall. Arterienverstopfungen führen zu sogenannten ischämischen Schlaganfällen. Die durch Rupturen von Blutgefäßen verursachten werden als hämorrhagische Schlaganfälle bezeichnet. Ischämische Schlaganfälle machen etwa 85 Prozent aller diagnostizierten Fälle aus. Hämorrhagische Schlaganfälle machen etwa 15 Prozent aus. Schlaganfälle können leicht und kaum bemerkbar, schwer und lähmend oder tödlich sein. Nicht tödliche Schlaganfälle können zu Demenz führen.

Die Diagnose ist am eindeutigsten, wenn Symptome schon bald nach einem einzigen größeren Schlaganfall zutage treten. In diesem Fall wird gelegentlich von einer »Post-Stroke-Demenz« gesprochen, also einer Demenz, die nach einem Schlaganfall auftritt. Statistiken zeigen, dass bis zu ein Drittel derjenigen, die einen Schlaganfall erleiden, innerhalb von sechs Monaten eine vaskuläre Demenz entwickeln. Eine vaskuläre Demenz kann auch durch mehrere kleine Schlaganfälle entstehen. Einzeln verursachen diese Mini-Schlaganfälle keine größeren Symptome und bleiben im Allgemeinen unbemerkt, mit der Zeit wird der kumulative Effekt jedoch offensichtlich. Mini-Schlaganfälle führen zu einer Schädigung der Großhirnrinde in den Regionen, die für Lernen, Gedächtnis und Sprache zuständig sind. Vaskuläre Demenz und Alzheimerkrankheit können gleichzeitig auftreten. Dies wird als gemischte Demenz bezeichnet. Gehirnautopsien haben gezeigt, dass bis zu 45 Prozent der Personen mit Demenz sowohl Anzeichen der Alzheimerkrankheit als auch von vaskulärer Demenz aufweisen.

Die Symptome einer vaskulären Demenz können unterschiedlich sein, abhängig von den Regionen des Gehirns, die jeweils betroffen sind. Gedächtnisverlust kann, muss aber nicht das häufigste Symptom sein, je nachdem, ob Hirnregionen betroffen sind, die für das Erinnerungsvermögen relevant sind. Neben Gedächtnis- und Sprachschwierigkeiten können sich verminderte motorische Fähigkeiten, die Unfähigkeit, Gegenstände zu erkennen oder wiederzuerkennen und die Unfähigkeit zu planen oder abstrakt zu denken bemerkbar machen. Der Rückgang geistiger Fähigkeiten kann sich in merklichen Schritten vollziehen, statt eines langsamen, steten Rückgangs, der normalerweise bei Alzheimer zu beobachten ist.

Fortschreitendes Alter ist einer der Hauptrisikofaktoren für die vaskuläre Demenz. Bei vielen Patienten mit vaskulärer Demenz war es in der Vergangenheit zu Herzinfarkten, Schlaganfällen, Bluthochdruck, Arteriosklerose (Arterienverkalkung), Diabetes oder sonstigen Risikofaktoren für Herzkrankheiten gekommen. Zu den Symptomen können auch gehören: Verwirrung, die sich am Abend verschlimmern kann; Schwierigkeiten, sich zu konzentrieren, zu planen, zu kommunizieren und sich an Anweisungen zu halten; eingeschränkte Fähigkeit, den täglichen Aktivitäten nachzugehen; Veränderungen im Verhalten sowie physische Symptome, die mit Schlaganfällen verbunden sind, wie die Schwierigkeit zu sprechen und plötzliche Muskelschwäche, insbesondere auf einer Körperseite. Die Krankheit kann durch eine Magnetresonanztomographie (MRT) des Gehirns diagnostiziert werden, bei der die für Gefäßschädigungen typischen Abnormalitäten sichtbar werden.

Die meisten von uns werden gelegentlich etwas vergessen: wo man die Autoschlüssel hingelegt hat oder in welchem Teil des Parkplatzes der Wagen geparkt ist. Mit zunehmendem Alter ist eine gewisse Vergesslichkeit normal. Inzwischen ist [für den englischen Sprachraum] ein Screeningtest entwickelt worden, um zwischen gewöhnlicher Vergesslichkeit und den Anfangsphasen von Demenz oder Alzheimer unterscheiden zu helfen: der sogenannte »Everyday Cognition«- (Alltagskognition) oder ECog-Fragebogen. Er umfasst 39 Fragen, die sich auf die Fähigkeiten einer Person beziehen, allgemeine Aufgaben zu erledigen, wie etwa einem Gespräch zu folgen, einige Artikel ohne Einkaufsliste einzukaufen oder eine Karte zu lesen, um einen bestimmten Ort zu finden. Der Test wird von Familienmitgliedern oder engen Freunden ausgefüllt, die mit dem Patienten zusammenleben oder ihn seit einigen Jahren kennen und seine derzeitige geistige Verfassung mit früheren Jahren vergleichen können.

Es gibt keine anerkannte Heilung für vaskuläre Demenz. Die Behandlung besteht darin, durch Senkung des Blutdrucks das Risiko weiterer Schlaganfälle zu reduzieren, für regelmäßige körperliche Bewegung und für eine angemessene Ernährung zu sorgen, die Kontrolle des Blutzuckers zu verbessern und auf kardiovaskuläre Probleme einzugehen, die mit Herzkrankheiten verbunden sind. Zur Linderung der Symptome werden auch Medikamente verschrieben, obwohl sie mehr schaden als nützen können.

Ist der Patient fettleibig, wird auch eine Gewichtsabnahme empfohlen. Fettleibigkeit in der Körpermitte (Taillenumfang) wird mit Demenz in Verbindung gebracht: je größer der Taillenumfang, desto höher das Risiko. Bei Personen, die in ihren 40ern einen dickeren Bauch haben, ist die Wahrscheinlichkeit größer, Demenz zu entwickeln, wenn sie in ihre 70er-Jahre kommen. Forscher der Johns Hopkins Bloomberg School of Public Health haben festgestellt, dass Fettleibigkeit das Risiko, im späteren Leben Alzheimer zu entwickeln, um 80 Prozent und das Risiko, eine vaskuläre Demenz zu entwickeln, um 73 Prozent erhöht.[1] Zu diesen Ergebnissen gelangte man auf der Grundlage von zehn früheren Studien, in denen die Beziehung zwischen Demenz und Körpergewicht untersucht worden war. Der federführende Autor der Studie, Dr. med. Youfa Wang, erklärte: »Die Prävention oder Behandlung von Fettleibigkeit in einem jüngeren Alter könnte wesentlich dazu beitragen, die Zahl der Patienten mit Demenz und anderen damit verbundenen Krankheiten, wie der Alzheimerkrankheit, um bis zu 20 Prozent zu reduzieren.«

Untergewicht bedeutet ebenso ein Risiko. Bei einer anderen Studie wurde festgestellt, dass ältere Menschen, die untergewichtig sind oder schnell Gewicht verloren haben, einem höheren Risiko ausgesetzt sind, Demenz zu entwickeln, insbesondere, wenn sie anfänglich übergewichtig oder fettleibig waren.[2] Anzumerken ist, dass die Gewichtsabnahme in diesem Fall nicht als Ergebnis einer sinnvollen Ernährungsumstellung oder von Sport zur Verbesserung der Gesundheit auftritt, sondern zufällig. Zu einem ungewollten Gewichtsverlust kommt es höchstwahrscheinlich aufgrund eines veränderten Zuckerstoffwechsels. Die leitende Forscherin Tiffany Hughes stellte fest, dass ein schneller Gewichtsverlust bei älteren Menschen ein Anzeichen für eine sich entwickelnde Gehirnkrankheit sein kann. »Bei Personen mittleren Alters«, sagt Hughes, »kann Fettleibigkeit ein Risikofaktor für Demenz sein. Im späteren Leben kann ein sinkendes Gewicht als eine der ersten Veränderungen durch die Krankheit angesehen werden, die zutage tritt, bevor tatsächlich das Erinnerungsvermögen der Betroffenen beeinflusst wird.« In einer weiteren Studie stellten Forscher fest, dass Frauen mit Demenz schon mindestens zehn Jahre vor der Diagnose anfingen, Gewicht zu verlieren.[3] Die Alzheimerkrankheit ist mit Abstand die häufigste Form von Demenz, gefolgt von der vaskulären Demenz und der sogenannten Lewy-Körperchen-Demenz, die auch die Parkinsondemenz mit einschließt. Der prozentuale Anteil der verschiedenen Demenzformen variiert von Studie zu Studie. Die Rotterdam-Studie gibt uns jedoch eine allgemeine Vorstellung von den jeweiligen Prozentsätzen. Diese europäische Studie umfasste 7.528 Teilnehmer im Alter zwischen 55 und 106 Jahren. Es kam zu 474 Fällen von Demenz, was einer Verbreitung von 6,3 Prozent entspricht. In dieser Gruppe entfielen 72 Prozent auf die Alzheimerkrankheit, 16 Prozent auf die vaskuläre Demenz, 6 Prozent auf eine Parkinsondemenz und 5 Prozent auf sonstige Demenzen.[4]

Eine fortschreitende tödliche Krankheit

Neurodegenerative Krankheiten wie Alzheimer und Parkinson werden gemeinhin einfach als Fehlfunktionen eines alternden Gehirns angesehen. Häufig werden sie wie alternde Gelenke oder ein einfacher altersbedingter Gedächtnisverlust eingeschätzt. Sie sind jedoch mehr als nur ein paar Unpässlichkeiten oder Symptome des Älterwerdens.

Korrekter und präziser ist es, Demenzen als fortschreitende tödliche Krankheiten zu beschreiben, die zum Hirnversagen führen. Hirnversagen ist, genau wie Krebs, eine tödliche Krankheit, die zum physischen Tod des Patienten führt. An einem Herz- oder Nierenversagen stirbt man. Das Gehirn macht da keinen Unterschied. Es ist unser wichtigstes Organ: Es kontrolliert das Herz, die Lunge und alle anderen Organe. Wenn es versagt und stillgelegt wird, versagen auch andere lebenswichtige Organe. Demenz ist ein Symptom eines sterbenden Gehirns. Die Betroffenen sterben an Demenz.

Der Glaube, man würde an einer Demenz nicht sterben, hat die Todesstatistiken verfälscht, weil die Demenz zu selten als Todesursache erfasst wird. Demenz, insbesondere Alzheimer, wird auf Totenscheinen oft nicht vermerkt; die Todesursache wird anderen Beschwerden zugeschrieben. Jedes Jahr sterben in Deutschland mehr als 5.200 Menschen an Alzheimer. Diese Zahl stammt aus den Angaben auf den Totenscheinen. Dr. Melissa Wachterman vom Bringham und Women's Hospital in Boston zufolge werden demenzbedingte Todesfälle für gewöhnlich jedoch nur selten als solche vermerkt.[5] Wachtermanns Forschungsteam überprüfte in Boston die Totenscheine von 165 Patienten, bei denen vor ihrem Tod Alzheimer oder andere Demenzformen diagnostiziert worden waren. Auf 37 Prozent der Totenscheine war die Demenz nicht erwähnt, nicht einmal als Krankheit, die nicht die Haupttodesursache war. Und von den 114 Personen, bei denen vor ihrem Tod speziell Alzheimer diagnostiziert worden war, enthielten nur 27 Prozent der Totenscheine diese Angabe. Dies bedeutet, dass die Todesraten für Alzheimer und andere neurodegenerative Krankheiten um ein Vielfaches höher als die gemeldeten Zahlen sein könnten.

Patienten haben oft nicht nur Alzheimer, sondern eine Kombination von gesundheitlichen Problemen. Bei einer Studie wurden die klinischen und Autopsiedaten von 141 älteren Personen verglichen, die ihr Gehirn im Todesfall gespendet hatten. Die jährlichen ärztlichen und psychologischen Untersuchungen zeigten, dass 50 von den 141 Personen, als sie noch lebten, Demenz hatten. Nach dem Tod untersuchte ein Neuropathologe, der die Ergebnisse der klinischen Evaluation nicht kannte, das Gehirn jeder Person.

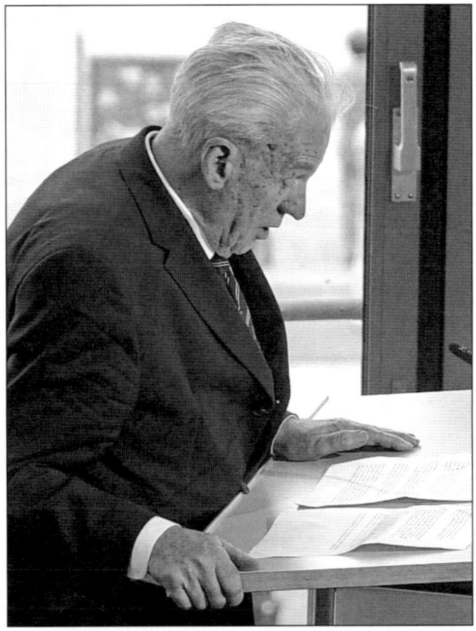

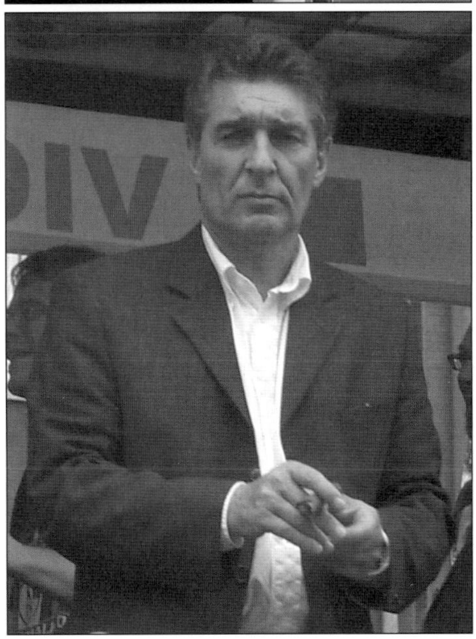

Oben: Walter Jens
Unten: Rudi Assauer

Ein Vergleich der klinischen Daten mit Autopsieberichten ergab, dass von den Personen mit Anzeichen einer Demenz nur 30 Prozent ausschließlich an Alzheimer litten. Im Gegensatz dazu hatten 42 Prozent der Dementen Alzheimer und eine vaskuläre Demenz, 16 Prozent hatten Alzheimer und Parkinson (einschließlich zwei Personen, die alle drei Krankheiten hatten).

Darüber hinaus wurden in den Gehirnen von 33 der 141 Personen, die ohne Anzeichen einer Demenz gestorben waren, genügend pathologische Symptome gefunden, die die anerkannten Kriterien für eine Alzheimerdiagnose erfüllen. Diese Krankheiten treten nicht plötzlich auf, sondern langsam, über viele Jahre hinweg. Werden die Symptome offensichtlich, ist das Gehirn bereits nachhaltig geschädigt. Dies ist ein guter Grund, so früh wie möglich mit vorbeugenden Maßnahmen zu beginnen. Selbst im jungen Erwachsenenalter ist es nicht zu früh, damit anzufangen: Jene Prozesse, die im späteren Leben zur Demenz führen, laufen dann oft schon ab.

4

Vorzeitiges Altern und Neurodegeneration

Freie Radikale

Was haben die folgenden Krankheiten gemeinsam: Alzheimer, Parkinson, vaskuläre Demenz, Diabetes und Herzkrankheiten? Sie sagen vielleicht, alle diese Krankheiten seien mit dem Altern verbunden; dem ist jedoch entgegenzuhalten, dass einige davon bereits in relativ jungen Jahren auftreten können. Was alle diese Krankheiten wie auch die meisten anderen degenerativen Krankheiten miteinander verbindet, sind die freien Radikale. Freie Radikale sind abtrünnige Moleküle, die andere Moleküle angreifen und zerstören. Jedes Gewebe in unserem Körper kann durch freie Radikale geschädigt werden. Es ist die Summe dieser Schädigungen über viele Jahre hinweg, die zur Degeneration von Körpergeweben und zu alterstypischen Funktionsverlusten führt.

Von allen Faktoren, die der menschlichen Gesundheit schaden, sind freie Radikale die heimtückischsten. Der Angriff freier Radikale tritt nicht plötzlich wie bei einer Lebensmittelvergiftung oder einer Grippe zutage, er ist aber ebenso gefährlich. Ein einziges freies Radikal kann nicht viel Schaden anrichten, aber der kumulative Effekt von Millionen freier Radikale im Laufe vieler Jahre hat die Sprengkraft einer Stange Dynamit. Wie eine Gruppe Kampftaucher schleichen sie sich unbemerkt bei uns ein und sabotieren Jahr für Jahr unsere Gesundheit. Die Gesundheit schwindet langsam, und die Krankheit entwickelt sich so allmählich, dass wir es kaum bemerken.

Unterdessen verbünden sich freie Radikale auch mit anderen gesundheitsschädlichen Strukturen wie Viren und Giftstoffen, was unsere Schmerzen und Leiden verstärkt. Freie Radikale sind auf verschiedene Weise bei allen wesentlichen Krankheiten der Menschheit involviert.

Sehr einfach formuliert, sind freie Radikale Moleküle mit einem ungepaarten Elektron in seiner äußeren Bahn. Durch das fehlende Elektron ist dieses Molekül äußerst reaktionsfreudig und instabil. Es versucht aggressiv, bei benachbarten Molekülen ein Elektron zu stehlen. Sobald ein Elektron abgezogen wurde, fehlt es dem anderen Molekül, das nun selbst zu einem sehr reaktionsfreudigen freien Radikal wird und seinen Nachbarmolekülen ein Elektron wegnehmen will. Dieser Prozess mündet in eine zerstörerische Kettenreaktion, von der Tausende von Molekülen betroffen sein können.

Sobald ein Molekül zum freien Radikal wird, verändern sich seine physikalischen und chemischen Eigenschaften in einem Prozess, der Oxidation genannt wird. Die normale Funktion dieser Moleküle ist gestört, wodurch die ganze Zelle geschädigt wird, zu der sie gehören. Eine lebende Zelle, die von freien Radikalen angegriffen wird, degeneriert und wird dysfunktional. Freie Radikale können unsere Zellen angreifen, die Schutzmembranen der Zellen buchstäblich zerreißen. Sensible Zellkomponenten wie die DNA, die die genetische Blaupause der Zelle enthält, können geschädigt werden, was zu Zellmutationen und zum Zelltod führen kann.

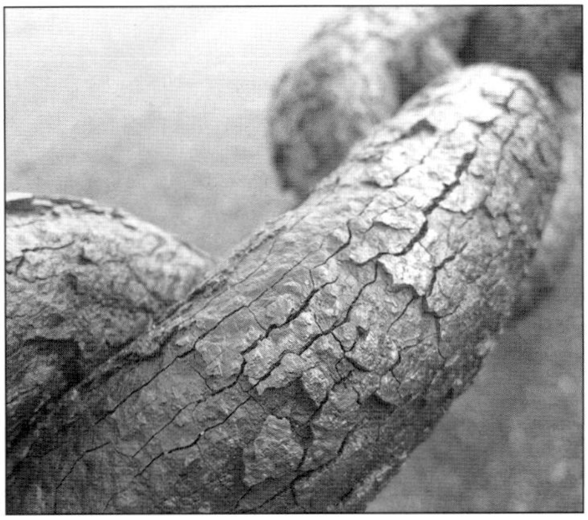

Durch Oxidation verursachter starker Rost auf den Bindegliedern einer Kette. Die Zellen in unserem Körper zerfallen ähnlich, wenn sie durch Oxidation angegriffen werden.

Oxidation ist im Grunde ein Prozess, bei dem Substanzen sich mit Sauerstoff oder anderen nicht metallischen Elementen in einer Weise verbinden, die zur Degeneration führt. In der Umwelt ist dies als Rost bei Metall, Ranzigkeit bei Ölen und Verhärtung bei Gummi zu sehen. Ein klassisches Beispiel einer Schädigung durch freie Radikale in der Natur ist das Rosten. Eisen, das den Elementen der Luft ausgesetzt ist, oxidiert leicht. Dabei dehnt sich das verrostete Eisen aus, wird brüchig und fällt auseinander. Dies ist ein Zersetzungs- oder Zerfallsprozess. Wird Ihr Körper von freien Radikalen angegriffen, »rostet« er im Prinzip oder wird zersetzt. Der Alterungsprozess wird beschleunigt.

In dem Maße, wie freie Radikale die Zellen bombardieren, werden die Gewebe fortschreitend geschädigt. Manche Forscher sind der Überzeugung, die Zerstörung durch freie Radikale sei die eigentliche Ursache des Alterns. Je älter der Körper wird, desto mehr Schäden trägt er durch die lebenslange Anhäufung radikalischer Angriffe davon.

Freie Radikale scheinen zumindest zum Teil dafür verantwortlich zu sein, wie wir aussehen, uns fühlen und funktionieren, wenn wir älter werden. Sie degenerieren langsam das Körpergewebe. Die Auswirkungen der Degeneration durch freie Radikale sind auf unserer Haut vielleicht am offensichtlichsten. Zu den Körpergeweben, die am meisten durch freie Radikale geschädigt werden, gehört das Kollagen. Kollagen ist die Grundsubstanz, die unserem Gewebe Festigkeit und Geschmeidigkeit verleiht. Es ist überall in unserem Körper zu finden und hält alles zusammen. Kollagen sorgt dafür, dass unsere Haut weich und geschmeidig ist und jugendlich aussieht. Wenn die Haut durch freie Radikale geschwächt wird, wird sie trocken, ledern und faltig – alles klassische Zeichen eines hohen Alters.

Freie Radikale schädigen das Gehirn ähnlich. Bei verstorbenen Patienten mit Alzheimer und anderen neurodegenerativen Krankheiten ist das Gehirngewebe voll von Schädigungen durch freie Radikale. Das Gehirn ist ganz besonders gefährdet durch oxidative Verletzungen, weil seine Zellmembranen von allen Körperzellen mit den höchsten Anteil extrem empfindlicher, mehrfach ungesättigter Fettsäuren enthalten.

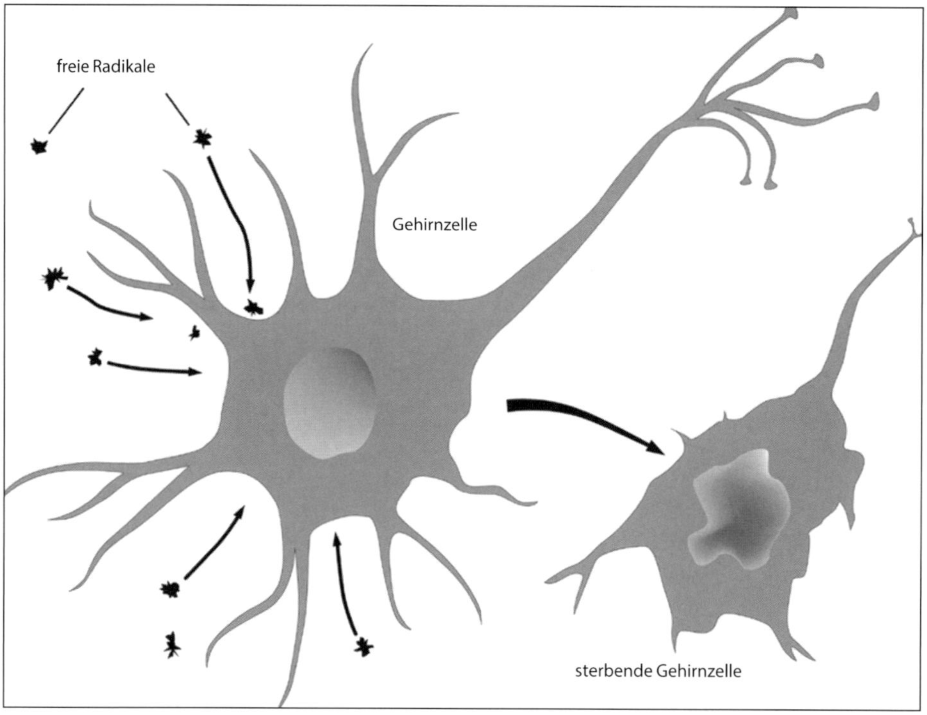

Eine übermäßige Belastung durch freie Radikale lässt Gehirnzellen verkümmern und absterben.

Es ist unmöglich, alle radikalischen Reaktionen im Körper und im Gehirn zu vermeiden. Sie sind Teil des alltäglichen Lebens. Freie Radikale entstehen als natürliche Konsequenz normaler Stoffwechselprozesse. Auch die Nutzung von Sauerstoff und Glukose im Energiestoffwechsel erzeugt als Nebenprodukt freie Radikale. Jede Zelle produziert sie. Unsere Zellen sind jedoch nicht wehrlos: Überall gibt es antioxidative Enzyme, die Radikale vernichten, bevor sie allzu viel Schaden anrichten können. Werden allerdings zu viele freie Radikale produziert und die Entgiftungskapazität der Antioxidantien überschritten, entsteht ein Problem.

Zusätzlich zur üblichen Bildung freier Radikale in unserem Körper werden diese üblen Moleküle auch bei Verletzungen, Infektionen, durch Giftstoffe, übermäßigen Stress und verschiedene Umweltreize produziert. Die Ernährung ist eine Hauptquelle freier Radikale. Bestimmte Lebensmittelzusatzstoffe, Pestizidrückstände, Chemikalien, Schadstoffbelastungen und dergleichen erhöhen unsere Belastung mit freien Radikalen. Selbst die Art und Weise, wie das Essen zubereitet oder gekocht wird, entscheidet über seinen Gehalt an freien Radikalen. Eine wichtige Quelle für freie Radikale sind pflanzliche Öle mit vielen mehrfach ungesättigten Fettsäuren. Natürliche Lebensmittel wie Gemüse, Nüsse und Körner, deren Fette reich an mehrfach ungesättigten Fettsäuren sind, stellen kein Problem dar, solange sie frisch sind. Da sie von Natur aus immer zusammen mit Antioxidantien »verpackt« vorliegen, sind sie vor dem Ranzigwerden (Oxidation) geschützt. Problematisch werden diese Fette, wenn sie extrahiert und zu flüssigen Speiseölen aufbereitet werden. Bei Zimmertemperatur produzieren sie spontan freie Radikale. Werden sie zum Kochen oder Braten erhitzt, beschleunigt sich die Bildung freier Radikale stark. Eine Ernährung, die reich an pflanzlichen Ölen mit mehrfach ungesättigten Fettsäuren ist, kann die Belastung des Körpers durch freie Radikale gewaltig erhöhen. [Daher sollten nicht so viel pflanzliche Öle wie möglich, sondern täglich kleine Mengen konsumiert werden. Die Deutsche Gesellschaft für Ernährung empfiehlt, die Zufuhr mehrfach ungesättigter Fettsäuren auf sieben bis maximal zehn Prozent der täglichen Kalorienzufuhr zu begrenzen.] Öle mit mehrfach ungesättigten Fettsäuren sind so empfindlich für die Bildung freier Radikale, dass die antioxidativen, neutralisierenden Reserven des Körpers schnell aufgebraucht sind. Dies kann nicht nur zu einem Mangel an Antioxidantien, sondern auch zu Ernährungsmängeln führen, da es sich bei vielen Antioxidantien um lebenswichtige Vitamine und Mineralstoffe handelt. Sie sind wichtig für eine geregelte Verdauungsfunktion, für das hormonelle Gleichgewicht, ein starkes Immunsystem und gute geistige Fähigkeiten.

Das alternde Gehirn
Advanced Glycation Endproducts (AGEs)

Oxidation ist nicht die einzige zerstörerische Kraft, die mit dem Altern und dem Rückgang der geistigen Funktionsfähigkeit verbunden ist. Sauerstoff ist ein sehr reaktionsfreudiges Molekül, er führt leicht zur Oxidation und zur Bildung freier Radikale. Glukose kann in ähnlicher Weise reagieren und zu Glykierungen führen. Der Prozess der Glykierung gleicht im Wesentlichen der Oxidation, wobei die Glukose den Platz des Sauerstoffs einnimmt. Etwas glykieren heißt, es mit Glukose zu verbinden. Wie bei der Oxidation entstehen bei der Glykierung von Proteinen und mehrfach ungesättigten Fettsäuren freie Radikale und andere hoch reaktionsfreudige und zerstörerische Moleküle.

Glukose ist eine sehr klebrige Substanz und verbindet sich leicht mit anderen Molekülen. Sie kann sich an Fett binden, wird aber besonders zu Eiweißen hingezogen. Bei der Glykierung von Proteinen bilden sich die sogenannten Advanced Glycation Endproducts (AGEs) [nicht enzymatisch glykierte Endprodukte].

Die Effekte der Advanced Glycation Endproducts kommen treffend in der Abkürzung »AGE« zum Ausdruck [vom englischen altern], weil es das ist, was sie bewirken – sie lassen den Körper altern. Altern ist mit der Kumulation geschädigter Zellen gleichzusetzen. Je mehr AGEs Sie in Ihrem Körper haben, desto »älter« werden Sie von Ihrer Funktionsfähigkeit her, egal, wie viele Jahre Sie tatsächlich bereits gelebt haben. AGEs haben negative Auswirkungen auf andere Moleküle, sie erzeugen freie Radikale, oxidieren LDL-Cholesterin (womit die Art von Cholesterin entsteht, die sich in den Arterien ansammelt und Arteriosklerose, Herzinfarkte und Schlaganfälle fördert), zerstören Kollagen (die wichtigste stützende Struktur in unseren Organen und unserer Haut), schädigen Nervengewebe (einschließlich des Gehirns) und richten in fast jedem Organ im Körper Chaos und Verwüstung an.

Es ist bekannt, dass AGEs eine wichtige Rolle bei den chronischen Komplikationen bei Diabetes und bei der Entwicklung von Alzheimer, Parkinson, ALS und anderen neurodegenerativen Krankheiten spielen.[1-3]

Die AGEing-Hypothese des Alterns wurde durch zahlreiche Beobachtungen unterstützt, wonach die Anhäufung zahlreicher AGEs charakteristisch für gealtertes Gewebe war. AGEs sind Teil eines Teufelskreises aus Entzündungen, der Bildung freier Radikale, der verstärkten Produktion von AGEs, noch mehr Entzündungen und so weiter.

Wir alle erleben in gewissem Umfang die Effekte der AGEs. Sie sind schlicht ein Teil des Lebens. Wenn wir älter werden, häufen wir mehr AGEs an, und unser Körper reagiert mit dem Verlust von Elastizität und Tonus der Haut sowie anderer Gewebe, verminderter Funktionsfähigkeit der Organe, Gedächtnisschwäche und nachlassenden motorischen Fähigkeiten, einer verminderten Fähigkeit zur Abwehr von Infektionen sowie allen anderen Symptomen, die mit dem Altern verbunden sind. Manche Personen sind mehr AGEs ausgesetzt als andere. Diabetiker werden von diesen üblen Molekülen besonders geplagt. Die Hauptkomplikationen, die mit Diabetes verbunden sind – nachlassende Sehkraft, Nervenschädigung, Nierenversagen und Herzkrankheiten –, sind alle direkt mit AGEs verknüpft.

Warum sind Diabetiker so verwundbar gegenüber diesen Störenfrieden? Die Antwort ist Glukose, genauer gesagt die Glukose im Blut. Durch einen chronisch erhöhten Blutzuckerspiegel sind unsere Zellen und Gewebe über längere Zeiträume hohen Glukosekonzentrationen ausgesetzt. Je länger der Zucker in Kontakt mit Proteinen ist, desto wahrscheinlicher werden Advanced Glycation Endproducts gebildet. Hoher Blutzucker beschleunigt die Bildung von AGEs und damit den Alterungsprozesses.

Wir sind gegenüber AGEs nicht völlig wehrlos. Sie sind so schädlich, dass der Körper über Gegenmittel verfügt. Unsere weißen Blutkörperchen haben Rezeptoren, die speziell auf sie ausgerichtet sind. Sie heften sich an die geschädigten Proteine und entfernen sie.

Manche glykierten Proteine, wie die in Kollagen oder Nervengewebe, sind jedoch nicht leicht zu entfernen. Sie neigen dazu, sich aneinander oder an andere Proteine zu kleben, häufen sich an und schädigen das umliegende Gewebe. Dieses plaqueähnliche Material wird mehr oder weniger zu einer Dauereinrichtung und damit zu einer fortwährenden Quelle von Reizungen. Wenn ein weißes Blutkörperchen einem glykierten Protein begegnet, setzt es eine Entzündungsreaktion in Gang. Die Rezeptoren für AGEs sind durch die Abkürzung RAGE bekannt (Receptors for Advanced Glycation Endproducts), eine treffende Bezeichnung [rage = engl. Wut, Raserei], da die Reaktion weißer Blutkörperchen mit den AGEs zu chronischen Entzündungen führen kann. Chronische Entzündungen sind ein typisches Merkmal vieler degenerativer Krankheiten, einschließlich Alzheimer, Herzkrankheiten und Diabetes.

Die Bildung von AGEs in unserem Körper ist ein normaler Prozess. Wir können sie zwar nicht völlig vermeiden, aber wir können sie auf ein Minimum reduzieren, indem wir unseren Zuckerkonsum sowie unseren Konsum an raffinierten Kohlenhydraten reduzieren. Ihr Gehirn wird es Ihnen danken, genau wie der Rest Ihres Körpers.

Advanced Glycation Endproducts im Essen

Advanced Glycation Endproducts (AGEs) bilden sich nicht nur in unserem Körper, sondern auch außerhalb. Werden Eiweiß und Zucker ohne Wasser zusammen erhitzt, entstehen AGEs. Kochen mit Wasser verhindert, dass sich der Zucker an das Eiweiß bindet und die toxischen Moleküle bildet. Beim Braten, Backen und Grillen können AGEs entstehen, beim Kochen und Dämpfen mit Wasser nicht, oder zumindest nicht im gleichen Ausmaß.

Die meisten glykierten Eiweißprodukte, die Sie aufnehmen, durchlaufen glücklicherweise den Körper ohne allzu viel Schaden anzurichten. Etwa zehn Prozent werden jedoch aufgenommen, und etwa zwei Drittel davon werden in Ihrem Gewebe deponiert – in Ihren Arterien, Nieren, Augen und im Gehirn.[4] Es liegt auf der Hand: Je mehr Nahrungsmittel Sie zu sich nehmen, die diese Produkte enthalten, desto mehr wirken sie sich auf Ihre Gesundheit aus.

Mit zunehmendem Alter häufen wir in der Regel größere Mengen an AGEs an. Die Forschung deutet darauf hin, dass eine Ernährung, die reich an AGEs ist, die Konsequenzen des natürlichen Alterns und damit verbundene degenerative Krankheiten wie Diabetes und Alzheimer beschleunigt.[5] In einer Studie wurde bei einem Vergleich von 172 jungen (unter 45 Jahre) mit älteren Probanden (über 60 Jahre) festgestellt, dass mit zunehmendem Alter mehr AGEs zirkulieren. Dies war zu erwarten, die Forscher stellten jedoch auch fest, dass die Anzeichen für Entzündungen, oxidativen Stress und Insulinresistenz [vermindertes Ansprechen der Zellen auf das Hormon Insulin] unabhängig vom Alter mit den AGEs anstiegen.[6] Für die Bestimmung des physischen oder funktionalen Alters war der AGE-Spiegel demnach wichtiger als das chronologische Alter. Über Ihren Gesundheitszustand entscheidet also nicht die Frage, wie alt Sie sind, sondern wie viele nachhaltige Schädigungen Sie angehäuft haben.

Die meisten AGEs in unserem Körper stammen vom Zucker und den raffinierten Kohlenhydraten, die wir zu uns nehmen. Zucker und raffinierte Kohlenhydrate (d. h. Weißmehl) erhöhen den Blutzucker, was wiederum das Ausmaß der AGE-Bildung erhöht.

Wenn wir von Glykierung sprechen, denken wir zwar meistens an Traubenzucker, in Wirklichkeit ist jedoch Fruktose [Fruchtzucker] ein größeres Problem. [In den USA] hat in den letzten Jahren Fruktose in Form von stark fruktosehaltigem Maissirup die Saccharose (Haushalts- oder Kristallzucker) als wichtigstes Süßungsmittel bei industriell hergestellten Produkten überholt. Der Grund ist, dass Fruktose deutlich süßer als Saccharose schmeckt, somit reicht eine geringere Menge, um die gleiche Süßkraft zu erzielen. Mit anderen Worten: Fruktose ist billiger und senkt die Herstellungskosten. Fruktosereicher Maissirup [in Deutschland als Fruktose-Glukose-Sirup bezeichnet] wird anstelle von Saccharose oder anderen Zuckern bei vielen verpackten Lebensmitteln verwendet. Schauen Sie sich auf dem Etikett die Liste der Zutaten und Zusatzstoffe an. Wenn gesüßt wurde, dann höchstwahrscheinlich auch mit fruktosereichem Maissirup.

Fruktose wurde Diabetikern und Menschen mit Insulinresistenz empfohlen, weil sie im Vergleich zu Kristallzucker den Blutzucker kaum erhöht. Ironischerweise beeinflusst Fruktose zwar nicht so drastisch den Blutzuckerspiegel wie Saccharose, insgesamt ist sie jedoch schädlicher, weil sie die Erzeugung von AGEs erhöht, die Insulinresistenz verstärkt und so die Situation verschlimmert.

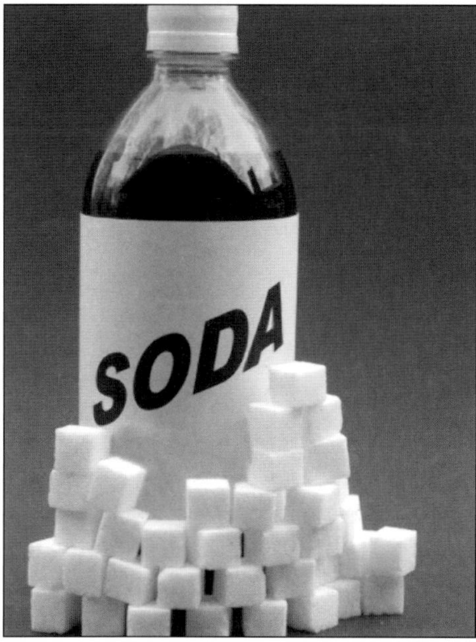

1 Liter Limonade [enthält rund 40 Stück Würfelzucker, teilweise auch] in Form von stark fruktosehaltigem Maissirup.

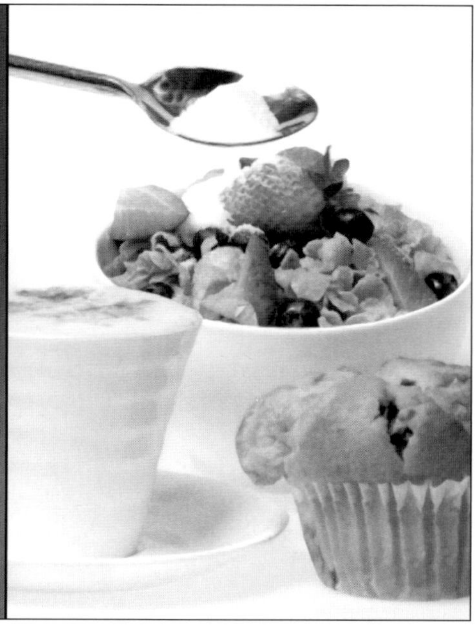

Süßigkeiten, Limonade und Desserts sind nicht die einzigen Zuckerquellen. Viele alltägliche Lebensmittel wie Cornflakes, Kaffee[zubereitungen], Muffins, Fruchtsaftgetränke, Pfannkuchen und Waffeln enthalten reichlich verschiedene Zuckerarten.

Alle Fruktosequellen haben die gleiche Wirkung auf den Körper. Es spielt keine Rolle, ob die Fruktose von einem fruktosereichen Maissirup oder einer natürlichen Quelle wie Agavensirup (in der Naturkostszene beliebtes Süßungsmittel) stammt. Die Effekte sind stets die gleichen.

Eine interessante Studie wurde in Europa durchgeführt. Die Forscher untersuchten zwei Gruppen von Probanden ohne Diabetes. Bei einer Gruppe handelte es sich um Vegetarier, die andere ernährte sich von gemischter Kost. Es wurden Ernährungstagebücher angelegt, und mithilfe von Blutuntersuchungen die AGE-Spiegel gemessen. Die Ergebnisse waren erstaunlich. Man würde erwarten, dass Vegetarier, die kein Fleisch aßen (gegrillt, gebraten oder anderweitig zubereitet), weniger Milch zu sich nahmen, mehr Obst und Gemüse aßen und generell bei niedrigeren Temperaturen kochten, niedrigere AGE-Spiegel hätten. Dies war jedoch nicht der Fall. Die Probanden, die sich von gemischter Kost ernährten, hatten im Vergleich zu den Vegetariern erheblich niedrigere AGE-Spiegel. Die Vegetarier aßen zwei- bis dreimal so viel frisches Obst wie die Probanden, die sich mit gemischter Kost ernährten, dreimal so viel Trockenfrüchte, viermal so viel Honig und etwa die gleiche Menge an industriell hergestelltem Zucker. Der Zuckerkonsum war bei den Vegetariern erheblich höher, vor allem in Form von Fruktose. Die Forscher führten die höheren AGE-Spiegel bei den Vegetariern auf ihren hohen Fruktosekonsum zurück.[7]

Interessanterweise hat der Zuckergehalt bei vegetarischer Ernährungsweise größere Auswirkungen auf die Bildung von AGEs im Körper, obwohl die Lebensmittel der Vegetarier weniger AGEs enthalten hatten als die der Gemischtköstler. Dies verdeutlicht, dass die Art der verspeisten Nahrungsmittel den AGE-Spiegel im Körper stärker beeinflusst als die Art und Weise der Zubereitung. Stark zuckerhaltige Nahrungsmittel, insbesondere fruktosehaltige, haben einen dynamischen Effekt auf die Bildung von AGEs. Dies bedeutet nicht, dass die Zubereitungsmethoden nicht wichtig seien. Sie sind wichtig, aber der Zuckerkonsum ist ein weitaus größeres Problem.

Abnormale Eiweiße - Beta-Amyloid und Neurofibrillenbündel

Kennzeichnend für das Gehirn eines Alzheimerpatienten ist die fortschreitende Anhäufung von Amyloidablagerungen und Neurofibrillenbündeln. Dabei handelt es sich um Strukturen, die einige Forscher für die Hauptverdächtigen bei der Schädigung und beim Abtöten von Gehirnzellen im Verlauf der Alzheimerkrankheit halten.

Amyloidablagerungen häufen sich zwischen den Nervenzellen auf. Sie enthalten Eiweißfragmente, das sogenannte Beta-Amyloid. Amyloid ist eine unlösliche Eiweißablagerung, die nicht zersetzt werden kann und die normale Gewebefunktion in ihrer Umgebung beeinträchtigt oder verändert. Neurofibrillenbündel sind unlösliche, gewundene Fasern, die sich in sterbenden Gehirnzellen bilden. Diese Bündel bestehen hauptsächlich aus einem Protein, dem sogenannten Tau-Protein, das Teil einer Zellstruktur ist, dem sogenannten Mikrotubulus. Der Mikrotubulus hilft, Nährstoffe und andere wichtige Substanzen von einem Teil der Nervenzelle in einen anderen zu transportieren. Bei Alzheimer wird das Tau-Protein jedoch abnormal und die Struktur der Mikrotubuli bricht zusammen. Im Laufe des Alterns entwickeln wir alle einige Ablagerungen und Bündel. Alzheimerpatienten häufen in der Regel jedoch fünf- bis zehnmal so viele wie Gesunde an. Die ersten Ablagerungen und Bündel bilden sich in Regionen, die wichtig für das Lernen und das Gedächtnis sind, später breiten sie sich auf andere Hirnregionen aus. Bei der Alzheimerkrankheit entwickeln sich die Ablagerungen zuerst im Hippocampus, einer tief im Gehirn gelegenen Struktur, die hilft, Erinnerungen zu verschlüsseln, und in Regionen der Großhirnrinde, die wesentlich für das Denken und für Entscheidungsfindungen sind.

Die Bildung der Ablagerungen beginnt mit einem normalen Blutprotein, dem sogenannten Amyloidvorläuferprotein (APP) [für engl. Amyloid Precurser Protein]. Auch wenn noch nicht alles voll verstanden ist: Nach jetzigem Erkenntnisstand geht man davon aus, dass das APP hilft, Nervenzellen zu schützen und offenbar als wichtiger Faktor zum Wachstum und Überleben von Neuronen beiträgt. Das APP hilft geschädigten Neuronen, sich selbst zu reparieren, und es hilft verletzten Neuronen wieder zu wachsen. Freie Radikale und AGEs beschleunigen die Bildung und Anhäufung von Amyloidproteinen und rufen Entzündungsreaktionen hervor. Mit fortschreitender Krankheit häufen sich immer mehr Proteine an, Neuronen sterben und verkümmern, und das Gehirn schrumpft. Die Ventrikel – Hohlräume im Gehirn, die Rückenmarksflüssigkeit enthalten – vergrößern sich. Gehirnmasse geht verloren.

Chronische Entzündungen

Bei der Entwicklung neurodegenerativer Krankheiten kommt es früh zu chronischen Entzündungen im Gehirn, die stark mit dem Fortschreiten der Krankheit korrelieren.[8,9] Deshalb wird davon ausgegangen, dass die Entzündung eine erhebliche Rolle beim Entstehen und Fortschreiten der Krankheiten spielt.

Eine Entzündung ist eine normale und natürliche Reaktion auf Verletzungen und Stress. Sie regt die Zufuhr von Blut und Sauerstoff in die verletzte Region an, um die Heilung zu erleichtern. Das Blut bringt Blutplättchen herbei, um die Blutung zu stoppen, sowie bei Bedarf auch andere Proteine, um das geschädigte Gewebe wieder aufzubauen. Für gewöhnlich ist eine Entzündung von kurzer Dauer. Sobald die Reparatur ordentlich in Gang gesetzt worden ist, klingt die Entzündung ab und es kehrt wieder der Normalzustand ein. Sofern die Reizung und die Verletzung jedoch bestehen bleiben, bleibt auch die Entzündung. Eine chronische Reizung führt zu einer chronischen Entzündung. Eine chronische Entzündung kann eine zusätzliche Reizung hervorrufen, sodass ein Teufelskreis aus noch mehr Entzündung und noch mehr Reizung entsteht.

Bei neurodegenerativen Krankheiten scheint immer eine Entzündung vorzuliegen, die, wenn sie chronisch wird, sogar zu dem Problem beitragen kann. Sie ist jedoch nicht die Ursache der Neurodegeneration. Was verursacht Entzündungen? Obduktionen von menschlichem Gehirngewebe, Tierversuche und klinische Studien weisen als Ursache auf übermäßigen oxidativen Stress (vor allem die Oxidation von Membranlipiden), die Anhäufung von AGEs und eine beeinträchtigte neuronale Glukoseaufnahme und -verwertung hin. Sofern diese Stimulation chronisch wird, wird auch die Entzündung chronisch. Diese Zustände stellen die eigentliche Ursache aller wesentlichen neurodegenerativen Krankheiten dar.[10]

Was verursacht oxidativen Stress, die Anhäufung von AGEs und stört den Glukosestoffwechsel? Genetische Ursachen können manchmal zwar eine Rolle spielen, bei den mit Abstand wichtigsten Einflussfaktoren geht es jedoch um eine Kombination aus Ernährung, Verletzungen, Medikamenten, Stress, Giftstoffen und Infektionen.[11] Jeder dieser Faktoren wird in den nachfolgenden Kapiteln behandelt.

»Sie dürfen jedoch Mut schöpfen! Bei der Lösung geht es um Ernährung und bestimmte, das Gehirn unterstützende medizinisch wirkende Lebensmittel, die dem Krankheitsverlauf Einhalt gebieten und in den meisten Fällen erhebliche Besserungen bewirken können. Und das ist etwas, was bisher noch kein Medikament und keine Therapie zu erreichen vermochte.«

— Dr. Bruce Fife

5

Insulinresistenz und Neurodegeneration

Neurodegeneration – die neue Diabetesform

Wenn Sie hören, dass ein Arzt die Diagnose Alzheimer stellt, sollten Sie automatisch an Diabetes oder, konkreter, an Insulinresistenz denken – die Ursache, die beiden Krankheiten zugrunde liegt. Diabetespatienten sind im Vergleich zur allgemeinen Bevölkerung einem höheren Risiko ausgesetzt, Alzheimer und andere neurodegenerative Krankheiten zu entwickeln. Diabetes schreitet oft zur Alzheimerkrankheit fort. Die Beziehung zwischen diesen beiden Krankheiten ist so eng, dass Alzheimer inzwischen als eine andere Form von Diabetes angesehen wird.[1]

Diabetes ist eine wesentliche Ursache für Invalidität, da er zur Erblindung, Amputation der unteren Gliedmaßen, Nierenerkrankung und Nervenschädigung führen kann. [In Deutschland leiden circa sechs Millionen Erwachsene an Diabetes, eine weitere Million lebt damit, ohne es zu wissen.] Die meisten dieser Menschen sind dem Risiko ausgesetzt, irgendwann in ihrem Leben Alzheimer zu entwickeln. Je jünger die Betreffenden zum Zeitpunkt der Diabetesdiagnose sind, desto größer ist das Alzheimerrisiko.

Diabetes tritt infolge der Unfähigkeit des Körpers auf, den Blutzucker ordnungsgemäß zu regulieren. Wenn wir eine Mahlzeit zu uns nehmen, wird ein Großteil des Essens in Glukose umgewandelt und in den Blutkreislauf übergeben. Steigt der Blutzuckerspiegel zu hoch an (oder fällt er zu tief), gerät der Körper, metabolisch gesprochen, in Panik. Insulin, ein Hormon, das von der Bauchspeicheldrüse in die Blutbahn abgegeben wird, bringt den Blutzuckerspiegel wieder auf ein normales Niveau zurück. Kann der Blutzuckerspiegel aus irgendeinem Grund nicht innerhalb einer angemessenen Zeit normalisiert werden, werden Zellen und Gewebe geschädigt. Genau das geschieht bei Menschen mit Diabetes.

Es gibt verschiedene Typen von Diabetes. Zum Typ-1-Diabetes kommt es, wenn die Bauchspeicheldrüse aufhört, Insulin zu produzieren oder zu wenig produziert, um den Blutzucker angemessen zu regulieren und zu kontrollieren. Typ-1-Diabetes wird in der Regel in der frühen Kindheit diagnostiziert. Bei Typ-1-Diabetes sind ein Leben lang regelmäßige Insulininjektionen erforderlich, um den Blutzucker im Gleichgewicht zu halten. Diese Form von Diabetes kann sich bei älteren Personen durch eine Dysfunktion der Bauchspeicheldrüse aufgrund von Alkoholmissbrauch oder einer Krankheit entwickeln. [In Deutschland entfallen fünf bis zehn Prozent aller Diagnosen auf Typ-1-Diabetes.]

Bei Typ-2-Diabetes ist die Bauchspeicheldrüse vielleicht noch in der Lage, genug Insulin zu produzieren, aber die Zellen des Körpers sprechen nicht mehr darauf an, sie sind resistent dagegen. In der Folge wird immer mehr Insulin erforderlich, um seine Aufgaben zu erfüllen. Dieser Zustand wird als Insulinresistenz bezeichnet. Typ-2 ist bei Weitem die häufigste Diabetesform. Etwa 90 Prozent der Diabetiker fallen darunter. Typ-2-Diabetes tritt in der Regel im Erwachsenenalter auf, für gewöhnlich nach dem 45. Lebensjahr. Er wurde früher als Altersdiabetes oder nicht insulinabhängiger Diabetes mellitus bezeichnet. Diese Bezeichnungen werden nicht mehr verwendet, da Typ-2-Diabetes auch bei jüngeren Personen auftritt und manche der von Typ-2-Diabetes-Betroffenen auch auf Insulin zurückgreifen müssen.

In der Frühphase der Krankheit ist die Bauchspeicheldrüse normalerweise in der Lage, die großen Mengen an Insulin zu produzieren, die benötigt werden, um die Insulinresistenz der Zellen zu überwinden. Aber mit der Zeit fordert die hohe Nachfrage nach Insulin ihren Tribut von der Bauchspeicheldrüse, und die Insulinproduktion beginnt zu sinken. Über die Hälfte der von Typ-2-Diabetes-Betroffenen benötigt im Laufe des Älterwerdens irgendwann Insulin, um ihren Blutzuckerspiegel zu kontrollieren. Typ-2-Diabetes wird in der Regel durch Ernährungsumstellung, Gewichtskontrolle, körperliche Bewegung und Medikamente behandelt.

Eine dritte Form von Diabetes, der sogenannte Typ-3, ist vor Kurzem erkannt worden. Diese neue Diabetesvariante verknüpft die Insulinresistenz mit der Neurodegeneration und insbesondere mit der Alzheimerkrankheit. Typ-3-Diabetes stellt eine Kombination der typischen Merkmale sowohl von Typ-1- als auch von Typ-2-Diabetes dar. Das Gehirn weist wie bei Typ-1-Diabetes einen Insulinmangel auf und ist wie bei Typ-2-Diabetes insulinresistent. Die Insulinresistenz ist das Hauptunterscheidungsmerkmal. Wenn ich in diesem Buch von »Diabetes« spreche, beziehe ich mich im Allgemeinen auf Typ-2-Diabetes. Sofern zwischen Typ-1, 2 oder 3 unterschieden werden muss, werde ich den Begriff präzisieren.

Die Tatsache, dass Alzheimer als eine Form von Diabetes angesehen wird, ist nicht so seltsam, wie es vielleicht klingen mag. Von Diabetes ist seit Langem bekannt, dass er negative Auswirkungen auf das Nervengewebe im ganzen Körper, einschließlich Gehirn, hat. Studien zeigen, dass Diabetiker ein erheblich kleineres Gehirnvolumen im Vergleich zu Nichtdiabetikern haben. Die reduzierte Größe ist auf den Tod von Gehirnzellen zurückzuführen. Das Gehirn von Personen mit Diabetes altert vorzeitig. Dr. med. Sudha Seshadri, Neurologin an der Boston University, sagt, das Gehirn von Diabetikern sei etwa »zehn Jahre älter« als das von gleichaltrigen Personen ohne Diabetes. »Selbst wenn er keine direkte Ursache wäre, könnte der Diabetes das Auftreten klinischer Anzeichen der Alzheimerkrankheit beschleunigen, weil es mit dem Gehirn schneller abwärts geht«, sagt sie.

Insulin bewirkt viel mehr, als nur den Blutzucker zu regulieren. Insulin spielt bei der normalen kognitiven Funktionsfähigkeit eine Rolle. Eine Insulinfehlregulation erhöht das Risiko einer kognitiven Beeinträchtigung, das heißt, für Alzheimer. Studien jüngeren Datums bestätigen, dass Diabetes zu einem erheblichen Rückgang der kognitiven Funktionsfähigkeit führt und das Risiko für Demenz und Alzheimerkrankheit um bis zu 150 Prozent erhöht.[2]

Die im Körper stattfindenden Veränderungen, die zu Diabetes und schließlich zu Demenz führen, treten auf, lange bevor diese Krankheiten offenbar werden. Bereits ein oder zwei Jahrzehnte, bevor Typ-2-Diabetes diagnostiziert wird, wird der Glukosestoffwechsel abnormal.[3] Die Alzheimerkrankheit kann weitere Jahrzehnte später auftreten.

Glukose versorgt unsere Zellen mit Energie

Die Neuronen oder Gehirnzellen wie auch alle anderen Zellen im Körper brauchen Energie, um ihre verschiedenen Funktionen auszuführen. Wir beziehen Energie aus den drei Hauptnährstoffen in unserer Nahrung: aus Kohlenhydraten, Eiweiß und Fett. Obwohl Eiweiß und Fett zur Energieversorgung genutzt werden können, besteht ihre Hauptfunktion darin, als Grundbausteine für Gewebe, Hormone, Enzyme und andere Strukturen zur Verfügung zu stehen, aus denen der menschliche Körper besteht. Der Hauptzweck der Kohlenhydrate ist die Energiebereitstellung. Sie sind der vom Körper bevorzugte Brennstoff. [In Deutschland tragen Kohlenhydrate knapp 50] Prozent zur Energieversorgung bei, der Rest stammt aus Eiweiß und Fett.

Kohlenhydrate sind faktisch in allen pflanzlichen Nahrungsmitteln zu finden. Milch ist das einzige tierische Lebensmittel, das Kohlenhydrate enthält. Pflanzen bestehen hauptsächlich aus Kohlenhydraten. Kohlenhydrate bestehen aus Zucker.

Es gibt drei Zuckermoleküle, die für unsere Ernährung grundlegend wichtig sind: Glukose, Fruktose und Galaktose [Schleimzucker, Bestandteil des Milchzuckers]. Alle Kohlenhydrate unserer Nahrung bestehen aus irgendeiner Kombination dieser drei. Einfache Kohlenhydrate bestehen aus nur einer oder zwei Zuckereinheiten. Kristallzucker oder Saccharose besteht zum Beispiel aus je einem Molekül Glukose und Fruktose. Milchzucker oder Laktose besteht aus je einem Molekül Glukose und Galaktose. Komplexe Kohlenhydrate bestehen aus vielen Zuckermolekülen, die miteinander verbunden sind. Stärke besteht zum Beispiel aus langen Ketten von Glukosemolekülen. Glukose ist das bei Weitem häufigste Zuckermolekül in pflanzlichen Nahrungsmitteln.

Wenn Sie eine Scheibe Brot essen, nehmen Sie hauptsächlich Glukose in Form von Stärke zu sich. Zusammen mit der Stärke bekommen Sie etwas Wasser, Ballaststoffe (die auch eine Art Kohlenhydrate darstellen), Vitamine und Mineralstoffe. Das Gleiche gilt, wenn Sie einen Apfel, eine Möhre, Mais, Kartoffeln oder ein anderes pflanzliches Nahrungsmittel essen.

Nach dem Verzehr kohlenhydrathaltiger Lebensmittel werden die Bindungen zwischen den Zuckermolekülen von Verdauungsenzymen aufgespalten, was die einzelnen Glukose-, Fruktose- und Galaktosemoleküle freisetzt. Diese Zucker gelangen in die Blutbahn. Mit dem Blut wird die Glukose, daher auch als Blutzucker bezeichnet, durch den ganzen Körper befördert, um den Zellen den benötigten Brennstoff zu liefern. Fruktose und Galaktose werden von der Leber aufgenommen und in Glukose umgewandelt. Glukosereiche Nahrungsmittel erhöhen den Blutzucker schnell. Fruktose und Galaktose erhöhen den Blutzucker ebenfalls, jedoch nicht so schnell, weil sie zuerst die Leber passieren müssen. Ballaststoffe sind auch Kohlenhydrate, der menschliche Körper produziert jedoch nicht die nötigen Enzyme, um die chemischen Bindungen zwischen deren Zuckermolekülen aufzuspalten. Deshalb passieren Ballaststoffe den Verdauungstrakt größtenteils intakt. Da die Ballaststoffe wenig oder keinen Zucker freisetzen, erhöhen sie den Blutzuckerspiegel nicht.

Die meisten Zellen können Glukose nicht speichern. Sie nehmen das auf, was für ihren unmittelbaren Bedarf notwendig ist und verwerten es. Die Leber und die Muskelzellen sind Ausnahmen, sie haben die Fähigkeit, eine kleine Menge Glukose zu speichern, um sie später zu verwenden.

Wenn eine zeitlang keine Nahrungsmittel verzehrt werden und der gespeicherte Glukosevorrat schließlich erschöpft ist, beginnt der Körper, Fett und Eiweiß abzubauen, um seinen Energiebedarf zu decken. Fett ist die wichtigste alternative Energiequelle, wenn der Blutzuckerspiegel sinkt. In begrenztem Maße kann Eiweiß in Glukose umgewandelt werden, Fett jedoch nicht. Fett wird in Form von einzelnen Fettmolekülen, den sogenannten Fettsäuren, freigesetzt. Ein Teil dieser Fettsäuren wird in Moleküle umgewandelt, die Ketonkörper oder Ketone heißen. Fettsäuren und Ketone können von den Zellen anstelle von Glukose zur Energieversorgung verwendet werden.

Die Rolle des Insulins

Auf ihrem Weg durch den Körper wird die Glukose von den Zellen aufgenommen und in Energie umgewandelt. Die Zellen können die Glukose jedoch nicht alleine aufnehmen. Sie brauchen dazu die Hilfe des Hormons Insulin. Insulin schließt die Tür der Zellmembran auf, sodass die Glukose hinein kann. Ihr Blut könnte mit Glukose gesättigt sein, aber wenn kein Insulin da wäre, könnte die Glukose die Zellmembran nicht passieren, und die Zellen würden »verhungern« und sterben.

Jede Zelle unseres Körpers braucht eine kontinuierliche Versorgung mit Glukose, um normal zu funktionieren. Genau wie bei uns, wenn wir nicht in regelmäßigen Abständen genug zu essen bekommen, lässt unsere Gesundheit uns im Stich, und wir sterben. Genauso ist es, wenn die Zellen nicht kontinuierlich genug Glukose bekommen, dann degenerieren sie und sterben. Aber ein Übermaß an Glukose ist auch nicht gut. Im Gegenteil. Zu viel Glukose ist Gift. Um die schrecklichen Konsequenzen von zu wenig oder zu viel Glukose zu vermeiden, hat der Körper Rückkopplungsmechanismen eingebaut, die den Glukosespiegel im Blut in engen Grenzen konstant halten.

Jedes Mal, wenn wir essen, steigt der Blutzuckerspiegel. Wenn er steigt, werden spezielle Zellen in der Bauchspeicheldrüse aktiviert, um Insulin in den Blutkreislauf freizusetzen. In dem Maße, wie Insulin Glukose in die Zellen befördert, fällt der Blutzuckerspiegel. Ab einem bestimmten Punkt wird die Bauchspeicheldrüse durch ein anderes Signal veranlasst, die Insulinausschüttung einzustellen. Sinkt der Blutzuckerspiegel auf ein zu niedriges Niveau, wird die Bauchspeicheldrüse veranlasst, ein anderes Hormon, das Glukagon, freizusetzen. Glukagon bewirkt die Freisetzung der in der Leber gespeicherten Glukose, sodass der Blutzuckerspiegel wieder steigt. Auf diese Weise wird der Blutzuckerspiegel kontinuierlich innerhalb einer begrenzten Bandbreite gehalten.

Es ist ganz natürlich, dass der Blutzuckerspiegel während des Tages leicht schwankt. Wann immer wir essen steigt er. Zwischen den Mahlzeiten oder bei anstrengenden körperlichen Betätigungen sinkt der Blutzuckerspiegel, da der Energiebedarf des Körpers dann steigt. Solange der Körper in der Lage ist, Ausschläge der Blutzuckerwerte nach oben und unten auszugleichen, ist das Gleichgewicht schnell wieder hergestellt und kann aufrechterhalten werden. Was wir essen, hat einen tief greifenden Einfluss auf die Funktionsweise dieses Systems. Kohlenhydratreiche Mahlzeiten, insbesondere wenn sie eine erhebliche Menge einfacher Kohlenhydrate enthalten und arm an Ballaststoffen, Fett und Eiweiß sind, können den Blutzuckerspiegel sehr schnell erhöhen. Raffinierte Stärken wie Weißmehl, bei denen der Großteil der Ballaststoffe und Kleie entfernt worden ist, verhalten sich in der Regel wie Zucker und lassen den Blutzuckerspiegel ebenfalls hochschnellen.

Ballaststoffe, Eiweiß und insbesondere Fett verlangsamen die Verdauung und die Aufnahme von Kohlenhydraten, sodass die Glukose nach und nach in den Blutkreislauf gelangt und für eine stete, fortlaufende Versorgung gesorgt ist. Je größer die Menge an einfachen und raffinierten Kohlenhydraten in den Mahlzeiten, desto größer der Blutzuckeranstieg und desto größer die Belastung, die auf den Körper und insbesondere die Bauchspeicheldrüse ausgeübt wird, die beide Hormone, Insulin und seinen Gegenspieler Glukagon, produziert.

Wenn alle vier oder fünf Stunden eine kohlenhydratreiche Mahlzeit gegessen wird sowie zwischen den Mahlzeiten ein oder zwei kohlenhydratreiche Snacks, wie ein Schokoriegel, Limonade, ein Donut oder Kaffee mit Zucker, ist der Insulinspiegel während eines erheblichen Teils des Tages kontinuierlich erhöht. Sind Zellen fortwährend einem hohen Insulinspiegel ausgesetzt, verlieren sie allmählich ihre Empfindlichkeit gegenüber dem Hormon. Es ist wie wenn man in einen schlecht riechenden Raum hineinkommt. Betritt man den Raum zum ersten Mal, kann der Geruch überwältigend sein; sofern man aber über längere Zeit in dem Raum bleiben muss, werden die Geruchsrezeptoren in unserer Nase desensibilisiert, und man bemerkt den Geruch gar nicht mehr. Er ist nach wie vor da, aber unsere Fähigkeit, ihn festzustellen, hat nachgelassen. Würde man den Raum für eine Zeitlang verlassen und der Geruchssinn wieder sensibilisiert, würde man den Geruch beim Betreten des Raums auch wieder bemerken. So etwa reagiert unser Körper auch beim Insulin. Eine chronische Exposition gegenüber einem hohen Insulinspiegel desensibilisiert die Zellen, sodass sie auf die Wirkung des Insulins nicht mehr ansprechen und resistent dagegen werden. Dies wird als Insulinresistenz bezeichnet. Um die Glukose in die Zellen zu transportieren, wird mehr Insulin als normal benötigt, was für die Bauchspeicheldrüse zusätzlichen Produktionsstress bedeutet.

Eine Insulinresistenz ist der erste Schritt zur Entwicklung eines Diabetes. Sie ist auch der erste Schritt zur Alzheimerkrankheit. Die Ernährung hat somit direkten Einfluss auf die Entwicklung einer Insulinresistenz und folglich auf die Entwicklung von Diabetes und neurologischen Fehlfunktionen.

Insulinresistenz

Wenn Sie als durchschnittlicher Nichtdiabetiker am Morgen aufwachen, enthält Ihr Blut zwischen 65 und 100 mg/dl (3,6–5,5 mmol/l) Glukose. Dies ist der sogenannte Nüchternblutzuckerwert. Er wird gemessen, nachdem man mindestens acht Stunden nichts gegessen hat. Im Idealfall liegt der Blutzuckerwert nüchtern zwischen 75 und 90 mg/dl (4,2–5,0 mmol/l).

Wenn Sie nichts essen und Ihre Zellen kontinuierlich Glukose aus dem Blut ziehen, sinkt Ihr Glukosespiegel allmählich. Bei den meisten Menschen stellt sich bei etwa 65 mg/dl (3,6 mmol/l), dem unteren Ende der normalen Bandbreite, ein Hungergefühl ein. Die normale Reaktion auf dieses Empfinden ist, etwas zu essen. Dadurch steigt der Blutzucker dann wieder. Normalerweise sollte Ihr Blutzucker nach einer Mahlzeit nicht höher als 139 mg/dl (7,7 mmol/l) steigen. Dies wird als der postprandiale [nach der Mahlzeit gemessene] Blutzuckerwert bezeichnet. Erhöhte Nüchtern- und postprandiale Blutzuckerwerte zeigen eine Insulinresistenz an.

Diabetes wird diagnostiziert, wenn der Nüchternblutzuckerwert bei 126 mg/dl (7,0 mmol/l) oder darüber liegt. Liegen die Nüchternblutzuckerwerte zwischen 101 und 125 mg/dl (5,6–6,9 mmol/l), wird davon ausgegangen, dass der Patient sich in der Frühphase eines Diabetes befindet, häufig als »Prädiabetes« bezeichnet. Nüchternblutzuckerwerte von über 90 mg/dl (5,0 mmol/l) zeigen eine Insulinresistenz an. Erhöht sich die Insulinresistenz, steigt auch der Blutzuckerspiegel. Je höher der Blutzucker, desto größer die Insulinresistenz.

Der Blutzuckerspiegel, ab dem ein voll ausgeprägter Diabetes diagnostiziert wird, ist mehr oder weniger willkürlich. Über viele Jahre galt ein Nüchternblutzuckerwert von 140 mg/dl (7,8 mmol/l) als der Punkt, der den Diabetes definierte. 1997 senkte die Amerikanische Diabetes-Gesellschaft (ADA) den Schwellenwert, ab dem von Diabetes gesprochen wird, auf 126 mg/dl (7,0 mmol/l). [Die deutschen (DDG) und europäischen Fachgesellschaften (EASD) folgten diesem Beispiel.] Bedeutet dies, wenn man einen Nüchternblutzuckerwert von 125 mg/dl (6,9 mmol/l) hat, dass man kein Diabetiker ist? Ganz und gar nicht. 126 mg/dl (7,0 mmol/l) sind genauso willkürlich wie 140 mg/dl (7,8 mmol/l). Eine Insulinresistenz liegt normalerweise bei jedem vor, der einen Nüchternblutzuckerwert von über 90 mg/dl (5,0 mmol/l) hat. Auch wenn Werte bis zu 100 mg/dl (5,5 mmol/l) im Allgemeinen als normal gelten, werden sie doch nur so angesehen, weil so viele Personen in diese Kategorie fallen. Für einen gesunden Menschen sind sie nicht wirklich »normal«. Eine Insulinresistenz zu haben, ist kein gesunder Zustand, selbst wenn die Erkrankung relativ schwach ausgeprägt ist.

[Während bei etwa sechs Millionen Deutschen Diabetes diagnostiziert worden ist, sind schätzungsweise mindestens weitere zwölf Millionen] insulinresistent genug, um als Prädiabetiker angesehen zu werden. Alle sind einem erhöhten Risiko für die Alzheimerkrankheit ausgesetzt. Man muss nicht Diabetiker sein, um die Alzheimerkrankheit zu entwickeln – selbst Prädiabetes erhöht das Risiko erheblich.

Das ergab eine vom Karolinska Institut in Stockholm durchgeführte Studie. Die Forscher beobachteten die Studienteilnehmer neun Jahre lang und hielten fest, wie viele von ihnen Alzheimer bekamen. Patienten mit einem Prädiabetes zu Studienbeginn hatten ein um 70 Prozent erhöhtes Risiko, Alzheimer zu entwickeln. Dieser Prozentsatz hätte sich wohl noch

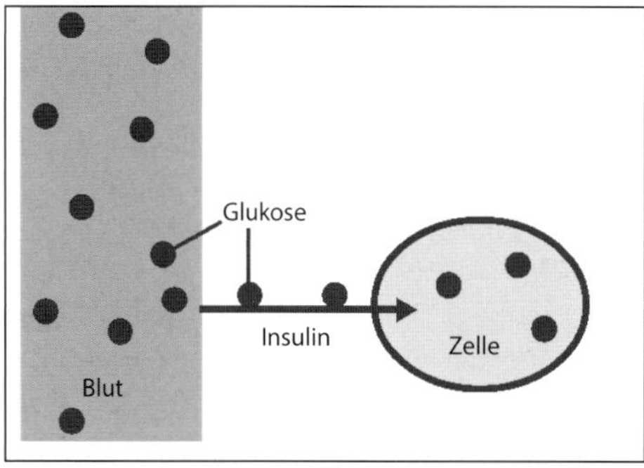

Insulin ist erforderlich, um Glukose in die Zellen zu transportieren.

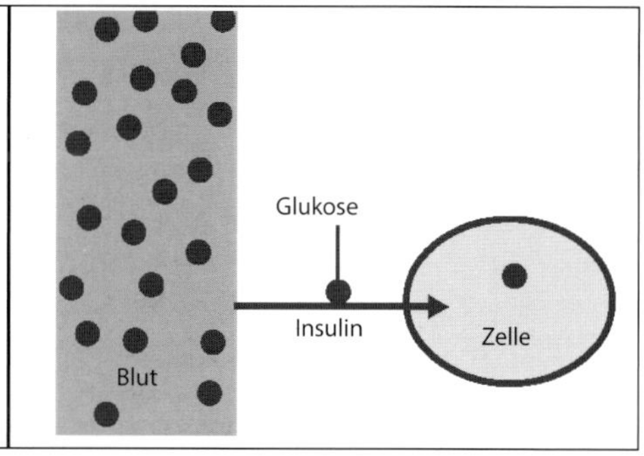

Eine Insulinresistenz beraubt die Zellen ihrer Aufnahmefähigkeit für Glukose, sodass der Blutzuckerspiegel erhöht bleibt.

erhöht, wenn die Studie länger fortgeführt worden wäre, sodass noch mehr Teilnehmer die Krankheit hätten bekommen können. In den letzten Jahrzehnten hat sich das Auftreten von Typ-2-Diabetes verzehnfacht. Das ist bei Japanern, Israelis, Afrikanern, amerikanischen Ureinwohnern, Eskimos, Polynesiern, Mikronesiern und anderen dokumentiert worden.[4] Es wird davon ausgegangen, dass die Ursache der erhöhte Verzehr von raffinierten Kohlenhydraten ist. Tierversuche haben gezeigt, dass eine sehr zuckerreiche Ernährung eine Insulinresistenz und Diabetes hervorruft. Hier ist begründeterweise zu vermuten, dass die Änderung der menschlichen Ernährungsgewohnheiten die derzeitige Diabetesepidemie im Kern verursacht hat. Manche Menschen sind anfälliger als andere dafür, Diabetes oder eine Insulinresistenz zu entwickeln. Diese Anfälligkeit kommt von ihren Eltern. Kinder, deren Eltern Diabetiker sind oder waren, sind einem höheren Risiko ausgesetzt, eine Insulinresistenz zu entwickeln und selbst Diabetiker zu werden.[3]

Selbst wenn nur bei einem Elternteil eine Insulinresistenz vorliegt, und selbst wenn diese nicht schwer genug ist, um als ausgeprägter Diabetes diagnostiziert zu werden, können die Kinder einem größeren Risiko ausgesetzt sein, eine Insulinresistenz zu entwickeln. Die Kinder von Müttern, die einen Schwangerschaftsdiabetes hatten, sind für eine spätere Insulinresistenz prädisponiert. Dies ist der Grund, warum Diabetes manchmal in Familien verbreitet ist und weitergegeben wird. Die Anfälligkeit kommt nicht von schlechten Genen, sondern von Nährstoffmängeln. Mit anderen Worten, sie wird als Konsequenz einer schlechten Ernährung an künftige Generationen weitergegeben. Um das Ganze noch zu verschlimmern, werden den Kindern dann auch noch schlechte Essgewohnheiten beigebracht, die sie wiederum an ihre Kinder weitergeben. Die Folge ist, dass Menschen Diabetes in einem immer jüngeren Alter entwickeln.

Eine Anfälligkeit für eine Insulinresistenz oder Diabetes zu erben, bedeutet nicht unbedingt, dass sich diese Krankheiten auch manifestieren. Sie entwickeln sich nur unter den richtigen Bedingungen. In diesem Fall bedeuten die richtigen Bedingungen, dass hohe Mengen an Kohlenhydraten, insbesondere raffinierte Kohlenhydrate und Süßigkeiten, verzehrt werden. Wer anfällig ist, kann ein langes und gesundes Leben leben, ohne die geringsten Probleme mit einer Insulinresistenz zu haben, solange er sich gesund ernährt.

Diabetes im Gehirn – Typ-3-Diabetes

Eine Insulinresistenz kann buchstäblich jedes Organ und System im Körper negativ beeinflussen. Die Nerven sind hoch empfindlich gegenüber einem erhöhten Blutzucker- und Insulinspiegel. Eine chronische Insulinresistenz führt zur Nervenschädigung, eine Erkrankung, die als diabetische Neuropathie bezeichnet wird. Eine diabetische Neuropathie ist die häufigste schwerwiegende Komplikation der Zuckerkrankheit. Bei etwa 60 bis 70 Prozent der Diabetiker liegt irgendeine Form von Neuropathie vor. [In Deutschland sind rund 30 Prozent der Diabetiker betroffen.] Zu den Symptomen gehören Schmerzen, Kribbeln oder Taubheitsgefühle in den Händen, Armen, Füßen und Beinen. Die Beine und Füße sind am häufigsten betroffen, die Nervenschädigungen können sich jedoch im ganzen Körper entwickeln, auch im Gehirn.

Bevölkerungsbezogene Studien haben gezeigt, dass Menschen mit Typ-2-Diabetes einem erhöhten Risiko für kognitive Beeinträchtigungen ausgesetzt sind.[5] Die Schädigung, die an den Nerven durch eine Insulinresistenz entsteht, erhöht das Alzheimerrisiko. Bei Diabetikern ist das Risiko, Alzheimer zu bekommen, fast doppelt so hoch wie in der allgemeinen Bevölkerung.[6] Je jünger eine Person ist, wenn sie eine Insulinresistenz entwickelt, desto größer das Risiko. Tritt Diabetes vor dem 65. Lebensjahr auf, so ist dies mit einem um 125 Prozent erhöhten Risiko verbunden, schließlich Alzheimer zu bekommen.[7] Selbst Prädiabetiker sind gefährdet, Alzheimer zu entwickeln. Der gemeinsame Nenner zwischen Prädiabetes, Diabetes und Alzheimer ist die Insulinresistenz.

Die Ursache von Typ-2-Diabetes, die Insulinresistenz, scheint entscheidend für die Entwicklung der Alzheimerkrankheit zu sein. Jede Zelle in Ihrem Körper ist von Glukose abhängig, um Ihren Energiebedarf zu decken. Ihre Gehirnzellen machen da keinen Unterschied. Ihre Gehirnzellen sind ständig aktiv, selbst wenn Sie schlafen, sodass sie ständig auf die Glukose in der sie umgebenden Flüssigkeit zurückgreifen. Um die Zufuhr aufrechtzuerhalten, werden diese Zellen über einen steten Blutstrom versorgt, der die Glukose wieder auffüllt, wenn die Zellen sie aufgebraucht haben. Eine Störung der Glukoseverfügbarkeit kann katastrophale Folgen haben. Ohne den Traubenzucker, der dafür sorgt, dass sie funktionieren, werden die Neuronen geschwächt und sterben. Bei der Alzheimerkrankheit hat das Gehirn einen niedrigeren Insulinspiegel als normal, und seine Fähigkeit zur Aufnahme und Verwertung von Glukose ist eingeschränkt.[8] Eine reduzierte Glukoseverwertung und ein mangelhafter Energiestoffwechsel treten früh im Krankheitsverlauf auf, was darauf schließen lässt, dass sie eine ursächliche Rolle spielen. Das hat zu der Einschätzung geführt, dass Alzheimer tatsächlich eine dritte Form von Diabetes darstellt, die vergleichbar mit Typ-1- oder Typ-2-Diabetes ist und sich dennoch von beiden unterscheidet. Forschende Ärzte der Brown Medical School berichteten erstmals 2005 über diese neue dritte Form von »Diabetes im Gehirn«, nachdem sie festgestellt hatten, dass Insulin und die dazugehörigen Proteine im Gehirn von Alzheimerpatienten reduziert sind.[1] Der Begriff »Typ-3-Diabetes« wurde von Dr. Suzanne de la Monte, Neuropathologin und Leiterin der Forschergruppe, geprägt.

Dies war die erste Studie, die einen direkten Beweis für die vermutete Verbindung zwischen Diabetes und Alzheimer lieferte. Ständig tauchen neue Belege auf, die die Auffassung unterstützen, dass es sich bei Alzheimer um eine Art von Diabetes im Gehirn handelt.

Insulinresistenz und das Gehirn

Eine Insulinresistenz im Gehirn und die Alzheimerkrankheit scheinen stark durch eine Insulinresistenz im ganzen Körper beeinflusst zu werden. Die Einzelheiten müssen zwar noch genauer untersucht werden, aber im Prinzip sieht die allgemeine Theorie, von der man ausgeht, folgendermaßen aus: Entwickelt jemand eine Insulinresistenz, steigt der Insulinspiegel im Blut. Da das Insulin im Gehirn hauptsächlich von der Bauchspeicheldrüse kommt und über den Blutkreislauf an das Gehirn geliefert wird, wäre zu erwarten, dass der Insulinspiegel im Gehirn ebenfalls steigt. Dem ist jedoch nicht so. Wenn der Insulinspiegel im Blutkreislauf steigt, sinkt er im Gehirn in Wirklichkeit ab und fällt unter den normalen Wert. Ein hoher Insulinspiegel im Blut führt zu einem niedrigen Insulinspiegel im Gehirn. Der Hauptgrund dafür ist, dass die Insulinresistenz die Blut-Hirn-Schranke unempfindlich gegenüber Insulin macht. Das heißt, dass Insulin die Blut-Hirn-Schranke nur noch in eingeschränktem Maße passieren kann. [Gelangt weniger Insulin zum Gehirn, kann dies auch die Funktion der Neuronen beeinträchtigen.]

Der Insulinmangel im Gehirn ist nicht das einzige Problem. Insulinresistente haben auch einen erhöhten Blutzuckerspiegel. Im Unterschied zu Insulin wird Glukose nicht daran gehindert, die Blut-Hirn-Schranke zu passieren. Die Folge ist, dass der Glukosespiegel im Gehirn steigt. Die Glukose im Blut neigt dazu, sich spontan an Proteine und Fette zu binden, wodurch schädliche Substanzen entstehen, die Entzündungen, Glykierung und Oxidation fördern und zur Bildung von Beta-Amyloidpeptiden und Amyloidablagerungen beitragen – ein Hauptmerkmal der Alzheimerkrankheit.

In den Frühstadien der Alzheimerkrankheit kommt es zu einem drastischen Rückgang des Insulinspiegels im Gehirn und der Insulinrezeptoren auf den Nervenzellen, was darauf hinweist, dass ein Insulinmangel bei neurodegenerativen Prozessen eine wichtige Rolle spielt. Der Insulinspiegel fällt mit dem Fortschreiten der Krankheit stetig weiter.

Es ist offensichtlich, dass Insulin bei der Entwicklung der Alzheimerkrankheit eine zentrale Rolle spielt. Für eine gute geistige Gesundheit ist es von entscheidender Bedeutung, den Insulinspiegel im Gleichgewicht zu halten. Bei Diabetikern wird dieses Hormon durch eine Injektion dem Blutkreislauf zugeführt, wenn die Bauchspeicheldrüse nicht genügend Insulin produziert. Eine ähnliche Vorgehensweise ist für die Behandlung von Diabetes im Gehirn vorgeschlagen worden.

Ein insulinresistentes Gehirn profitiert jedoch nicht davon, wenn Insulin in den allgemeinen Blutkreislauf injiziert wird. Es kann die Situation durch den steigenden Insulinspiegel im Blut sogar verschlimmern: Er bewirkt, dass die Blut-Hirn-Schranke noch insulinresistenter und damit die Möglichkeit, dass Insulin passieren kann, noch weiter eingeschränkt wird.

Um zu vermeiden, dass der Insulinspiegel im Blut steigt oder dass es zur Hypoglykämie (zu niedriger Blutzuckerspiegel, Unterzuckerung) kommt, muss das Insulin direkt ins Gehirn injiziert werden. Eine neue Methode dafür ist, das Insulin mithilfe eines Sprays über einen Durchlass in der Nasenhöhle zu verabreichen. Das Insulin wird über die Verbindung in der Nase vom Gehirn absorbiert, ohne den allgemeinen Kreislauf zu berühren und zu beeinflussen. Wird auf diese Weise täglich Insulin verabreicht, steigt der Insulinspiegel im Gehirn und die kognitive Funktionsfähigkeit verbessert sich vorübergehend. Die Wirkung ist nur auf das Gehirn beschränkt; Blutzucker- und Insulinspiegel im restlichen Körper bleiben unverändert. In der Frühphase der Alzheimerkrankheit hat sich bei dieser intranasalen Verabreichung von Insulin gezeigt, dass sich die Gedächtnisleistung verbessert und die Aufmerksamkeitsspanne erhöht. Bei dieser Form der Verabreichung scheint auch der Spiegel des klebrigen Beta-Amyloids gesenkt zu werden.[9]

Auch mit üblichen Diabetesmedikamenten, die die Insulinempfindlichkeit verbessern, wie beispielsweise Avandia, hatten die Forscher Erfolg – zumindest in Gehirngewebekulturen im Labor. Avandia war ein verbreitetes, oral verabreichtes Medikament, das von Patienten mit Typ-2-Diabetes zur Behandlung einer Insulinresistenz genommen wurde. Wie bei jedem Medikament besteht das Risiko unerwünschter Nebenwirkungen. Zu den bei Avandia bekannt gewordenen Nebenwirkungen gehören verschwommenes Sehen, Atembeschwerden, Brustschmerzen, Magenschmerzen, erhöhter Appetit oder Durst, Hautausschlag, Schwellungen in den Beinen und an den Füßen und weniger häufig Verwirrung und/oder Desorientierung, Lähmung, Herzinfarkt und Schlaganfall. [In Deutschland wurden Avandia und verwandte Medikamente zum 1. November 2010 vom Markt genommen.]

Sind Medikamente und Nasensprays die Antwort? Medikamente müssen täglich, ein Leben lang eingenommen werden. Sie sind nur vorübergehende Lösungen, beheben aber das grundlegende Problem nicht, das die Krankheit verursacht. Es gibt eine bessere Lösung, die Wahl einer besseren Ernährung. Wenn Sie bei Ihrer Ernährung ansetzen, brauchen Sie keine teuren Medikamente zu kaufen, Sie brauchen sich keine Sorgen über schädliche Nebenwirkungen zu machen, und das Beste von allem ist, dass die eigentliche Ursache der Krankheit, die Insulinresistenz, auf natürliche Weise korrigiert wird. Medikamente heilen das grundlegende Problem nicht, sie maskieren nur die Symptome. Bei Alzheimer ist das grundlegende Problem die Insulinresistenz. Eine Insulinresistenz kann erfolgreich mit einer Umstellung der Ernährung und des Lebensstils behandelt werden.

Bei den meisten neurodegenerativen Störungen geht es um eine Störung des normalen Glukosestoffwechsels im Gehirn. Eine systemische Insulinresistenz oder Typ-2-Diabetes ist ein starker Risikofaktor für Alzheimer. Aber nicht bei allen Diabetikern schreitet die Krankheit bis zu einer Alzheimererkrankung fort, selbst wenn die Insulinresistenz gravierend ist. Die Insulinresistenz allein genügt nicht. Bei neurodegenerativen Krankheiten geht es um mehr als nur um eine Störung des Glukosestoffwechsels. Zu den anderen Faktoren, die üblicherweise mit Neurodegeneration in Verbindung gebracht werden, gehören übermäßiger oxidativer Stress und Zerstörung durch freie Radikale, chronische Entzündungen und eine Anhäufung von AGEs. Es gibt eine Reihe von Faktoren, die diese Zustände auslösen können, wozu auch eine mangelhafte Ernährung, physische Verletzungen, Giftstoffe und Infektionen gehören. Es ist die Kombination aus Insulinresistenz und anderen Angriffen auf das Gehirn, die am Ende zu einer Neurodegeneration führt.

In den nachfolgenden Kapiteln werden Sie sehen, wie jeder dieser Faktoren einen schädlichen Effekt auf die Gehirnfunktion haben kann.

6

Trauma

Stumpfes Trauma

Ein stumpfes Trauma ist eine Verletzung, die durch physische Gewalteinwirkung verursacht wird, etwa durch einen Schlag auf den Kopf. Es gibt keinen Zweifel, dass ein stumpfes Trauma Gehirn- und Rückenmarksverletzungen verursachen kann, die Auswirkungen auf die Gehirnfunktion haben. Dies ist nirgends offensichtlicher als im Boxsport, wo das Ziel darin besteht, den Gegner so hart zu treffen, dass eine Gehirnerschütterung – eine Gehirnverletzung – entsteht.

Von allen Berufen kommt es bei Boxern am häufigsten zu Gehirnverletzungen, und folglich ist bei ihnen auch ein hoher Prozentsatz an Neurodegeneration zu verzeichnen. Ärzte haben für diesen Typ der Gehirnschädigung, der durch wiederholte physische Verletzungen des Kopfes verursacht wird, einen speziellen Namen: Dementia pugilistica [Faustkämpfer-Demenz]. Zu den Symptomen können Gedächtnisverlust, Zittern, mangelndes Koordinationsvermögen und Probleme beim Sprechen gehören, was dann äußerlich so aussehen mag, als sei jemand betrunken. [...] Der Verlust von Neuronen, die Narbenbildungen und Proteinansammlungen im Gehirn von Boxern, die an Dementia pugilistica leiden, ähnelt sehr dem Zustand bei anderen neurodegenerativen Krankheiten.

Es ist seit Langem bekannt, dass Verletzungen an Kopf und Nacken Auswirkungen auf die kognitiven und motorischen Fähigkeiten haben. Diese Auswirkungen sind nicht immer unmittelbar feststellbar, insbesondere nicht, wenn es sich um eine relativ geringfügige Verletzung handelt. Verletzungen, selbst geringfügige, bewirken jedoch die Freisetzung von freien Radikalen, stimulieren Entzündungen und fördern die Entstehung abnormaler Proteine, wie des Beta-Amyloids, die bei neurodegenerativen Krankheiten vorkommen.[1] Wenn Verletzungen, egal, wie schwer sie sind, sich im Laufe vieler Jahre wiederholen, was bei zahlreichen Sportarten typisch ist, wird die Entzündung chronisch.

Mit der Zeit kommt es zu einer Degeneration von Gehirnzellen und einer Anhäufung abnormaler Proteine, den typischen Merkmalen neurodegenerativer Krankheiten. Deshalb ist häufig zu beobachten, dass Boxer in ihrem späteren Leben, nachdem die sich aus dem aktiven Sport zurückgezogen haben, neurodegenerative Störungen entwickeln.[2] Zu den vielen Boxern, die Opfer neurodegenerativer Krankheiten geworden sind, gehören Muhammad Ali (Parkinson), Joe Louis (Demenz), Floyd Patterson (Alzheimer), Jack Demsey (Parkinson), Jerry Quarry (Demenz), Sugar Ray Robinson (Alzheimer), Ezzard Charles (ALS) und Leon Spinks

(Demenz), um nur einige wenige zu nennen. [Auch der deutsche Boxer Bubi Scholz litt an Demenz.]

Gehirnverletzungen sind jedoch nicht auf Boxer beschränkt, sondern können auch bei anderen Sportarten und Freizeitaktivitäten auftreten.

Darüber hinaus kommt es auch in vielen Situationen, die mit Sport nichts zu tun haben, zu Gehirnverletzungen, etwa bei Autounfällen oder Stürzen.

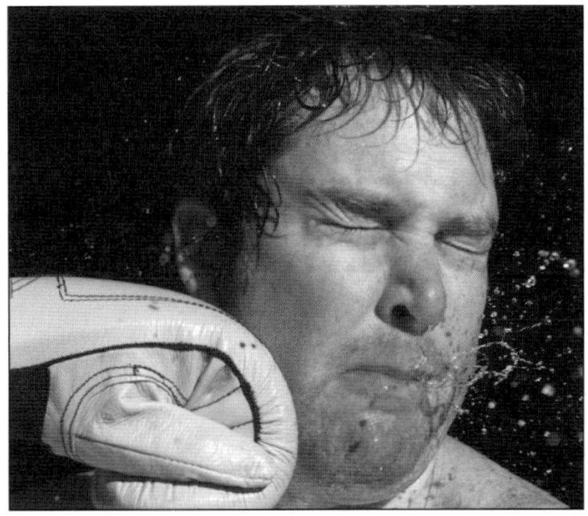

Boxer erleiden erhebliche Kopfverletzungen.

Hypoxie

Eine andere Form von Trauma ist die Hypoxie [Sauerstoffmangel]. Zur Hypoxie kommt es, wenn dem Gehirn Sauerstoff vorenthalten wird. Gehirnzellen können nur wenige Minuten ohne Sauerstoff überleben. Dies kann bei einer Geburt geschehen: Das Gehirn eines Babys kann einen Sauerstoffmangel nicht länger als etwa fünf Minuten ertragen. Hypoxie kann in jedem Alter infolge von Herzstillstand, Schlaganfall, Atemstillstand, Vergiftung, Ertrinken, Elektroschock oder eines Status epilepticus (andauernder epileptischer Anfall) auftreten.

Eine Störung des normales Blutflusses und der normalen Sauerstoffversorgung des Gehirns ist eine der häufigsten Ursachen von Fehlfunktionen. Hypoxie durch einen Atemstillstand bei der Geburt ist eine Ursache zerebraler Lähmungen. Im späteren Leben kann eine Minderversorgung des Gehirns mit Sauerstoff durch Unfälle wie Würgen oder Aussetzern bei der Atmung und Herzstillstand durch einen Stromschlag oder durch Ertrinken auftreten. Ab den mittleren Lebensjahren ist ein Gehirnschlag die häufigste Ursache einer Hypoxie.

Wenn eine wichtige Arterie wie die Halsschlagader, die das Gehirn versorgt, plötzlich verstopft ist oder reißt, kommt es zu einem Schlaganfall, der von gravierenden und lebensbedrohlichen Symptomen begleitet wird. Zu den Symptomen gehören eine plötzlich einsetzende Taubheit oder Schwäche im Gesicht, in den Armen oder Beinen auf einer Körperseite, Verwirrtheit, Schwierigkeiten zu sprechen oder zu verstehen, Sehstörungen, Probleme beim Gehen, Schwindelgefühle, Verlust des Gleichgewichts und starke Kopfschmerzen. Nach einem Schlaganfall bleibt oft irgendeine dauerhafte Gehirnschädigung zurück, die Auswirkungen auf die motorischen oder kognitiven Fähigkeiten haben kann.

Bei einem weniger schweren Schlaganfall, von dem kleinere Arterien betroffen sind, einem sogenannten Transitorischen Ischämischen Anfall, wird der Blutfluss zu einem Teil des Gehirns vorübergehend unterbrochen. Die Anzeichen und Symptome sind die gleichen wie bei einem Schlaganfall, aber von wesentlich kürzerer Dauer (mehrere Minuten bis zu 24 Stunden) und verschwinden dann wieder, ohne dass merkliche dauerhafte Folgen bleiben. Diese Anfälle können wiederholt auftreten und tun dies oft. Sie können so schwach sein, dass sie unbemerkt bleiben und das jeweilige Befinden auf Müdigkeit, das Alter oder irgendeine andere Ursache zurückgeführt wird.

Auch wenn die Auswirkungen zu verschwinden scheinen, können diese Mini-Schlaganfälle doch Schädigungen verursachen, die im Laufe der Zeit akkumulieren und zu Demenz, Alzheimer und anderen Formen neurodegenerativer Krankheiten führen.

Die genaue Ursache ist zwar immer noch unbekannt, aber zu den Hauptrisikofaktoren für Schlaganfälle gehören Bluthochdruck, Übergewicht, Diabetes, Arteriosklerose (Arterienverhärtung/-verkalkung) und Rauchen. Zu den Risikofaktoren, die speziell mit einer schlaganfallinduzierten Demenz assoziiert werden, gehören, zusätzlich zu allen vorgenannten Faktoren, in einer ländlichen Gegend zu leben, berufliche Exposition gegenüber Pestiziden oder Düngemitteln, Depression, in einer Einrichtung zu leben sowie die [regelmäßige] Einnahme von Aspirin.[3] In jüngster Zeit wurden auch bakterielle Infektionen und Virusinfektionen[4] in diese Liste mit aufgenommen sowie der Verzehr von Nahrungsmitteln, die Transfettsäuren enthalten.

Transfettsäuren sind schädliche Fettmoleküle, die in teilgehärteten pflanzlichen Ölen zu finden sind. Margarine und Backfett sind gehärtete pflanzliche Öle. [In Deutschland werden seit Mitte der 1990er-Jahre handelsübliche Margarinen nur noch selten aus teilgehärteten Fetten hergestellt. In Spezialfetten für die Industrie, in Frittierfetten, Zieh- und Backmargarinen können sie jedoch noch enthalten sein.] Flüssige pflanzliche Öle werden gehärtet, damit sie bei Zimmertemperatur fest sind und um ihre Haltbarkeit zu verlängern. Flüssige Pflanzenöle oxidieren leicht und schnell, sodass die Nahrungsmittel ranzig riechen. Durch Härten des Öls oxidieren die Nahrungsmittel langsamer oder werden langsamer ranzig und behalten länger ihren natürlichen Geruch.

[Teil-]gehärtete Pflanzenöle sind in einer Vielzahl verarbeiteter Lebensmittel zu finden, darunter Chips, Cracker, Plätzchen, Süßigkeiten, Brot, Tiefkühl-Waffeln, Toast-Gebäck, Suppen, tiefgefrorene Fertiggerichte, Pizza, Eintöpfe, Eiscreme, Salatdressings, Tacos, Burritos, Bohnen – die Liste könnte endlos fortgesetzt werden. Fast alle tiefgefrorenen Nahrungsmittel, ob sie aus einer Bäckerei oder einem Restaurant kommen, sind mit [teil-]gehärteten pflanzlichen Ölen zubereitet worden – Pommes frites, Zwiebelringe, Donuts, Chicken Nuggets, panierter Fisch, Okra etc. [Die Verwendung (teil-)gehärteter Fette muss in Deutschland in der Zutatenliste deklariert werden. Die Kennzeichnung »gehärtet« schließt dabei auch die teilgehärteten Fette ein, jene Fraktion, die Transfettsäuren enthalten kann.]

Gehärtetes Öl ist beliebt zum Frittieren, da es weitaus länger als flüssige Pflanzenöle verwendet werden kann, bevor es ranzig wird. Fette mit vielen gesättigten Fettsäuren wie Rindertalg oder Kokosöl wären zum Frittieren wesentlich gesünder, da sie sich nicht wie flüssige Pflanzenöle bei normalen Kochtemperaturen zersetzen und keine [problematischen] Transfettsäuren enthalten. Forscher der University of North Carolina in Chapel Hill erklärten unlängst, dass eine an Transfettsäuren reiche Ernährung das Risiko für Schlaganfälle deutlich erhöht. Im Rahmen der Women's Health Initiative wurden über 87.000 Teilnehmerinnen untersucht. Ein hoher Verzehr von Transfettsäuren – circa sieben Gramm am Tag – war mit einem um 30 Prozent erhöhten Schlaganfallrisiko verbunden.

Transfettsäuren sind mit einer Reihe gesundheitlicher Probleme in Verbindung gebracht worden, darunter Diabetes, Autoimmunkrankheiten, Fettleibigkeit und Herzkrankheiten sowie Schlaganfälle. Forscher am Institute of Medicine der Vereinigten Staaten haben drei Jahre lang alle veröffentlichten Studien über gehärtete Öle und Transfettsäuren überprüft und ausgewertet. Nach Abschluss ihrer Arbeit gaben sie eine öffentliche Erklärung ab. Sie warnten, dass keine sichere Untergrenze für Transfettsäuren in der Nahrung existiere. Es überraschte alle, dass das Institute of Medicine keine Empfehlungen gab, bis zu welchem Anteil Transfettsäuren unbedenklich seien, so wie es bei Zusatzstoffen oft geschieht. Es erklärte stattdessen kategorisch, dass es keine unbedenkliche Zufuhrmenge gibt.

Aufgrund dieser Erklärung erließ die US-amerikanische Lebensmittel- und Arzneimittelbehörde (FDA) eine neue Bestimmung, die von allen Lebensmittelherstellern die Angabe des Transfettsäuregehaltes in ihren Produkten verlangt. Diese Angabe ist auf den Etiketten aller abgepackten Lebensmitteln zu finden, die in den Vereinigten Staaten verkauft werden. In Kanada und einigen anderen Ländern gibt es ähnliche Auflagen. [In Deutschland gibt es keine Kennzeichnungspflicht für Transfettsäuren. Der einzige indirekte Hinweis ist die Verwendung von (teil-)gehärteten Ölen oder Fetten, die in der Zutatenliste deklariert werden muss.] Zu den Faktoren, die vor einem Schlaganfall zu schützen scheinen, gehören der Verzehr von Meeresfrüchten, regelmäßige körperliche Bewegung und, glauben Sie es oder nicht, der Verzehr von gesättigten Fettsäuren. Zahlreiche Studien haben übereinstimmend gezeigt, dass die Aufnahme von gesättigten Fettsäuren bei Tieren und Menschen das Auftreten von Schlaganfällen reduziert.[5-8]

Eine der bemerkenswertesten dieser Studien wurde von Forschern der Harvard Medical School durchgeführt. Ziel der Studie war es, nach einem Zeitraum von 20 Jahren nach einem Zusammenhang zwischen Schlaganfällen und der verzehrten Fettart und Fettmenge bei Männern mittleren Alters zu suchen, die an der Framingham Heart Study teilgenommen hatten. An der Studie waren 832 Männer im Alter zwischen 45 und 65 Jahren beteiligt, die anfänglich keine Herz- und Gefäßkrankheiten aufwiesen. In Übereinstimmung mit vorhergehenden Studien ging der Verzehr von gesättigten Fettsäuren mit einem verminderten Risiko für ischämische Schlaganfälle einher. Die Studie zeigte auch, dass die höchste Schlaganfallrate mit dem höchsten Verzehr mehrfach ungesättigter Fettsäuren verbunden war.[9]

Die Tatsache, dass gesättigte Fettsäuren vor Schlaganfällen schützen, wird die meisten Menschen überraschen. Nach der viele Jahre lang vorherrschenden Meinung galten gesättigte Fettsäuren als schädlich für das Herz-Kreislauf-System. Dieser Glaube ändert sich gerade, in dem Maße wie neue Forschungsergebnisse auftauchen. Dieses Thema wird in einem späteren Kapitel ausführlicher diskutiert.

[Ausführlich und spannend werden die vielen Mythen und Irrtümer rund um das Thema Fett und Gesundheit in dem Buch »Mehr Fett! Warum wir mehr Fett brauchen, um gesund und schlank zu sein.« von Ulrike Gonder und Dr. Nicolai Worm beschrieben. systemed Verlag, 2010]

7

Medikamente

Es gibt viele Medikamente, die die normale Chemie und Funktion des Gehirns stören, von denen manche fast täglich genommen werden. Dazu gehören unter anderem [Diazepam, Fluoxetin, Ritalin, Sertralin und Haloperidol,] die Patienten mit psychiatrischen Störungen verschrieben werden; [verschiedene zentral wirksame Mittel] gegen Schlafstörungen; [Mittel zur Behandlung einer übermäßigen Magensäureproduktion; Paracetamol, Ibuprofen und Naproxen] zur Schmerzlinderung.

Die langfristige Einnahme jedes dieser Medikamente oder Wirkstoffe kann zu einer Vielzahl mentaler Probleme führen. Die häufige Einnahme von Säureblockern ist beispielsweise mit einem 2,5-fach erhöhten Risiko verbunden, eine Demenz zu entwickeln.[1] Die cholesterinsenkenden Statine, die Personen mittleren Alters und älteren Personen häufig verschrieben werden, gehören zu den am häufigsten verordneten Medikamenten, die mit Gedächtnisverlust, geistiger Verwirrtheit, Depression und Suizid in Verbindung gebracht werden.

Wir können in diesem Kapitel nicht auf alle Medikamente eingehen, die negative Auswirkungen auf das zentrale Nervensystem haben können. Worauf wir eingehen, ist eine Auswahl einiger, der mit am häufigsten verschriebenen Medikamente, die Folgen für die geistige Gesundheit haben können, insbesondere jene, die neurodegenerative Krankheiten fördern.

Narkose- und Schmerzmittel

»Mein Vater (71 Jahre alt) war draußen gerade dabei, die Sitze aus dem Auto zu nehmen, um es sauber zu machen«, sagt Danette. »Er fiel am Ende über den Sitz, mit dem Rücken auf die Fahrbahn. Er verletzte sich mehrere Bandscheiben und brach sich seine Wirbel. Seine einzige Chance war eine Rückenoperation … Bei meinem Vater gab es vorher keine Anzeichen von Alzheimer … Dann unmittelbar nach der Operation, bumm … es war fast, als wäre Alzheimer bei der Operation in sein Gehirn eingepflanzt worden oder so. Ab diesem Zeitpunkt war es da, volle Kanne. Sein Gedächtnis ließ schnell nach, und fünf Jahre später liegt er in einem Pflegebett im Haus meiner Mutter, in Windeln und mit Gummitüchern, nicht mehr in der Lage, auch nur noch zu gehen.«

Weltweit unterziehen sich schätzungsweise 200 Millionen Patienten jährlich einer Operation. Zu den Nebenwirkungen der bei einer Operation allgemein verabreichten Narkosemittel gehören kognitive Beeinträchtigungen, Delirium und Verwirrtheit. Das Problem ist bei älteren Menschen besonders ausgeprägt, insbesondere bei jenen, die bereits gewisse kognitive Schwierigkeiten erkennen lassen. Von neurologischen Beeinträchtigungen nach einem chirurgischen Eingriff können bis zu 61 Prozent der älteren Patienten betroffen sein.[2] In den meisten Fällen sind die geistigen Beeinträchtigungen nur vorübergehend, in manchen Fällen bleiben sie jedoch bestehen. Sofern sich der Patient bereits in den Frühstadien der Alzheimerkrankheit befindet, kann dieser Zustand beschleunigt werden und sich verschlechtern. Mehrere Studien haben gezeigt, dass allgemein verabreichte Anästhesiemittel zu Alzheimer führen können, selbst wenn vor der Operation keine Symptome vorhanden waren.[3-4]

Leider unterziehen sich viele Menschen einer Operation, ohne sich der potenziellen Gefahr bewusst zu sein. Vorfälle wie der beschriebene kommen nur allzu häufig vor. »Bei meinem Vater war gerade eine fortschreitende Form der Alzheimerkrankheit diagnostiziert worden«, sagt Sherrie. »Vor einem Jahr ist er operiert worden. Nach dieser Operation verlor er schnell seine mathematischen Fähigkeiten und als Kostenplaner eines Straßenbauunternehmens schließlich seine Arbeitsstelle. Es ging psychisch schnell mit ihm bergab. Sechs Monate später verirrte er sich im Haus. Verzweifelt versuchte ich, meine Mutter dazu zu bewegen, ihn untersuchen zu lassen, um zu sehen, was nicht in Ordnung ist. Sie bat mich, damit zu warten, bis er eine weitere Kieferoperation hinter sich gebracht hätte, bei der ihm vier Zahnimplantate aus Titan in den Unterkiefer eingesetzt werden sollten. In nicht einmal einem Jahr bekam er also eine zweite Narkose. Sein Zustand verschlimmerte sich mit alarmierender Geschwindigkeit! Er bekam Wahnvorstellungen, war verwirrt, und es gab Gespräche, bei denen ein Wort nicht zum anderen passte! Ich weiß, dass eine Narkose Alzheimer verschlimmert, wenn die Krankheit bereits da ist, aber sie beschleunigt sie auch! Warum wird uns das nicht gesagt? Der Arzt erwähnte, dass 85 Prozent seiner Alzheimerpatienten wegen einer Narkose da sind! Mag sein, dass mein Vater vorher schon Alzheimer hatte, aber es wäre langsamer fortgeschritten! Mein Vater ist erst 67.«

»Mein Vater ist erst 63«, sagt Amy. »Bei ihm ist erst in den letzten drei Jahren Alzheimer im Frühstadium diagnostiziert worden. Am 1. Oktober (eine Woche vor seinem 63. Geburtstag) musste ihm unter Narkose ein Nierenstein zertrümmert werden. Seither ist er nicht mehr derselbe! Er ist jetzt im Krankenhaus. Ich werde verrückt! Alle seine Untersuchungen (was Infektionen, Herzprobleme, Diabetes usw. angeht) waren negativ. Er halluziniert, redet Kauderwelsch, kann sich an seinen Geburtstag nicht mehr erinnern. Es ist, als sei seine Alzheimerkrankheit mit einer Blitzgeschwindigkeit vorwärts katapultiert worden und binnen einer Woche um 30 Jahre fortgeschritten!«

Geistige Beeinträchtigungen oder Störungen sind bei älteren Menschen nach einer Operation zwar oft zu sehen, sie werden vielfach jedoch als eine vorübergehende und geringfügige Nebenwirkung angesehen. Jüngste Studien zeigen jedoch, dass sie keineswegs unbedingt vorübergehend oder geringfügig sind. Häufig kommt es zu dauerhaften Schädigungen. Eine Reihe von Studien hat gezeigt, dass die Gabe von Anästhetika in Gehirnzellkulturen zur Bildung von Beta-Amyloidproteinen führen kann – das Hauptmerkmal seniler Plaques, die im Gehirn von Alzheimerpatienten zu finden sind – und zum programmierten Zelltod, der sogenannten Apoptose. »Unsere Studien haben gezeigt, dass Isofluran (ein verbreitetes Narkosegas) einen Teufelskreis aus Apoptose, Beta-Amyloidbildung und noch mehr Apoptose auslösen kann und so zum Zelltod führt«, sagt Dr. med. Zhongcong Xie vom Mass-General Institute for Neurodegenerative Disease.[5]

Wird Isofluran Labortieren in vergleichbaren Dosierungen wie bei Operationen verabreicht, entwickeln sie die gleichen degenerativen Merkmale wie sie in den behandelten Zellkulturen zu finden waren. Die Effekte der Narkosemitttel »können zu langfristigen Schädigungen des Gehirns führen«, sagt Dr. Xie und »können der Alzheimerkrankheit Vorschub leisten«.[6]

Brenda Plassman und ihre Kollegen am Duke University Medical Center stimmen dem zu. »Kurzfristige kognitive Fehlfunktionen nach chirurgischen Eingriffen sind bei älteren Menschen verbreitet«, sagt sie. Ihr Forscherteam untersuchte bei Patienten nach einer Operation die Langzeitwirkungen (über sechs Monate) von Anästhetika. Sie bewerteten 856 chirurgisch behandelte Patienten im Alter von 70 Jahren oder darüber. »Unsere Ergebnisse lassen bei älteren Personen auf ein erhöhtes Demenzrisiko nach einer Operation unter üblichen Anästhetika schließen«, sagt Plassman. »Dieses erhöhte Demenzrisiko kann ein wichtiger Faktor sein, der bei Entscheidungen über eine Operation zu berücksichtigen ist, insbesondere für jene, die im späteren Leben die Wahl haben, ob sie sich operieren lassen oder nicht.«[7]

Narkosegase wie Isofluran scheinen problematischer als intravenös verabreichte Narkosemittel zu sein. Aber die meisten üblicherweise verabreichten Anästhetika sind mit Risiken verbunden. Wird ein chirurgischer Eingriff notwendig, ist es vielleicht am besten, sich für eine intravenöse Verabreichung von Anästhetika als für ein Narkosegas zu entscheiden. Noch besser ist es, sich wenn möglich für eine Lokalanästhesie zu entscheiden, die nicht mit den gleichen Risiken wie eine Vollnarkose verbunden ist.

Narkosemittel werden in Kliniken eingesetzt, um Schmerzen zu betäuben oder den Patienten bewußtlos zu machen. Andere, leichtere Schmerzmittel können von Ärzten verschrieben oder rezeptfrei gekauft werden. Sie können ebenfalls schädliche Auswirkungen auf die Gesundheit des Gehirns haben. Die Forschung weist darauf hin, dass ältere Menschen, die vermeiden möchten, an Alzheimer oder anderen Demenzformen zu erkranken, wohl besser auf die Einnahme entzündungshemmender Schmerzmittel wie Ibuprofen und Celecoxib verzichten sollten.

Da eine chronische Gehirnentzündung ein bekanntes Merkmal der Alzheimerkrankheit ist, haben Wissenschaftler spekuliert, dass die Entzündung durch die Gabe nicht-steroidaler Entzündungshemmer reduziert oder die Symptome der Alzheimerkrankheit verbessert werden könnten. Einige Studien, in denen Aspirin verabreicht wurde, scheinen diese Hypothese zu stützen. Um diese Hypothese weiter zu testen, begutachteten Forscher die Wirkungen zwei weit verbreiteter entzündungshemmender Schmerzmittel (Vioxx und Aleve) bei Alzheimerpatienten und verglichen sie mit Patienten, denen Placebos verabreicht wurden. Sie stellten fest, dass die entzündungshemmenden Schmerzmittel den Rückgang der geistigen Fähigkeiten bei Alzheimer nicht verlangsamen konnten. Tatsächlich war es sogar so, dass jene, die die Medikamente nahmen, einen stärkeren Rückgang der geistigen Fähigkeiten zeigten als die Versuchspersonen, die Placebos nahmen. Darüber hinaus war in der behandelten Gruppe auch ein höherer Prozentsatz an negativen Nebenwirkungen wie Müdigkeit, Benommenheit und Bluthochdruck festzustellen. Vioxx wurde später vom Markt genommen, weil festgestellt wurde, dass es das Risiko für Herzinfarkte und Schlaganfälle erhöhte.[8]

Wenige Jahre später wurde eine Studie mit über 2.000 Personen im Alter von 70 Jahren und älter durchgeführt, in deren Familie eine Alzheimererkrankung aufgetreten war, die selbst jedoch keine kognitiven Probleme aufwiesen. Dabei wurden die entzündungshemmenden Schmerzmittel Aleve und Celebrex (einem mit Vioxx vergleichbaren Medikament) mit einem Placebo verglichen. Die Studie sollte über mehrere Jahre durchgeführt werden, wurde dann jedoch frühzeitig abgebrochen, nachdem unter Celebrex ein Herzinfarktrisiko zutage getreten war. Auch unter der Einnahme von Aleve stellten die Forscher mehr Herzinfarkte und Schlaganfälle fest. Trotz der vorzeitigen Beendigung der Studie zeigten die Daten, dass sowohl die Celebrex- als auch die Aleve-Gruppe im Vergleich zur Placebogruppe niedrigere Werte bei ihrer kognitiven Leistungsfähigkeit erzielten.[9]

Im darauf folgenden Jahr wurde eine weitere Studie veröffentlicht, an der 2.700 Versuchspersonen im Alter von 65 Jahren und darüber teilgenommen hatten. Bei dieser Studie untersuchten die Forscher die Einnahme von z.B. Aleve. Sie stellten fest, dass die Wahrscheinlichkeit, eine Demenz zu entwickeln, bei Menschen, die diese Medikamente häufig nahmen, um 66 Prozent größer war als bei denjenigen, die sie nicht so häufig einnahmen.[10] Jede der vorgenannten Studien zeigte, dass die Einnahme der jeweils untersuchten Medikamente den Verfall der geistigen Leistungsfähigkeit beschleunigte. Andere nicht-steroidale Entzündungshemmer wie Indomethacin oder Piroxicam verursachten verschiedene neurologische Störungen, von geistiger Verwirrtheit und Schwindelgefühlen bis zu Parkinson und Epilepsie.

Anticholinergika

Bei Anticholinergika handelt es sich um eine Gruppe von Medikamenten, die die Funktion cholinerger Neuronen hemmen (Neuronen im parasympathischen Nervensystem und motorische Neuronen, die die Skelettmuskulatur versorgen), indem sie die Wirkung des Botenstoffes Acetylcholin blockieren. Eine Unterdrückung dieses Neurotransmitters verhindert eine Übertragung von Nervensignalen, die die unbewusst gesteuerten Bewegungen der glatten Muskulatur im Magen-Darm-Trakt, in den Harnwegen, der Lunge und den Blutgefäßen kontrollieren.

Anticholinerge Medikamente werden zur Behandlung zahlreicher Störungen eingesetzt, etwa von Magengeschwüren, Magenschleimhautentzündungen, Säurereflux, Sodbrennen, Divertikulitis, Colitis ulcerosa [eine chronische Dickdarmentzündung], Blasenentzündung, Urethritis (Harnröhrenentzündung), Prostataentzündung, Harninkontinenz, Asthma, chronischer Bronchitis, Reisekrankheit, Muskelkrämpfen, Bluthochdruck, Parkinsonkrankheit, bestimmten Vergiftungen sowie zur Unterstützung bei Narkosen. Die meisten Antihistaminika, die bei Allergien und Erkältungen verabreicht werden, sind Anticholinergika. Diese Medikamente werden auch als Schlafmittel eingesetzt.

Wie Sie vielleicht schon erwartet haben, hat jedes Medikament, das die Chemie des Gehirns verändert und Einfluss auf so viele Körpersysteme hat, zwangsläufig auch einige negative Effekte. Auf der nächsten Seite sind einige der verbreiteten Nebenwirkungen anticholinerger Medikamente aufgeführt.

Allgemeine Nebenwirkungen

- Apnoe (Atemstörungen)
- brennender Schmerz im Rachen
- Verlust des Koordinationsvermögens
- verminderte Schleimproduktion in Nase, Mund und Rachen
- trockener Mund
- Benommenheit
- Unterbindung der Schweißabsonderung
- Kopfschmerzen
- Hypotonie (niedriger Blutdruck)
- erhöhte Körpertemperatur
- Muskelschmerzen
- Muskelschwäche
- Brechreiz
- Pupillenerweiterung und Empfindlichkeit gegenüber hellem Licht
- verschwommenes Sehen oder Doppeltsehen
- Herzrasen (Tachykardie)
- Verstopfung
- Ruhelosigkeit
- Harnverhalten

Nebenwirkungen im zentralen Nervensystem

- Angst
- Delirium
- Verwirrtheit
- Desorientierung
- Schwindel
- Erregung
- Gedächtnisverlust
- Halluzinationen
- Unfähigkeit, sich zu konzentrieren
- Unfähigkeit, den Faden eines Gedankengangs zu behalten
- zusammenhangloses Sprechen
- unwillkürliches Muskelzucken und Zittern
- außergewöhnliche Empfindlichkeit gegenüber plötzlichen Geräuschen
- unlogisches Denken
- Krämpfe
- Koma

Es ist seit einiger Zeit bekannt, dass Menschen mit Demenz keine anticholinergen Medikamente verabreicht werden sollten, weil sie ihre Symptome verschlimmern. Selbst bei normalen kognitiven Fähigkeiten können sich negative Auswirkungen bemerkbar machen.

Diese Entdeckung begann mit einer einfachen Beobachtung, die Dr. med. Jack Tsao, Neurologe an der Uniformed Medical Services University in Bethesda, Maryland, machte. Dr. Tsao untersuchte eine 74-jährige Frau, die plötzlich Halluzinationen und Gedächtnisprobleme bekam. Durch das plötzliche Auftreten der Symptome überrascht, überprüfte er ihre Medikamente, bevor er sie auf Alzheimer untersuchte. Sie hatte kurz zuvor mit der Einnahme von zwei Milligramm eines Medikamentes zur Behandlung einer überaktiven Blase begonnen. Die Symptome schienen den Nebenwirkungen des Medikamentes zu entsprechen. Sie setzte das Medikament ab und ihre Symptome verschwanden innerhalb von Wochen.

Diese Erfahrung veranlasste Dr. Tsao, eine Studie durchzuführen, um zu sehen, inwieweit Anticholinergika negative Auswirkungen bei Personen mit normalen kognitiven Fähigkeiten haben. Er verglich 191 Personen, die nie ein Medikament mit anticholinergen Eigenschaften genommen hatten, mit 679 Personen, die solche Medikamente eingenommen hatten. Das Durchschnittsalter der Teilnehmer lag bei 75 Jahren. In einem Zeitraum von acht Jahren war der Rückgang der kognitiven Fähigkeiten in der Medikamentengruppe 1,5-mal schneller als bei jenen, die diese Wirkstoffe nicht nahmen. Offensichtlich ist bei jedem, der anticholinerge Medikamente einnimmt, ein gewisser Rückgang an kognitiven Fähigkeiten zu verzeichnen. Bei manchen Personen ist der Verlust der geistigen Leistungsfähigkeit vorübergehender Natur und regeneriert sich nach dem Absetzen der entsprechenden Medikamente, während er bei anderen dauerhaft sein kann. Studien zeigen jetzt, dass die häufige Einnahme von anticholinergen Medikamenten nicht nur kurzfristige Auswirkungen auf die kognitiven Fähigkeiten hat, sondern auch das Risiko für irreversible Gehirnschädigungen erhöht, die zu Demenz und Parkinson führen.[11]

Einige Medikamentengruppen sollten bei älteren Menschen immer gemieden werden, weil die Risiken den Nutzen überwiegen. Dennoch werden diese Medikamente routinemäßig verschrieben, selbst wenn es oft bessere und unbedenklichere Alternativen gibt. 30 Prozent der Krankenhauseinweisungen von älteren Patienten hängen mit negativen Auswirkungen von Medikamenten zusammen.[12] Eine Studie in Altenheimen ergab, dass 66 Prozent der Bewohner in einem Zeitraum von vier Jahren negative Reaktionen auf Medikamente zeigten, wobei einer von sieben ins Krankenhaus eingewiesen werden musste.[13]

1997 identifizierte Dr. med. Mark H. Beers zusammen mit einem Fachgremium von Ärzten eine Reihe von Medikamenten, die in ihren Augen für Personen über 65 Jahre ungeeignet waren, unabhängig vom Gesundheitsniveau des Patienten oder von der Schwere der Krankheit.[14] Das Gremium war sich einig, dass die potenziellen Risiken dieser Medikamente den potenziellen Nutzen überwogen und dass sie von dieser Altersgruppe nicht eingenommen werden sollten. Die Liste der Medikamente ist bekannt als die »Beers Criteria for Potentially Inappropriate Medication Use in Older Adults«. Die Liste wurde 2003 [und 2012] aktualisiert.[15] Unter den aufgeführten Arzneimitteln sind auch die anticholinergen Medikamente. Die Gründe dafür liegen auf der Hand, wenn man sich die lange Liste der Nebenwirkungen dieser Medikamente ansieht, nicht zuletzt auch die Auswirkungen auf die Gesundheit des Gehirns. Die Liste ist im Internet einzusehen unter http://dcri.org/trial-participation/the-beers-list. [Für Deutschland hat ein Pharmakologenteam der Universität Witten/Herdecke 2010 eine vergleichbare Zusammenstellung veröffentlicht. Die sogenannte Priscus-Liste umfasst 83 Medikamente, die für Senioren ungünstig sind und ist im Internet unter http://priscus.net/download/PRISCUS-Liste_PRISCUS-TP3_2011.pdf zu finden.]

Viele der Beschwerden, für die anticholinerge Medikamente verabreicht werden, sind bei Personen mittleren Alters und bei älteren Personen verbreitet. Folglich werden diese Medikamente von vielen älteren Menschen häufig genommen. Anticholinergika werden jedoch ausdrücklich als für Senioren nicht geeignet herausgestellt. Dennoch werden sie älteren Menschen von Ärzten nach wie vor verschrieben, und viele sind frei verkäuflich und werden in der Werbung für diese Altersgruppe angepriesen. Zu den Anticholinergika gehören einige der anerkanntesten Medikamente auf dem Markt, unter anderem Paracetamol. Im Durchschnitt nehmen Senioren regelmäßig zwei bis sechs verschriebene Medikamente und ein bis drei frei verkäufliche ein. Es ist bedauerlich, dass viele ältere Menschen jahrelang mit Demenz, Parkinson oder anderen neurologischen Störungen leben und sterben, die medikamenteninduziert waren. In vielen Fällen hätte das Absetzen des Medikaments eine erhebliche Linderung bewirkt. Ironischerweise beschleunigen ausgerechnet einige der Medikamente, die zur Behandlung von Neurodegeneration verabreicht werden, das Fortschreiten der Krankheit oder verursachen problematische Nebenwirkungen, die genauso schlimm wie die Beschwerden sind, die sie lindern sollen. Da die Unterdrückung des Neurotransmitters Acetylcholin mithilfe von anticholinergen Medikamenten oft degenerative Prozesse in

Gang setzt, die einer Demenz Vorschub leisten, könnte logischerweise das Gegenteil die Gehirnfunktion verbessern. Nach dieser Logik würden Medikamente, die das Acetylcholin spaltende Enzym hemmen (Cholinesterasehemmer), dafür sorgen, dass mehr von diesem Neurotransmitter vom Gehirn genutzt wird. Die beliebten Alzheimermedikamente Aricept (Donepezil), Exelon (Rivastigmin) und Reminyl (Galantamin) haben diese Wirkung. Wie alle Medikamente haben sie Nebenwirkungen, auch tödliche. Bei einer unlängst durchgeführten Studie mit 648 Patienten, die Aricept einnahmen, und 326 Patienten, die ein Placebo bekamen, waren in der behandelten Gruppe nach nur 24 Wochen elf Todesfälle zu verzeichnen. In der Placebogruppe gab es keinen Todesfall.[16]

Die Studie zeigte, dass diese Medikamente einen »fragwürdigen« Nutzen haben, dennoch beliefen sich die Umsätze, die 2004 mit diesen drei Medikamenten erzielt wurden, auf über 861 Millionen US-Dollar. Diese Medikamente werden nicht vorübergehend verordnet; sie sollen ein Leben lang genommen werden, auch wenn dieses Leben möglicherweise verkürzt wird. Diese Medikamente verkaufen sich gut, nicht weil sie so wirksam sind, sondern wegen des geschickten Marketings der Pharmaindustrie. Die Erfolgsstrategie zum Verkauf von Alzheimermedikamenten basiert auf Hoffnungen, Ängsten und Schuldgefühlen: Der Hoffnung, dass eines dieser Medikamente »wirken« könnte; der Angst, wenn nicht eines dieser Medikamente schnell genommen wird, dass dann alles verloren sein wird; dem Schuldgefühl, wenn Familienmitglieder sich nicht dafür entscheiden, die Krankheit mit diesen teuren, minimal wirksamen Medikamenten zu »bekämpfen«. Jedes Medikament, das die Gehirnchemie durcheinander bringt , kann schwerwiegende Folgen haben. Ironischerweise wird Aricept von Ärzten oft zusammen mit anticholinergen Medikamenten verschrieben. Die jeweiligen Wirkungen heben sich gegenseitig auf, machen jeden therapeutischen Wert des jeweils anderen Mittels zunichte, wobei beide aber weiterhin das Gehirn durcheinander bringen und unerwünschte Nebenwirkungen hervorrufen.

Statine

Statine gehören zu den lukrativsten verschreibungspflichtigen Medikamenten aller Zeiten, die den Pharmaherstellern jedes Jahr Milliarden Dollar an Gewinnen einbringen. Während sie als unbedenklich beworben werden, haben sie eine lange Liste problematischer Nebenwirkungen, darunter Verdauungsprobleme, Muskeldegeneration und Muskelschmerzen, Leberversagen, Nierenversagen, Rückgang der geistigen Leistungsfähigkeit und Gehirnschädigungen, die zu Gedächtnisverlust, Stimmungsschwankungen und Verhaltensänderungen führen. Neben Muskelschmerzen, die bei Statinen am häufigsten berichtete Nebenwirkung, kommen als nächstes kognitive Probleme.[17] Die beliebtesten Statine [in den USA] sind Lipitor, Crestor, Pravachol, Zocor und Mevacor, wobei Lipitor mit Abstand am häufigsten verschrieben wird. [Im Handel in Deutschland sind z. B. Pravastatin, Crestor, Zocor und Simvastatin, wobei letzteres das am meisten verordnete Statin ist.] Ein anderes Statin, Baycol, wurde 2001 vom Markt genommen, weil bei einer alarmierenden Anzahl von Nutzern starker Muskelschwund, Nierenversagen und Todesfälle zu verzeichnen waren. Dr. med. Beatrice A. Golomb leitet die Statin Study Group an der University of California in San Diego. Ihre Gruppe untersucht aktiv die Nebenwirkungen statinhaltiger Medikamente. Sie hat Tausende von Patientenberichten über die Nebenwirkungen von Statinen gesammelt. Sie sagt, zu den allgemeinen Beschwerden von Patienten, die Statine nehmen, gehört, dass sie sich nicht an den Namen eines Enkelkindes erinnern können, dass sie in einen Raum gehen und vergessen haben, warum sie dort sind, oder einen Satz beginnen und ihn nicht beenden können. Einige klagen auch über Persönlichkeitsveränderungen und Reizbarkeit.

Ein typisches Beispiel ist Jane Brunzie, 69 Jahre alt. Sie war so vergesslich, dass ihre Tochter nach einer Alzheimerpflege für sie suchte und sich weigerte, sie auf ihre 9-jährige Tochter aufpassen zu lassen. Dann setzte Jane Brunzie die Statine ab. »Innerhalb von acht Tagen war ich im wahrsten Sinne des Wortes wieder normal – es war wirklich so dramatisch«, sagt Brunzie. Die Ärzte verordneten ihr noch dreimal andere Statine. »Sie sagten: 'Hier, probieren Sie diese Muster.' Die Ärzte möchten einfach nicht davon ablassen«, sagt sie. »Nur wenige Tage, nachdem ich ein anderes genommen hatte, fing es wieder an, dass mir die Worte fehlten.« Nachdem sie wieder einen klaren Kopf hat, nahm sie ihre ehrenamtliche Arbeit an der von ihr geliebten örtlichen Grundschule wieder auf. »Ich fühle mich sehr gesegnet – ich habe mein Gedächtnis zu etwa 99 Prozent wieder zurück«, fügt sie hinzu. »Aber ich mache mir Sorgen über die Leute, denen wie mir mit einemmal die Worte fehlen und die vielleicht meinen, das sei einfach altersbedingt, obwohl es vielleicht nicht so ist.« Obwohl alle Statine ein Risiko für neurologische Probleme bergen, scheint das beliebteste Statin Lipitor das problematischste zu sein. Innerhalb von fünf Tagen nach der Einnahme eines Statins können Gedächtnisprobleme auftreten, sie können jedoch auch erst nach mehreren Jahren auftreten. Ein Gedächtnisverlust kann plötzlich auftreten und eine vollständige Amnesie, begleitet von Verwirrtheit und Desorientierung, auslösen. Nach Absetzen des Medikamentes kann das Erinnerungsvermögen zurückkehren. In manchen Fällen können kognitive Probleme aber auch weiterhin dauerhaft fortbestehen.

Vorsicht bei der Einnahme von Medikamenten

Die meisten Medikamente haben die eine oder andere Nebenwirkung, oft betreffen sie das Nervensystem, einschließlich des Gehirns. Wann immer es um die Einnahme von Medikamenten geht, sollten Sie Vorsicht walten lassen, egal, ob sie verschreibungspflichtig oder frei verkäuflich sind. Bevor Sie Medikamente nehmen, sollten Sie Nachforschungen über bekannte und vermutete Nebenwirkungen anstellen. Selbst scheinbar harmlose Medikamente, wie Mittel gegen eine übermäßige Magensäureproduktion oder Schmerzmittel, könnten verheerende Auswirkungen auf die Gesundheit Ihres Gehirns haben. Ärzten sind viele Nebenwirkungen der von ihnen verordneten Medikamente oft nicht bewusst. Deshalb müssen Sie selbst recherchieren. [Das Standard-Nachschlagewerk für Nebenwirkungen von Medikamenten ist die Rote Liste.] Dieses Buch ist in den Beständen der meisten guten Bibliotheken vorhanden. Darüber hinaus können Sie sich auch im Internet über die Nebenwirkungen eines Medikamentes informieren.

8

Lebensmittelzusatzstoffe

Exzitotoxine

Viele Lebensmittel in Ihrem lokalen Supermarkt enthalten Nervengifte. Der Hot Dog, den Sie zu Mittag gegessen, oder die Diätlimonade, die Sie zum Runterspülen getrunken haben, könnten Ihrer Gesundheit schaden und wertvolle Gehirnzellen zerstören.

»Carol Hamm war eine enge Freundin«, sagt Dr. med. James Bowen. »Wir haben ein paar Mal in der Woche zusammen Karten gespielt, und sie hatte immer Diätgetränke in der Hand, wenn sie spielte. Innerhalb eines kurzen Zeitraums von nur wenigen Wochen, in denen sie diese Sachen trank, verfiel sie körperlich und geistig direkt vor meinen Augen. Auch im Kartenspielen wurde sie schlechter! Sie schaute mir beim Trinken trotzig in die Augen, um mir zu sagen, dass sie sich nicht darum scherte, dass ich sie vor Diätdrinks gewarnt und ihr erzählt hatte, was ich über Aspartam wusste. Sie wollte auf Teufel komm raus ihre Sucht befriedigen! Komme was da wolle! Was kam, war, dass sie eines abends nicht zum Kartenspielen erschien und ihre Tochter Debby die Polizei rief. Als wir bei ihr zu Hause ankamen, lag sie tot auf dem Bett, und eine blutige Flüssigkeit lief ihr aus dem Mund.«

Carol war ein Opfer der Aspartamkrankheit geworden, wie sie inzwischen genannt wird – einer Vergiftung, die durch den Verzehr von Lebensmitteln verursacht wird, die den künstlichen Süßstoff Aspartam enthalten. Aspartam ist für über 75 Prozent der negativen Reaktionen auf Lebensmittelzusatzstoffe verantwortlich, die der US-amerikanischen Lebensmittel- und Arzneimittelbehörde (FDA) jedes Jahr gemeldet werden. [Die europäische Lebensmittelsicherheitsbehörde EFSA hat, ebenso wie die deutschen Behörden, Aspartam als sicher eingestuft. Derzeit läuft auf europäischer Ebene jedoch eine Neubewertung des Süßstoffes, die bis Ende September 2012 abgeschlossen sein soll.] Es gibt über 90 verschiedene negative Reaktionen, die im Zusammenhang mit dem Verzehr von Aspartam berichtet wurden, darunter Kopfschmerzen, Gedächtnisverlust, Zittern, Reizbarkeit, Ängste, Depression, Krämpfe und sogar Todesfälle. Um Aspartam wurde eine ganze Diät- und Abnehmindustrie aufgebaut. Es wird Tausenden von Diätprodukten und kalorienarmen Desserts, Snack-Foods, zuckerfreien Kaugummis und Getränken zugesetzt.

Aspartam besteht aus drei Substanzen: Phenylalanin (50 Prozent), Aspartat (40 Prozent) und Methanol (10 Prozent). Methanol, auch als Holzalkohol bekannt, ist giftig. Im Körper wird Methanol in Ameisensäure und Formaldehyd aufgespalten. Formaldehyd ist ein starkes Nervengift. [...]

Phenylalanin ist eine in Nahrungsmitteln natürlich vorkommende Aminosäure. Personen mit der genetischen Stoffwechselstörung Phenylketonurie (PKU) können Phenylalanin nicht abbauen. Dies führt zu gefährlich hohen (sogar tödlichen) Phenylalaninspiegeln im Gehirn. Es ist nachgewiesen worden, dass die Aufnahme von Aspartam, insbesondere zusammen mit Kohlenhydraten, zu überhöhten Phenylalaninspiegeln im Gehirn führen kann, selbst bei Personen ohne Phenylketonurie. Erhöhte Phenylalaninspiegel können den Serotoninspiegel senken, was zu psychischen Störungen führen kann.

Der Name »Aspartam« ist von dem dritten Ausgangsstoff – Aspartat – abgeleitet worden. Aspartat ist eine Aminosäure. Sie ist mit einer anderen Aminosäure vergleichbar – dem Glutamat. Sowohl Aspartat als auch Glutamat sind in unterschiedlichen Mengen in Lebensmitteln zu finden. Unsere Zellen können Aspartat in Glutamat umwandeln und umgekehrt. Aspartat und Glutamat sind wichtige Neurotransmitter. Sie sind tatsächlich die am reichlichsten vorkommenden Neurotransmitter im Gehirn. Aspartat und Glutamat aus der Nahrung können starke Exzitotoxine werden – Substanzen, die zu einer Überstimulation und damit zum Zelltod führen. Glutamat und Aspartat sind exzitatorische [anregende] Neurotransmitter. Zu viel davon kann zu einer Überstimulation der Neuronen führen, die unentwegt elektrische Signale aussenden, sodass die Energiereserven erschöpfen und sie absterben. Bei diesem Vorgang entsteht eine große Zahl zerstörerischer freier Radikale, die Entzündungen und Zellschädigungen fördern und das Problem verschärfen.

Der Körper ist in der Lage, mit einer bestimmten Menge überschüssiger Neurotransmitter fertig zu werden. Rezeptoren und Enzyme halten sie unter Kontrolle. Sofern der Zustrom an Neurotransmittern jedoch die Fähigkeit des Körpers übersteigt, sie zu kontrollieren, können Gehirnzellen zu Tode stimuliert werden. Ein paar abgestorbene Gehirnzellen fallen zunächst gar nicht auf. Aber wenn sich die Situation immer wieder und aufs Neue wiederholt, sterben immer mehr Gehirnzellen ab. Mit der Zeit manifestiert sich der akkumulierte Verlust an Gehirnzellen dann in Form von verschiedenen neurologischen Abnormalitäten.

Eine zunehmende Zahl von Studien stellt eine Verbindung zwischen der Glutamatexzitotoxizität und neurodegenerativen Krankheiten her, einschließlich Alzheimer, Parkinson, ALS, Huntington, Demenz und Schlaganfällen.[1-12] Selbst der typische Gedächtnisverlust, ein leichter intellektueller Verfall und der Verlust des Koordinationsvermögens, die oft gegen Ende der mittleren Lebensjahre auftreten, können mit dem übermäßigen Verzehr von Exzitotoxinen in Verbindung gebracht werden.

Die wichtigste Aspartatquelle ist der künstliche Süßstoff Aspartam. Das meiste Glutamat kommt vom Natriumglutamat – einem Geschmacksverstärker. Natriumglutamat wird einem großen Sortiment industriell gefertigter, abgepackter Lebensmittel zugesetzt – Suppen, tiefgefrorenen Fertiggerichten, Pizza, Bratensaucen, Chips, Croutons, Wurstwaren, Bouillon, Thunfisch in Dosen und Salatdressings. Es ist auch in vielen Restaurantgerichten zu finden. Im Gewürzregal in manchen Supermärkten [vor allem in Asialäden] kann man auch Natriumglutamat als Geschmacksverstärker kaufen. [Es ist zudem Hauptbestandteil vieler Würzsalze und Würzsaucen.]

Die negativen Effekte von Glutamat wurden erstmals 1954 von einem japanischen Wissenschaftler beobachtet, der feststellte, dass das Glutamat im direkten Kontakt mit dem zentralen Nervensystem Krampfanfälle verursacht. Dieser Bericht wurde leider mehrere Jahre nicht zur Kenntnis genommen. Die Toxizität von Glutamat wurde dann 1957 von den Augenärzten D. R. Lucas und J. P. Newhouse beobachtet, die Nervenzellen in der inneren Schicht der Netzhaut neugeborener Mäuse durch die Gabe von Natriumglutamat zerstörten. Der Neuropathologe John Olney wiederholte später, 1969, das Experiment von Lucas und Newhouse und stellte fest, dass das Phänomen nicht auf die Netzhaut beschränkt war, sondern im ganzen Gehirn auftrat. Er prägte den Begriff »Exzitotoxizität«, um die Nervenzellschäden zu beschreiben, die durch Glutamat, Aspartat, Phenylalanin, Cystein, Homocystein und andere Exzitotoxine verursacht werden können.

1994 veröffentlichte Dr. med. Russell L. Blaylock, damals Assistenzprofessor für Neurochirurgie am University of Mississippi Medical Center, ein Buch mit dem Titel »Excitotoxins: The Taste That Kills«. Seine Eltern waren beide von Parkinson betroffen, was ihn dazu brachte, die Krankheit genau zu erforschen, um die Ursache und eine wirksame Behandlung zu finden. Durch seine Recherchen lernte er die verheerenden Auswirkungen exzitotoxischer Lebensmittelzusatzstoffe und ihren Einfluss auf verschiedene Formen der Neurodegeneration verstehen. Sein Buch fasst die Forschung zusammen, die eine Verbindung zwischen Exzitotoxinen und neurodegenerativen Krankheiten herstellt, und liefert einen detaillierten Überblick über die Lebensmittel, die man meiden sollte. Würden nur einige wenige Lebensmittel Glutamat oder Aspartat enthalten, wäre es kein großes Problem. Kleine Mengen in der Nahrung sind zu bewältigen, ohne dass wir uns allzu große Sorgen machen müssen. Das Problem ist, dass die große Mehrzahl der verarbeiteten, verpackten Lebensmittel und Restaurantgerichte Exzitotoxine enthält. Es ist sehr schwierig, in einem Supermarkt tiefgefrorene oder abgepackte Nahrungsmittel, Dosen- oder Fertiggerichte zu finden, die nicht in irgendeiner Form exzitotoxische Zusatzstoffe enthalten.

Aspartam und Natriumglutamat sind die am häufigsten vorkommenden und am besten erkennbaren Zusatzstoffe. Wegen des wachsenden öffentlichen Bewusstseins über die Gefahren von Natriumglutamat tarnen die Lebensmittelhersteller diesen Zusatzstoff oft, indem sie ihn in einer anderen Form zusetzen. Zu den Zutaten, die Natriumglutamat enthalten, gehören hydrolysierte Pflanzenproteine, Natriumkaseinat, Kalziumkaseinat, Hefeextrakt, autolysierte Hefe, Sojaproteinisolat und texturierte Proteine. Die hydrolysierten Pflanzenproteine sind wahrscheinlich die schlimmsten, weil sie noch zwei andere Exzitotoxine enthalten – Aspartat und Cystein.

Manche Hersteller haben auch versucht, die Vorstellung zu verkaufen, dass dieser Zusatzstoff »ganz natürlich« oder »unbedenklich« sei, da er aus Pflanzen gewonnen werde. Dem ist jedoch nicht so. Dr. Russell Blaylock sagt: »In Versuchen kann man mit hydrolysierten Pflanzenproteinen die gleichen Gehirnläsionen wie mit Natriumglutamat oder Aspartat herbeiführen.« Ein besonders zweifelhafter, aber verbreiteter Zusatzstoff sind »natürliche Aromastoffe«. Trotz des Wortes »natürlich« ist dies ein allgemeiner Begriff, der oft Natriumglutamat mit einschließt. [In Deutschland »verstecken« sich Glutamat und andere Geschmacksverstärker oft hinter den Begriffen »Würze« oder »Aroma«.]

Sie sollten es sich daher zur Gewohnheit machen, bei allem, was Sie kaufen, die Zutatenlisten zu lesen und alle Nahrungsmittel zu meiden, die diese Zusatzstoffe oder Zusatzstoffe mit ähnlich klingenden Namen enthalten.

Aminosäuren sind auch als Nahrungsergänzungsmittel beliebt. Man kann einzelne gereinigte Exzitotoxine finden, für die als Nahrungsergänzungsmittel unter Bezeichnungen wie L-Glutamin, L-Cystein und L-Phenylanalin geworben wird. Man kann ihnen auch in der Kombination mit anderen Aminosäuren begegnen. Trotz aller Behauptungen über gesundheitsförderliche Wirkungen sind sie nichts anderes als gehirnzerstörende Mittel und am besten meidet man sie alle.

Manche Menschen sind empfindlicher gegenüber Exzitotoxinen als andere und zeigen allergieähnliche Reaktionen. Dies wird als China-Restaurant-Syndrom bezeichnet, weil Natriumglutamat für gewöhnlich in der asiatischen Küche verwendet wird. Zu den Symptomen können Kopfschmerzen, Brechreiz, Durchfall, Herzklopfen, Benommenheit, Konzentrationsschwierigkeiten, Stimmungsschwankungen, Sodbrennen, Hautausschlag und anderes gehören. Wer allergisch auf Natriumglutamat reagiert, kann sich glücklich schätzen. Die Betroffenen wissen den Verzehr von Nahrungsmitteln zu meiden, die diesen Zusatzstoff enthalten. Alle anderen sind sich im Zweifel der angerichteten Schäden nicht bewusst.

Die Verteidiger der Verwendung von Natriumglutamat erklären, Glutamat sei eine natürliche Substanz, die in vielen Nahrungsmitteln zu finden sei. Wenn glutamathaltige Nahrungsmittel nicht schädlich seien, sei Natriumglutamat auch nicht schädlich. Unser Körper kann mit natürlichen Nahrungsquellen von Glutamat umgehen, die in Fleisch, Käse, Gemüse und Ähnlichem zu finden sind. Ein klares Indiz dafür sind Menschen mit einer Natriumglutamatallergie. Sie können Pilze, Tomatensauce, rotes Fleisch und andere Nahrungsmittel, die reich an natürlichem Glutamat sind, problemlos essen. Essen sie jedoch Lebensmittel, denen Natriumglutamat hinzugefügt wurde, kommt es bei ihnen sofort zu allergischen Reaktionen. Das heißt, dass es offensichtlich einen großen Unterschied zwischen dem natürlich in Nahrungsmitteln vorkommenden Glutamat und dem Glutamat aus Zusatzstoffen gibt.

Proteine sind aus Aminosäuren aufgebaut. Glutamat ist eine von 22 Aminosäuren, aus denen die Proteine der menschlichen Nahrung bestehen. Viele der pflanzlichen und tierischen Eiweiße in unseren Nahrungsmitteln enthalten Glutamat. Glutamat in Nahrungsmitteln ist immer an andere Aminosäuren gebunden. Der Spaltungsprozess der Proteine in einzelne Aminosäuren braucht Zeit, sodass die Aminosäuren langsam freigesetzt werden. Der Glutamatspiegel im Blut wird auf diese Weise in angemessenen Schranken gehalten, sodass der Körper in der Lage ist, damit umzugehen. Darüber hinaus kann Glutamat, das an andere Aminosäuren oder Proteine gebunden ist, die Blut-Hirn-Schranke nicht passieren, sodass es kein Problem darstellt. Demgegenüber handelt es sich bei Natriumglutamat um freies, ungebundenes Glutamat, das nicht von einem Protein abgespalten werden muss, sodass schneller eine höhere Dosis ins Blut gelangt. Natriumglutamat in dieser gereinigten Form wirkt wie eine Arznei, die die Blut-Hirn-Schranke passiert und sofort wirkt.

Überschüssiges Glutamat im Gehirn ist so schädlich, dass es von einem speziellen Reinigungs- und Recyclingsystem sorgfältig reguliert wird. Wird Glutamat bei der normalen Übermittlung von Botschaften von einer Synapse zur anderen von den Nervenzellen freigesetzt, driftet etwas davon in den extrazellulären Raum ab. Dort warten spezielle Glutamattransportproteine, die bereitstehen, um sich an dieses extrazelluläre Glutamat zu binden. Diese Transportproteine befördern überschüssiges Glutamat zu den Zellen, die es für die künftige Verwendung speichern. Die Aktivität der Glutamattransporter kann unter bestimmten Voraussetzungen gestört werden, etwa durch einen Zustrom von Glutamat aus dem Blut, der Exposition gegenüber Giftstoffen, eine Infektion und die Freisetzung freier Radikale, die durch Peroxidation [oxidative Schädigung] von mehrfach ungesättigten Fettsäuren gebildet werden.[13-15]

Hohe Blutspiegel an freiem Glutamat aus der Nahrung neigen dazu, die Blut-Hirn-Schranke zu öffnen, sodass mehr Glutamat und andere Nervengifte ins Gehirn gelangen können.[16] Das extrazelluläre Glutamat stört zusammen mit anderen Nervengiften die Glutamattransporter, löst Entzündungen aus und stimuliert die Bildung freier Radikale. Diese Exzitotoxizität bewirkt die Freisetzung des intrazellulären Glutamats, das in den Gehirnzellen gespeichert ist (hauptsächlich in den Astrozyten). Das Gehirn wird von Glutamat überflutet, was noch mehr Entzündungen und die Bildung noch mehr freier Radikale hervorruft, wodurch wiederum mehr Glutamat freigesetzt wird. Ein Teufelskreis, der sich fortsetzt und zur neuronalen Zerstörung führt.[17]

Selbst wenn nur kleine Konzentrationen von Exzitotoxinen ins Gehirn gelangen, können sie diesen zerstörerischen Teufelskreis auslösen. Wer im Alter keine neurodegenerativen Krankheiten bekommen möchte oder schon erste Anzeichen hat, sollte ab sofort keine Lebensmittel mit exzitotoxischen Zusätzen mehr essen. Das betrifft die meisten verarbeiteten, abgepackten Fertignahrungsmittel, die in Supermärkten verkauft werden. Ersetzen Sie sie durch frische, natürliche Lebensmittel und kochen Sie selbst frisch, anstatt auf abgepackte Zutaten zurückzugreifen. Wenn Sie zum Essen ins Restaurant gehen, ist es schwierig, alle möglichen Natriumglutamatquellen zu meiden. Sie können es jedoch deutlich reduzieren, wenn Sie dem Personal sagen, dass Sie kein Natriumglutamat in Ihrem Essen haben möchten. Man kann Ihnen dann oft entgegenkommen. Manchmal ist der Zusatzstoff jedoch bereits in den abgepackten Vorprodukten enthalten.

Nitrate, Nitrite und Nitrosamine

Welche der folgenden zwei Mahlzeiten fördert eine gute Gesundheit des Gehirns und welche kann zu einer schlechten geistigen Verfassung beitragen?

1) Rührei, in Butter zubereitet, mit Käse und saurer Sahne

2) Grüner Salat mit Croutons und gewürfeltem mageren Truthahn, dazu ein fettarmes Thousand Island Dressing

Nummer 1 ist die bessere Wahl. Eier sind nahrhaft und fördern tatsächlich die Gesundheit des Gehirns. So nahrhaft der Salat auch klingen mag, er kann viele Probleme verursachen. Der Salat ist zwar gut, aber die anderen Zutaten sind es möglicherweise nicht. Die Croutons, der Truthahn und das Salatdressing können eine Reihe von Zusatzstoffen enthalten, die dem Gehirn schaden, einschließlich Natriumglutamat, Aspartam und im Truthahn Nitrit. Wird Nitrit gegessen, kann es sich in eines der vielen Nitrosamine verwandeln, und das kann große Schwierigkeiten bedeuten.

Nitrosamine sind potente krebserzeugende Substanzen, die durch eine Reaktion zwischen Nitrit, das Lebensmitteln beigefügt wird, und Aminen gebildet werden (die in Proteinen im Körper zu finden sind). Sie sind in hohen Dosierungen krebserzeugend, in geringen Dosen führen sie zu Leberschäden, Insulinresistenz und Neurodegeneration.

Nitrosamine sind in nennenswerten Mengen auch in Bier und Tabak zu finden. Raucher haben einen achtmal höheren Nitrosaminspiegel als Nichtraucher. Tabak erhöht darüber hinaus auch die Belastung des Körpers mit zerstörerischen freien Radikalen und fördert Arteriosklerose, die den Blutfluss zum Gehirn reduziert. Einige Studien weisen im Zusammenhang mit Tabakkonsum ein erhöhtes Demenzrisiko nach.[18]

Die Begriffe Nitrit und Nitrat werden oft synonym verwendet. Sie sind chemisch zwar ähnlich, es handelt sich jedoch um zwei verschiedene Substanzen. Nitrit nehmen wir vorwiegend über verarbeitete Nahrungsmittel auf. [In Deutschland wird Nitrit gepökelten Lebensmitteln wie Schinken und Wurst zugesetzt.] Nitrat wird in einem geringeren Maße zwar auch Lebensmitteln [wie Wurstwaren, Schnitt- und Hartkäse] beigefügt, das größere Problem ist jedoch belastetes Trinkwasser. Nitrat aus Düngemitteln, Fäkalien, Dung und Jauche kann durch Regen, Bewässerungssysteme und andere Oberflächengewässer durch die Erde ins Grundwasser gelangen und schlussendlich unser Trinkwasser belasten. Brunnenwasser ist am anfälligsten für Verunreinigungen.

Nitrat wird im Verdauungstrakt in Nitrit umgewandelt, das wiederum in Nitrosamine umgewandelt werden kann. Nitrit ist zehnmal giftiger als Nitrat.

Nitrate kommen natürlicherweise auch in manchen Blattsalaten, grünem Blattgemüse und Wurzelgemüse vor, diese Quellen sind jedoch wenig bedenklich, da sie immer mit antioxidativen Nährstoffen wie Vitamin C und Vitamin E, Beta-Karotin und Flavonoiden kombiniert sind, die ihre Umwandlung in Nitrosamine verhindern. Die Fleischindustrie versucht gerne, die Ängste vor den Nitriten in ihren Produkten zu zerstreuen, indem sie darauf hinweist, dass Nitrate (nicht Nitrite) schließlich ganz natürlich in manchen Gemüsesorten vorkommen. Was ihre Vertreter nicht erwähnen, ist, dass Nitrate zehnmal weniger gefährlich als Nitrite sind – die in der Fleischindustrie am häufigsten verwendet werden. Ebenso wenig erwähnen sie, dass die Toxizität von Nitraten durch andere Substanzen im Gemüse neutralisiert wird, die in den industriell verarbeiteten Fleischprodukten nicht zu finden sind.

Auf den Etiketten der Lebensmittel werden Sie Nitrit als Natriumnitrit oder Kaliumnitrit aufgeführt finden. Es wird den Lebensmitteln als Konservierungsstoff beigefügt. Es verhindert, dass das Bakterium Clostridium botulinum einen Giftstoff produziert, der den Botulismus auslöst. Wegen seines hohen krebserregenden Potenzials ist Nitrit ein wichtiges Thema in der Lebensmittelindustrie. Regulierungsbehörden würden die Substanz gerne aus allen Lebensmitteln verbannen, aber das würde das Risiko einer Botulismus-Vergiftung steigern. Um das Krebsrisiko einzuschränken und dennoch Sicherheit gegenüber Botulismus zu bieten, hat die US-Regierung die Zugabe von Natrium- und Kaliumnitrit auf 120 ppm [parts per million] begrenzt. Dies ist der niedrigste Wert, der das Wachstum und die Giftproduktion des Bakteriums wirksam kontrollieren kann. [Auch in Deutschland gibt es Grenzwerte für Nitrit und Nitrat.]

Ein Bewusstsein für die Gefahr von Nitrosaminen wurde erstmals Anfang der 1970er-Jahre geweckt, nachdem eine Leberkrebsepidemie bei Tieren auf Bauernhöfen in Norwegen aufgetreten war. Das Problem wurde auf Heringsmehl zurückgeführt, mit dem die Tiere gefüttert worden waren. Das Heringsmehl war mit Natriumnitrit konserviert. Das Natriumnitrit hatte mit dem Amin Dimethylamin im Fisch reagiert und N-Dimethylnitrosamin produziert. Seither ist die krebserregende Wirkung von Nitrosaminen hinreichend gesichert.

Die Aufnahme von Nitrit und Nitrosaminen ist beim Menschen mit einem erhöhten Krebsrisiko verbunden – Lungen-, Magen-, Speiseröhren-, Bauchspeicheldrüsen-, Blasen-, Darm- und Leberkrebs.[19-22] In jüngerer Zeit wurde festgestellt, dass Nitrosamine nicht nur Krebs, sondern auch Diabetes, Fettleber und Alzheimer verursachen können. Nitrosamine können DNA-Schädigungen, oxidativen Stress, Lipidperoxidation und Entzündungen hervorrufen, was zu einer erhöhten zellulären Degeneration und zum erhöhten Zelltod führt und somit eine Neurodegeneration fördert.[23]

Dr. Ming Tong und Dr. Susan de la Monte vom Fachbereich Pathologie der Warren Alpet Medical School an der Brown University in Providence, Rhode Island, behaupten, die derzeitigen Typ-2-Diabetes- und Alzheimerepidemien stünden in direktem Zusammenhang mit dem übermäßigen Verzehr nitrithaltiger Lebensmittel.[24-25] Ihre Studien haben gezeigt, dass Nitrite degenerative Veränderungen im Gehirn von Labortieren verursachen und eine Insulinresistenz fördern, ein bekannter Faktor bei Alzheimer. Sie behaupten, dass ein hoher Nitritgehalt in der Nahrung Krebs verursacht, während ein geringerer, noch nicht krebserregender Gehalt zu Insulinresistenz und Alzheimer führt.

Diese Studien werden durch viele andere gestützt, die zeigen, dass nitrosaminähnliche Substanzen in hohen Dosen Krebs verursachen, in geringeren Dosen Diabetes und eine Neurodegeneration vom Alzheimertyp.[26-28]

Bedeutet das, dass Sie nie Frühstücksspeck, Wurst oder Schinken essen sollten? Ja ... und nein. Es wäre klug, alle verarbeiteten Lebensmittel zu meiden, die Natrium- und Kaliumnitrit enthalten. Dazu gehören gepökelte Wurstwaren sowie Produkte, die diese enthalten, wie Pizza und Dosensuppen. Diese Lebensmittel enthalten oft auch Natriumglutamat und manchmal auch Aspartam. Lesen Sie die Zutatenlisten auf den Etiketten. Glücklicherweise werden zunehmend nitritfreie Fleischwaren angeboten. In den normalen Supermärkten muss man oft noch danach suchen, aber im Reform- und Naturkosthandel sind sie erhältlich. Frisches [unverarbeitetes] Fleisch ist in der Regel frei von Nitritzusätzen.

»Ein Grundsatz ist nicht zu widerlegen: Was gut für das Herz ist, ist auch gut fürs Gehirn.«

— Rudolph Tanzi und Ann Parson

9

Giftige Metalle

Metalle greifen in unser Gehirn ein. In menschlichem Gewebe fördern einige Metalle aktiv die Oxidation und wirken als Katalysatoren, die den Alterungsprozess beschleunigen. Die Exposition gegenüber Eisen, Mangan, Kupfer, Zink, Aluminium, Nickel, Kobalt, Cadmium, Chrom, Quecksilber und Blei kann zur Erschöpfung der Antioxidantien und zur Bildung freier Radikale führen. Sie kann auch Entzündungen fördern und die normale Enzymaktivität sowie den normalen Energiestoffwechsel beeinträchtigen. In der Medizin werden diese Elemente auch als »Schwermetalle« und konkreter als »giftige Metalle« bezeichnet. Manche sind giftiger als andere. Einige wie Eisen, Mangan, Kupfer, Zink und Chrom braucht der Körper in winzigen Mengen, wobei kleine Mengen als Nährstoffe und größere Mengen als Gifte wirken. Von anderen ist nicht bekannt, dass der Körper sie benötigt. Sie sind in jeder vorhandenen Menge giftig. Viele dieser Metalle sind gefährliche Schadstoffe in unserer Umwelt. Wir sind Schwermetallen durch industrielle, Umwelt-, diätetische oder medizinischen Quellen ausgesetzt. Studien haben gezeigt, dass Alzheimerpatienten oft höhere Konzentrationen an Schwermetallen im Gehirngewebe aufweisen, was auf eine übermäßige Exposition irgendwann in ihrem Leben hinweist.[1]

Forscher der Case Western University Medical School in Ohio stellten 2000 an der American Academy of Neurology Erkenntnisse vor, die darauf hinweisen, dass Arbeiter, die Blei ausgesetzt sind, wie in Bleihütten oder bei der Herstellung bleihaltiger Batterien, Keramiken, Röhren und Munition, ein mehr als doppelt so hohes Risiko für eine Alzheimererkrankung aufweisen. Es ist seit Langem bekannt, dass Kinder durch Bleibelastung Gehirnschäden entwickeln. Eine geringe Bleiexposition ist bei Kindern gekennzeichnet durch einen niedrigen IQ, geringere schulische Leistungen, erhöhte Schulabbrecherquoten, verminderte Aufmerksamkeitsspannen und unsoziales Verhalten. Eine höhere Exposition kann zu Krampfanfällen, Koma und Tod führen. Eine Bleivergiftung ist jedoch nicht nur ein Problem, das auf die Kindheit beschränkt ist. Erwachsene, die als Kind Blei ausgesetzt waren, haben ein höheres Risiko, später in ihrem Leben Alzheimer zu bekommen.[2]

In der Metall- oder Bergbauindustrie zu arbeiten oder in der Nähe einer Fabrik zu leben, die giftige Abfälle produziert, bedeutet ein erhöhtes Risiko für Neurodegenerationen jedweder Art. Auch wenn die Belastung mit giftigen Metallen durch industrielle Quellen erfolgen kann, sind Nahrungsmittel vielleicht besorgniserregender, weil sie so viele Menschen betreffen, und das ohne Warnung. Wenn Sie in einem Umfeld giftiger Metalle leben oder arbeiten, wissen Sie, dass es ein Expositionsrisiko gibt. Aber wer Nahrungsmittel oder Medikamente zu sich nimmt, hat möglicherweise keine Ahnung, dass er sich einer potenziellen Gefahr aussetzt.

Die drei giftigen Metalle, denen wir wahrscheinlich am häufigsten durch diätetische und medizinische Quellen ausgesetzt werden, sind Aluminium, Eisen und Quecksilber. Dies sind die Metalle, die sich bei neurodegenerativen Krankheiten in erhöhten Mengen angesammelt haben.[3-4]

Aluminium

Von allen toxischen Metallen wird Aluminium am häufigsten mit der Alzheimerkrankheit assoziiert. Von Aluminium ist seit Langem bekannt, dass es giftig für lebendes Gewebe ist. Die Verbindung zu Alzheimer wurde in den 1960er-Jahren hergestellt, als man Aluminium zu Nervenzellen in Gewebekulturen gab. Dadurch wurden im Nervengewebe Veränderungen verursacht, vergleichbar mit jenen, die im Gehirn von Alzheimerkranken zu finden sind. Darüber hinaus wurde festgestellt, dass Labortiere, denen man Aluminium unters Futter mischte, neurologische Schäden entwickelten.

Der Zusammenhang wurde durch Berichte untermauert, wonach mehrere Dialysepatienten aufgrund eines erhöhten Aluminiumgehaltes in der Dialyseflüssigkeit dement wurden.[5] Nachdem das Aluminium aus der Dialyseflüssigkeit entfernt worden war, verschwand die Demenz wieder. Weitere Belege unterstützten den Verdacht, etwa dass Forscher in senilen Plaques und Neurofibrillenbündeln im Gehirngewebe verstorbener Alzheimerpatienten Aluminium entdeckten.[6]

Diese Entdeckung wurde von der Boulevardpresse als die Ursache von Alzheimer bejubelt, nach der man so lange gesucht hatte, und sie gewann viel Aufmerksamkeit in der Öffentlichkeit. Insgesamt sind die Beweise jedoch gemischt.

Manche Studien brachten keine Anhaltspunkte für allgemein erhöhte Aluminiumspiegel bei Alzheimerpatienten. Dies ließ viele einen Zusammenhang zwischen Alzheimer und Aluminium bezweifeln. Spätere Studien, die mit empfindlicheren Messmethoden durchgeführt wurden, bestätigten jedoch, dass in den betroffenen Hirnregionen vieler Alzheimerpatienten erhöhte Aluminiumspiegel vorlagen.[7] Aluminium mag zwar nicht der einzige Faktor sein, der bei der Alzheimerkrankheit im Spiel ist, es ist aber definitiv giftig für das Hirngewebe und kann ein Faktor sein, der dazu beiträgt.

Aluminium ist ein in der Umwelt verbreitetes Element. Unser Trinkwasser enthält Spuren an Mineralien, darunter Aluminium. In manchen Gegenden sind die Konzentrationen höher als in anderen. Somit kann die Trinkwasserversorgung in manchen Gegenden zu einer niedrig dosierten chronischen Exposition führen. Für Aluminium wie auch für Kupfer im Trinkwasser ist nachgewiesen worden, dass sich diese Metalle negativ auf das Fortschreiten der Alzheimerkrankheit auswirken.[8] Neun von 13 veröffentlichten epidemiologischen Studien über Aluminium im Trinkwasser und die Alzheimerkrankheit haben einen statistisch signifikanten positiven Zusammenhang aufgezeigt.[9] Bei älteren Menschen, die Wasser mit einem hohen Aluminiumgehalt tranken, trat Alzheimer 4,4-mal häufiger auf als bei denen, die Wasser mit

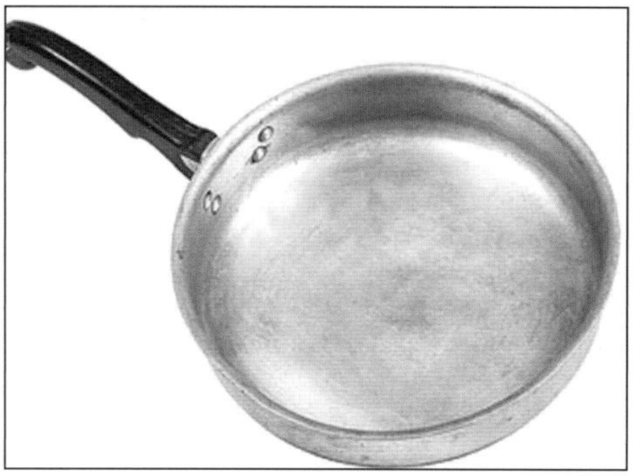

einem niedrigen Aluminiumgehalt tranken.[10] Dies spricht für die Verwendung von Wasserfiltern. Glücklicherweise bindet Silizium, ein verbreiteter Mineralstoff, der ebenfalls in Spuren im Wasser vorkommt, das Aluminium und vermindert damit dessen Aufnahme im Verdauungstrakt. Das heißt, dass in Gegenden, in denen das Trinkwasser einen hohen Siliziumgehalt aufweist, das Risiko einer Aluminiumtoxizität reduziert sein kann.[11]

Wasser trägt in der Regel ein bis zwei Prozent zu unserer täglichen Aluminiumaufnahme bei, während die Nahrung und medizinische Quellen über 95 Prozent beisteuern.[12] Diätetische und medizinische Aluminiumquellen sind folglich am besorgniserregendsten. Wir sind Aluminium in unterschiedlichen Mengen durch Produkte des täglichen Gebrauchs ausgesetzt. Aluminium steckt in Käsezubereitungen, Backpulver, Speisesalz, Antazida (Magensäurepuffer), gepuffertem Aspirin, Anti-Durchfallmitteln, schweißhemmenden Mitteln, Deodorants und in Mahlzeiten, die in Aluminiumtöpfen gekocht wurden, sowie in Kaffee, der in Espressokännchen aus Aluminium zubereitet wurde. Aluminiumdosen und aluminiumbeschichtete Getränketüten können ebenfalls erhebliche Mengen Aluminium an die Getränke abgeben. In Alufolie eingewickelte Lebensmittel können den Mineralstoff auch aufnehmen, insbesondere, wenn die Lebensmittel säurehaltig sind. Aluminium kann als Zusatzstoff auch in manchen Fischkonserven und Konserven von Schalen- und Krustentieren, in flüssigen oder gefrorenen ganzen Eiern und im Eiweiß, in getrockneten Eiern, in Bier und Mixed Pickles zu finden sein. [In Deutschland ist Aluminium selbst nur als Farbstoff für Überzüge von Zuckerwaren und für Kuchen- und Keksdekorationen zugelassen. Diverse Aluminiumverbindungen sind als Stabilisatoren für Eiklar und kandiertes oder glasiertes Obst oder Gemüse zugelassen sowie als Backtriebmittel für Biskuitgebäck und englische Scones.]

Medikamente können dem Körper hohe Dosen Aluminium zuführen. Manche Menschen nehmen womöglich 1.000-mal mehr Aluminium durch Säureblocker als durch Trinkwasser auf.[13] Impfstoffe enthalten oft Aluminium und Quecksilber. Der Gehalt dieser Mineralstoffe in Impfstoffen ist hoch genug, um bei manchen Personen nach einer Impfung chronische Entzündungsreaktionen auszulösen.[14-15]

Aluminium aus der Nahrung können Sie meiden, indem Sie Ihre Lebensmittel sorgfältig auswählen und auf den Etiketten die Liste der Zusatzstoffe lesen. Meiden Sie alle Lebensmittel, bei denen die Zutatenliste das Wort »Aluminium« enthält, wie etwa Aluminiumammoniumsulfat, Natriumaluminiumsilikat und Natriumaluminiumphosphat. Backpulver enthält im Allgemeinen saures Natriumaluminiumphosphat. Das heißt, die meisten Backwaren, die Backpulver enthalten, enthalten auch diesen Zusatzstoff. Dazu gehören fast alle Donuts, Muffins, Kuchen und ähnliche Produkte, die im Supermarkt und Restaurants gekauft werden, sowie auch Pfannkuchen-, Muffin- und Kuchenmischungen. [In Deutschland ist dieser Zusatzstoff ausschließlich für die Herstellung von englischen Scones und von Biskuitgebäck zugelassen.] Man kann auch aluminiumfreies Backpulver kaufen, aber bei den meisten industriell hergestellten Backwaren, in denen Backpulver enthalten ist, wird die aluminiumhaltige Variante verwendet. Speisesalz enthält in der Regel Aluminium als Antiklumpmittel. Sie können jedoch auch aluminiumfreies Salz kaufen. Natürliches Meersalz ist eine gute Wahl. Mancher Schmelzkäse enthält Aluminium, reiner Käse jedoch nicht. Sie können solche Käsezubereitungen von reinem Käse unterscheiden, da sie als »Schmelzkäse« oder mit einem ähnlichen Begriff gekennzeichnet sind.

Eisen

Jede lebende Zelle enthält Eisen. Ohne Eisen könnten die Zellen keine Energie für ihre Stoffwechselprozesse erzeugen. Weder könnten neue Zellen noch könnten Hormone und Enzyme entstehen.

Eisen spielt bei der Verteilung des Sauerstoffs eine entscheidende Rolle. Unsere roten Blutkörperchen nehmen Sauerstoff in der Lunge auf und verteilen ihn im ganzen Körper. Jedes rote Blutkörperchen befördert 300 Millionen Moleküle des Blutfarbstoffs Hämoglobin, die eisenhaltige Substanz, die den Sauerstoff bindet.

Wir brauchen etwas Eisen in unserer Nahrung, zu viel kann jedoch Probleme bedeuten und zwar sehr viele Probleme. Genau wie bei den meisten anderen Nährstoffen kann ein übermäßiger Verzehr gefährlich sein. Aber wie können wir zu viel Eisen bekommen? Gehört Eisenmangel nicht zu den gesundheitlichen Problemen, die uns am meisten beschäftigen? Dies kann in manchen Fällen ein Problem sein; in jedem Fall ist jedoch ein Eisenüberschuss ein größeres Problem, von dem wesentlich mehr Menschen betroffen sind. Zu viel Eisen kann zu Herzkrankheiten, Leberschädigungen, Diabetes, Krebs und neurodegenerativen Krankheiten führen.[16-17]

Unsere Körper sind ultimative Recyclingmaschinen. Proteine, Fette, Mineralstoffe und andere Substanzen werden fortwährend aufgespalten und wieder verwertet, um neue Verbindungen herzustellen. Auch Eisen wird recycelt. Es wird aus den alten roten Blutkörperchen herausgenommen und in speziellen Proteinen, dem Ferritin, gespeichert. Ferritin ist ein kugelförmiges Eiweißmolekül. In seinem Inneren können bis zu 4.500 Eisenatome aufgenommen werden. Wir haben Millionen Ferritinmoleküle, die in unserem Blut und unseren Organen zirkulieren. Dieses Eisen wird verwendet, um neue rote Blutkörperchen, Enzyme und andere Verbindungen herzustellen.

Eisen ist so lebenswichtig, dass es zur Verhütung eines Eisenmangels gehortet wird. Unsere Vorfahren waren solchen Situationen in Winter- oder Hungerzeiten immer wieder ausgesetzt, wenn das Essen knapp war. Der Körper unternimmt alle Anstrengungen, um Eisen zu recyceln. Sobald es in die Blutbahn aufgenommen worden ist, möchte der Körper es nicht mehr verlieren. Es gibt keinen Ausscheidungsmechanismus für Eisen. Fast das ganze Eisen, das wir aufnehmen, wird im Körper gespeichert. Wegen der Effizienz beim Eisenrecycling ist unser täglicher Bedarf an Nahrungseisen sehr gering. Wir verlieren etwa ein Milligramm Eisen pro Tag mit Schweiß und Urin, der abgesondert oder ausgeschieden wird, und mit den Zellen, die auf natürliche Weise von der Darmwand, dem Haar, der Haut und den Nägeln abgestoßen werden. Der größte Eisenverlust findet durch Blutverluste statt. Mit Eisen gefüllte rote Blutkörperchen und Ferritinmoleküle gehen verloren, und der Körper bezieht das Eisen dann aus seinen Vorratslagern, um das, was verloren gegangen ist, wieder aufzufüllen.

Frauen vor der Menopause verlieren regelmäßig Eisen. Deshalb wird davon ausgegangen, dass bei Frauen im Vergleich zu Männern das Risiko eines niedrigen Eisenspiegels größer ist. Die empfohlene Tageszufuhr für Eisen liegt bei 15 Milligramm für Frauen vor der Menopause und bei zehn Milligramm für Männer und für Frauen nach der Menopause. Der Körper nimmt etwa zehn Prozent des Eisens aus der Nahrung auf, sodass er bei einer Aufnahme von 10 bis 15 Milligramm Eisen über die Nahrung 1 bis 1,5 Milligramm speichern würde. Diese Zufuhr entspricht in etwa der Menge, die jeden Tag verloren geht. Eine Aufnahme von mehr als 10 bis 15 Milligramm Eisen bedeutet, dass das ganze überschüssige Eisen in die Speicher geht.

Weist unsere Ernährung einen Eisenmangel auf, wird ein Signal an den Verdauungstrakt gesendet, woraufhin der Darm mehr Eisen aus der Nahrung aufnimmt. Es ist ein effizientes System, das sicherstellt, dass der Körper das ganze Eisen bekommt, das er braucht, wenn die Zufuhr über die Nahrung zurückgeht. Bei den meisten Frauen liegt während der Menstruation kein Eisenmangel vor, weil dieser Absorptionsmechanismus effektiv funktioniert.

Die durchschnittliche Ernährung deckt unseren Eisenbedarf mehr als ausreichend. Die meisten von uns nehmen weitaus mehr über das Essen zu sich, als empfohlen wird. [Dies wird in Deutschland nur bei Männern und älteren Frauen beobachtet, nicht jedoch bei jüngeren Frauen.] Das ganze überschüssige Eisen wird säuberlich in unserem Gewebe weggepackt. Weil wir normalerweise mehr Eisen aufnehmen, als wir verlieren, steigen unsere Eisenreserven mit zunehmendem Alter, selbst bei den meisten Frauen vor der Menopause.

Aber was ist so schlimm daran, etwas zusätzliches Eisen im Körper gespeichert zu haben? Es könnte ja einmal gelegen kommen, falls wir es irgendwann einmal brauchen sollten. Und wenn Eisen ein so wichtiger Nährstoff ist, dass der Körper besondere Anstrengungen unternimmt, es auf Vorrat zu horten, was könnte denn schlimm daran sein? Wenn Eisen von Hämoglobin oder Ferritin gebunden wird, richtet es keinen Schaden an. Aber etwas von dem Eisen, das in Ferritin gespeichert ist, entweicht auch und zirkuliert dann als freies Eisen im Körper. Je größer unsere Eisenvorräte, desto mehr freies Eisen haben wir, das in unserem Körper herumwandert.

Das Problem mit freiem Eisen ist, dass es ein starkes Oxidationsmittel ist und eine Unmenge zerstörerischer freier Radikale freisetzt. Mehrfach ungesättigte Fettsäuren und andere Verbindungen fallen diesen molekularen Partikeln schnell zum Opfer. Der Schaden, der durch eine eisenkatalysierte Reaktion angerichtet wird, ist erheblich und kann alle Zellen und Gewebe betreffen. Das Gehirn, das größtenteils aus Fett mit einem relativ hohen Gehalt an mehrfach ungesättigten Fettsäuren besteht, ist besonders verwundbar.[18]

Randall Lauffer, Professor für Biochemie an der Harvard Medical School, beschreibt Eisen folgendermaßen: »Freies Eisen kann eine zerstörerische Kettenreaktion auslösen, die sich die spezielle Eigenschaft von Eisen zunutze macht, sich mit verschiedenen Formen von Sauerstoff zu verbinden. An Hämoglobin gebunden ist Eisen ein kleiner chemischer Engel, der den Sauerstoff im Blut eskortiert und ihn den bedürftigsten Geweben wohltätig liefert. Aber frei – allein und nackt – ist Eisen ein kleiner Teufel, ein Lausbub, der mit einem gefährlichen Chemiebaukasten und einem Sauerstofftank spielt. Das Zusammenwirken von Eisen und Sauerstoff wird dann zerstörerisch und unsere Gewebe sind die Opfer.«[19]

Eisen ist als krebsfördernd anerkannt. Einige Forscher sind der Überzeugung, dass es eine direkte Verbindung zwischen erhöhten Eisenreserven und der Entwicklung von Krebs, Diabetes, Herzkrankheiten, Schlaganfällen, Parkinson und Alzheimer gibt.[19]

Eisen sammelt sich mit zunehmendem Alter im Gehirn an, und es gibt Belege dafür, dass Eisen die Produktion zerstörerischer freier Radikale anregt, die zu den alzheimertypischen Beta-Amyloidablagerungen und Neurofibrillenbündeln beitragen.

Es ist auch nachgewiesen worden, dass die durch Eisen induzierten Reaktionen freier Radikale die Arterien schädigen sowie Arteriosklerose, Herzinfarkte und Schlaganfälle fördern. Das Risiko mehrfacher Mini-Schlaganfälle, die zu vaskulärer Demenz führen und oft mit Alzheimer assoziiert werden, wird durch eine hohe Aufnahme von Eisen gesteigert.

Der Grund dafür, dass im mittleren Alter mehr Männer als Frauen einen Herzinfarkt erleiden, ist Randall Lauffer zufolge, dass Männer höhere Eisenvorräte in ihrem Körper gespeichert haben. Sobald Frauen dann allerdings die Menopause erreichen und kein Eisen mehr durch die Menstruation verlieren, erhöhen sich ihre Eisenvorräte rapide – und damit auch ihre Herzinfarktrate.

Ein anderer Mechanismus, über den Eisen oxidative Schäden anrichten kann, sind Verletzungen. Eine mechanische oder chemische Gewebeverletzung kann dazu führen, dass Zellen reißen und ihren Inhalt in die nähere Umgebung abgeben. Zu diesem Inhalt gehören Metallionen wie Eisen, die radikalische Reaktionen in extrazellulären Flüssigkeiten beschleunigen. Diese Radikale können die Fettperoxidation beschleunigen, weil Fettsäuren die verwundbarsten Segmente in unserem Gewebe sind.

Es ist die These vertreten worden, dass Gehirnverletzungen durch Schädeltrauma oder Sauerstoffentzug (Schlaganfall) zur Freisetzung von Eisenionen in die umliegende Region führen kann. Die Eisenionen könnten eine weitere Schädigung der Umgebung begünstigen, indem sie radikalische Reaktionen beschleunigen. Ein Großteil der Schäden, die bei einer Krankheit angerichtet werden, sind das Ergebnis radikalischer Reaktionen. Da der Eisengehalt des menschlichen Gewebes mit zunehmendem Alter steigt, können Verletzungen an älterem Gewebe zur Freisetzung einer größeren Menge Eisen führen. Dadurch steigen auch die Schäden durch freie Radikale mit zunehmendem Alter.

Die meisten unserer Nahrungsmittel enthalten Eisen. Es kommt natürlich in allem Obst und Gemüse, in Körnern, Nüssen, Samen, Eiern und Fleisch vor. Der Eisengehalt von Milchprodukten ist allerdings vergleichsweise niedrig, sofern sie nicht angereichert wurden. Öle und Fette enthalten kein Eisen.

Eines der eisenhaltigsten Lebensmittel [in den USA] ist Weißmehl. Beim Ausmahlen von Vollkornweizenmehl wird das Eisen zusammen mit mehreren anderen Nährstoffen entfernt. In einer Gesellschaft, in der Weizen das Hauptnahrungsmittel darstellt, hat es drastische Auswirkungen auf die Gesundheit, wenn lebenswichtige Nährstoffe entfernt werden. Für viele Menschen sind Brot oder Mehl die Grundlage ihrer Ernährung. Als sich die Herstellung von Weißmehl vor über einem Jahrhundert durchsetzte, führte der Mangel an Nährstoffen zu Mangelerscheinungen bei den Menschen.

Um diesen Mangelkrankheiten vorzubeugen, verfügte die US-Regierung, dass Weißmehl mit bestimmten Nährstoffen »angereichert« wird. [Dies ist in Deutschland nicht der Fall. Gleichwohl ist Brot die wichtigste Eisenquelle, weil viel Brot gegessen wird.] Einer dieser Nährstoffe war Eisen. Obwohl rund 20 Nährstoffe beim Ausmahlen beseitigt werden, werden nur vier oder fünf wieder zugesetzt. Um das Brot noch »gesünder« zu machen, haben die Verarbeiter mehr Eisen hinzugefügt, als ursprünglich im Vollkornweizen vorhanden war. Einige wenige Scheiben Brot können den Eisenbedarf für einen ganzen Tag decken.

Fast das gesamte Weißmehl wird [in den USA, nicht in Deutschland] mit Eisen in Form von Eisensulfat angereichert. Das ist die Bezeichnung für Eisen, die man allgemein auf den Etiketten in der Zutatenliste lesen kann. Das heißt, jedes aus Weißmehl hergestellte Produkt ist auch mit Eisensulfat angereichert. Denken Sie darüber nach. Wie viele Dinge essen wir jeden Tag, die aus raffiniertem Weizenmehl hergestellt sind? Wir denken dabei für gewöhnlich nur an Brot und Brötchen, müssen aber auch Bagels, Plätzchen, Cracker, Brezeln, Pfannkuchenmischungen, Frühstücksflocken, Tortillas, Burritos, Pizza, Makkaroni, Spaghetti, tiefgefrorene Gerichte, Eintöpfe, Kuchen und Donuts berücksichtigen – die Liste wäre endlos fortzuführen. Das sind die Nahrungsmittel, von den die meisten Menschen leben!

Fast alle Frühstückscerealien, ob warm oder kalt zubereitet, sind mit zusätzlichem Eisen »angereichert«. Viele der kalt zuzubereitenden Cerealien bestehen hauptsächlich aus Zucker, der keinen Nährwert hat, außer, dass er Kalorien liefert. Manche Frühstücksprodukte bestehen sage und schreibe zu 60 Prozent aus Zucker. Im Endeffekt essen Sie mit diesen Produkten angereicherten Zucker. Die schlimmsten Frühstücksprodukte im Sinne des Eisengehalts sind diejenigen, die [durch Anreicherung] am gesündesten erscheinen. Jede Portion deckt die empfohlene Tagesdosis zu 100 Prozent. Das heißt, eine Portion versorgt Sie mit dem Tagesbedarf an Eisen. Aber alle weiteren Nahrungsmittel, die Sie während des Tages essen, liefern zusätzliches Eisen, das der Körper hortet.

Bei all dem Eisen ist es kein Wunder, dass die eiseninduzierte Zerstörung durch freie Radikale als eine wesentliche Quelle gesundheitlicher Probleme erkannt worden ist. Als ob dies noch nicht genug Eisen wäre, füllen manche von uns die Vorräte unseres Körpers bewusst noch mehr auf, indem sie Multivitamin- und Mineralstoffergänzungen und angereicherte Säfte zu sich nehmen. Die meisten Multivitaminpräparate enthalten Eisen. Nachdem das Eisenproblem inzwischen ins Bewusstsein der Öffentlichkeit rückt, haben manche Hersteller Multivitaminpräparate mit reduziertem Eisengehalt oder ganz ohne Eisen eingeführt. Sie sollten alle Nahrungsergänzungsmittel meiden, die Eisen enthalten. Selbst vor den Wechseljahren sollten Frauen eisenhaltige Ergänzungen meiden, sofern ihr Arzt ihnen nicht etwas anderes gesagt hat.

Es gibt noch eine weitere wichtige Eisenquelle, von der einige Menschen betroffen sind: Kochgeschirr. Die Verwendung von Gusseisentöpfen zum Kochen erhöht nicht nur die Menge dieses Metalls in unserem Körper, sondern zerstört auch das Vitamin C und andere Antioxidantien im Essen.[17] Es ist sicherer, Edelstahl oder Glas zu verwenden.

Nachdem Ihnen das Eisenproblem nunmehr bewusst geworden ist, wie schützen Sie Ihren Körper vor einer Eisenüberladung? Als Jugendlicher oder als Frau vor der Menopause brauchen Sie sich wenig Gedanken zu machen. Junge Menschen hatten noch nicht die Zeit, nennenswerte Eisenvorräte aufzubauen, und Frauen im gebärfähigen Alter verlieren bei ihrer Menstruation kontinuierlich Eisen. Manche Frauen verlieren möglicherweise so viel Eisen, dass sie sogar einen Eisenmangel entwickeln. Diejenigen, die sich wegen überschüssigen Eisens Gedanken machen sollten, sind erwachsene Männer und Frauen nach der Menopause. Für diese Risikogruppen ist der beste Weg, eine Eisenüberladung zu verhindern, den Verzehr von angereicherten Nahrungsmitteln zu meiden – hauptsächlich Frühstückscerealien. Achten Sie auf dem Etikett in der Zutatenliste auf Worte wie »Eisen-«, »eisenhaltig« oder »Eisen«.

Einer der Vorzüge beim Verzehr von Vollkornweizen, braunem Reis und anderen Vollkornprodukten ist, dass sie Ballaststoffe enthalten, die beim Prozess des Ausmahlens zu Weißmehl oder der Verarbeitung zu poliertem weißem Reis beseitigt werden. Die Ballaststoffe sind nützlich, weil sie giftige Metalle binden, einschließlich Eisen, und sie aus dem Verdauungstrakt ziehen, sodass weniger Eisen in den Blutkreislauf gelangt. Vollkornprodukte und Bohnen sind die ballaststoffreichsten Lebensmittel.

Regelmäßige aerobe Übungen helfen zudem, die gespeicherten Eisenvorräte abzubauen. Etwas Eisen wird durch den Schweiß abgesondert. Ein ordentliches Workout kann helfen, zusätzliches Eisen loszuwerden, aber eine einzige Schale mit Frühstückscerealien kann das in zwei Stunden anstrengender sportlicher Betätigung losgewordene Eisen wieder auffüllen. Um Eisenreserven abzubauen, können Sie sich nicht alleine auf sportliche Aktivitäten verlassen. Alkohol erhöht die Eisenaufnahme. Eine Reihe von Studien hat gezeigt, dass der Eisenspiegel bei Trinkern höher ist als bei Nichttrinkern.[20-21] Alkohol schädigt die innere Schicht der Darmwand und stört die Fähigkeit des Körpers zur Regulierung der Nährstoffaufnahme, einschließlich Eisen. Wenn dieser selbstregulierende Mechanismus nicht mehr richtig funktioniert, kann die Eisenaufnahme steigen.

Orale empfängnisverhütende Mittel rauben jüngeren Frauen teilweise den Schutz, den sie durch die Menstruation haben. Sie senken bei den meisten Frauen den Menstruationsblutfluss um ein Drittel bis zur Hälfte ab. Damit reduziert sich auch die Menge an Eisen, die normalerweise ausgeschieden würde. Bei Frauen, die die Pille nehmen, ist es wahrscheinlicher, dass sie früher in ihrem Leben Eisenvorräte aufbauen. Dies ist durch Studien bestätigt worden, die zeigen, dass die Menge an gespeichertem Eisen bei Frauen, die zwei Jahre oder länger orale empfängnisverhütende Mittel genommen haben, etwa doppelt so hoch ist wie bei jenen, die die Pille nicht verwendeten.

Jeder Blutverlust reduziert die Eisenlast. Als Mittel zur Senkung der Eisenreserven ist unter anderem die Möglichkeit der Blutspende vorgeschlagen worden. Einige Male im Jahr Blut zu spenden, genügt bei den meisten Menschen, um ihre Eisenreserven in Grenzen zu halten, solange die Eisenaufnahme insgesamt moderat ist. Periodisches Fasten ist auch ein effektiver Weg, um die körpereigenen Eisenvorräte zu reduzieren. Während des Fastens verliert der Körper weiterhin täglich kleine Mengen an Eisen, ohne dass sie mit der Nahrung wieder aufgefüllt werden. Das heißt, die Eisenreserven des Körpers sinken insgesamt. Beim traditionellen Fasten verzichtet man auf jedwede Nahrung und Getränke, außer Wasser. Saftfastenkuren schließen Obst und Gemüse mit ein, aber die Säfte müssen einen niedrigen Eisengehalt haben. Milch kann auch bei einer Fastenkur verwendet werden. Sie liefert ein ganzes Spektrum an Nährstoffen, aber im Grunde kein Eisen. Sofern Fasten etwas Neues für Sie ist, schlage ich Ihnen vor, sich Hilfe von jemandem zu holen, der Erfahrung damit hat, bevor Sie länger als ein paar Tage fasten.

Quecksilber

Quecksilber ist das giftigste nicht radioaktive Metall, das der Wissenschaft bekannt ist. Allein das Einatmen von Quecksilberdämpfen kann zu Gehirnschädigungen führen. Tierversuche haben gezeigt, dass Quecksilber Veränderungen im Gehirn verursacht, die identisch sind mit jenen, die bei Alzheimerpatienten festzustellen sind.[22] Von allen giftigen Metallen ist Quecksilber erwiesenermaßen das, welches die Nerven und das Gehirngewebe am meisten schädigt. Zusätzlich zu Gehirnschädigungen kann eine Quecksilbervergiftung Nierenversagen und Leberschäden verursachen, die schließlich zum Tod führen können. Zu den Symptomen einer akuten Quecksilbervergiftung gehören Kribbeln und Prickeln auf der Haut (Zeichen einer Nervenschädigung), Verlust des Koordinationsvermögens, unsichere Bewegungen und schwankender Gang, Schwierigkeiten zu sprechen und Worte zu artikulieren, Verlust des Sehvermögens und Taubheit.

Quecksilber kommt in organischer und anorganischer Form vor. Die anorganische Form kann in elementares Quecksilber und Quecksilbersalze unterteilt werden. Bei dem Quecksilber in einem Thermometer handelt es sich um elementares Quecksilber. Organisches Quecksilber entsteht, wenn sich elementares Quecksilber mit organischen Molekülen verbindet. Methylquecksilber und Dimethylquecksilber sind zwei verbreitete und tödliche Beispiele. Quecksilber ist in jeder Form giftig, organisches Quecksilber ist in der Regel jedoch giftiger als das anorganische. Eine Quecksilbervergiftung kann durch Einatmen der Dämpfe, durch Nahrungsaufnahme, Injektion oder über die Haut erfolgen. Die häufigste diätetische Quecksilberquelle ist der Verzehr von Fisch, der durch Industrieabgase und -abwässer belastet ist. Durch die Umweltverschmutzung weisen fast alle Fischarten einen gewissen Gehalt an Quecksilber auf. Bei Fischen, die weiter oben in der Nahrungskette stehen, ist es im Allgemeinen wahrscheinlicher, dass sie höhere Quecksilberkonzentrationen aufweisen, sodass der Verzehr von großen Raubfischen am besten gemieden oder eingeschränkt wird. Die Tabelle auf Seite 89 enthält eine Liste von Fischen, Schalen- und Krustentieren mit den niedrigsten und den höchsten Quecksilberbelastungen. Diese Daten stammen von der US-amerikanischen Lebensmittel- und Arzneimittelbehörde (FDA), die Fisch auf Quecksilber untersucht, und der US-amerikanischen Umweltschutzbehörde (EPA), die festlegt, welche Quecksilbergehalte für den menschlichen Verzehr als unbedenklich oder bedenklich erachtet werden.

Quecksilbergehalt in Fischen und Meeresfrüchten

Niedrigste Quecksilberbelastung

- Adlerlachs (Atlantik)
- Anchovis (Sardellen)
- Auster
- Barsch (Ozean)
- Buntbarsch
- Butterfisch (Atlantik)
- Fadenflossige Alse
- Flunder
- Forelle (Süßwasser)
- Hering
- Jakobsmuscheln
- Krabben
- Lachs (frisch/in Dosen)
- Languste/Krebs
- Makrele (Atlantik, Kaulbarsch)
- Meeräsche
- Muscheln
- Sardinen
- Schellfisch (Atlantik)
- Scholle
- Seehecht
- Seelachs
- Seewolf
- Seezunge (Pazifik)
- Shrimps
- Tintenfisch (Calamaris)
- Weißfisch
- Wittling

Mittlere Quecksilberbelastung

- Adlerfisch (weiß, Pazifik)
- Barsch (gestreift, schwarz)
- Barsch (Süßwasser)
- Heilbutt (Atlantik/Pazifik)
- Hummer
- Jacksmelt (Atherinopsis californiensis, Schwanzstück)
- Kabeljau (Alaska)
- Karpfen
- Kohlenfisch
- Mahi Mahi
- Rochen
- Schnapper
- Seeteufel
- Thunfisch (Echter Bonito)
- Thunfisch (Skipjack, Katsuwonus pelamis)
- Weichfisch (Meerforelle)

Hohe Quecksilberbelastung

- Blaubarsch
- Makrele (Spanien, Golf)
- Thunfisch (Albacore)
- Thunfisch (Gelbflossenthunfisch)
- Wolfsbarsch (Loup de mer, Chile)
- Zackenbarsch

Höchste Quecksilberbelastung

- Atlantischer Sägebauch
- Großaugen-Thunfisch (Bigeye tuna, Ahi-Thunfisch)
- Hai
- Makrele (Königsmakrele)
- Schwertfisch
- Speerfisch
- Torpedobarsch

Quelle: Natural Resources Defense Council – http://www.nrdc.org/health/effects/mercury/guide.asp.

Eine weitere wichtige Quecksilberquelle liegt im Bereich der Medizin. Seit Jahrhunderten wird Quecksilber als ein wesentlicher Inhaltsstoff bei der Herstellung von Medikamenten eingesetzt. Trotz seiner hinlänglich bekannten giftigen Eigenschaften wurde es in großem Umfang in harntreibenden Mitteln (Diuretika), Abführmitteln (starke Laxanzien), Antiseptika und Antibiotika verwendet. Es war zwar giftig, wirkte bei diesen Beschwerden aber wegen seiner Giftigkeit. Wenn es als Abführmittel oder Diuretikum genutzt wurde, reagierte der Körper darauf, indem er das System reinigte und alles abführte, um das Gift loszuwerden, was zu Durchfall, erhöhter Harnausscheidung und manchmal Erbrechen führte.

Im 18. und 19. Jahrhundert glaubte man, viele Krankheiten würden durch unspezifische »Verunreinigungen« verursacht, und die Heilung bestand darin, sie aus dem Körper abzuführen. Erhöhter Stuhlgang und erhöhte Harnausscheidung wurden als Weg gesehen, dies zu erreichen. Bis Anfang des 20. Jahrhunderts waren quecksilberhaltige Medikamente die wirksamsten Diuretika, und sie werden weiterhin genutzt. Quecksilber tötet auch Bakterien, Viren, Pilze und Parasiten ab, sodass quecksilberhaltige Medikamente zur Behandlung von Darmparasiten, Hautinfektionen und systemischen Infektionen verabreicht wurden. Eine der üblichsten Anwendungen war zur Behandlung der Syphilis. Die Zweckmäßigkeit mag fragwürdig gewesen sein, aber bis zur Entdeckung der Antibiotika im Jahr 1939 gab es nur wenige Alternativen.

Da Quecksilber die Verunreinigungen, die als Ursache vieler Krankheiten gesehen wurden, effizient ausleitete, wurden quecksilberhaltige Medikamente zur Behandlung vieler Krankheiten verwendet, darunter Tuberkulose, Depression, Schwangerschaftskrankheiten, Zahnschmerzen, Ekzeme, Schuppenflechte, Leberkrankheiten, unregelmäßige Menstruation, Entzündungen, Bindehautentzündungen sowie alle Arten von Infektionskrankheiten. Es sah so aus, als könnte jedes Gesundheitsproblem mit quecksilberhaltigen Medikamenten behandelt werden. Bei manchen Arzneien wurde Quecksilber mit Zyanid, Aluminium, Jod und anderen giftigen Substanzen kombiniert, um ihre Wirksamkeit zu »verbessern«. Eine der beliebtesten Arzneien des 19. Jahrhunderts war Kalomel – Quecksilberchlorid. Es blieb sogar bis Anfang des 20. Jahrhunderts beliebt.

Quecksilberhaltige Arzneien wurden Patienten oft in solch großen Mengen verabreicht, dass ihnen das Haar und die Zähne ausfielen.[23] Viele Patienten starben durch die übereifrigen Verabreichungen ihrer Ärzte, und diejenigen, die überlebten, überlebten trotz der »Kur«. Symptome einer Quecksilbervergiftung wurden oft der Krankheit statt der Behandlung zugeschrieben. Quecksilberhaltige Zahnpuder führten zu einer weitverbreiteten Quecksilbervergiftung, der sogenannten Feerschen Krankheit, die durch eine blassrosa Verfärbung der Handflächen und Fußsohlen, begleitet von Fieber, Schlaflosigkeit, Lethargie, Appetitlosigkeit und Schmerzen gekennzeichnet war. Diese Symptome, so glaubte man, seien einfach Folgen des Zahnens. Die Krankheit war mit einer hohen Sterblichkeitsrate verbunden, eins von zehn Kleinkindern starb. Nachdem man festgestellt hatte, dass eine Quecksilbervergiftung zugrunde lag, wurden quecksilberhaltige Zahnpuder unverzüglich vom Markt genommen.

Nachdem man die Gefahr des Quecksilbers in diesen Produkten mit der Zeit besser verstanden hatte, wurden quecksilberhaltige Arzneien durch unbedenklichere und effektivere Alternativen ersetzt. Dennoch setzt die moderne Medizin bei manchen Behandlungen nach wie vor Quecksilber ein. Impfstoffe enthalten oft Thimerosal, einen quecksilberhaltigen Konservierungsstoff. Hier wird das Quecksilber direkt in die Blutbahn injiziert. Einige überzeugende Studien deuten darauf hin, dass Kinderimpfstoffe, die Thimerosal enthalten, Gehirnschädigungen verursachen, die zu Autismus führen. Dieses Thema wird jedoch nach wie vor heftig diskutiert. Dennoch, als Reaktion auf die Sorge der Öffentlichkeit und aufgrund der vorliegenden wissenschaftlichen Belege ist die Verwendung von Thimerosal in Kinderimpfstoffen reduziert worden, obwohl es in Grippe-, Hepatitis-B- und Diphtherie-Tetanus-Impfstoffen noch immer verbreitet ist. Wenn Sie eine jährliche Grippeschutzimpfung bekommen, wird Ihnen wahrscheinlich Quecksilber direkt in die Blutbahn injiziert. [In Deutschland enthalten zumindest Einzelimpfstoffdosen aufgrund der heute möglichen aseptischen Fertigung in der Regel kein Thiomerosal mehr.] Zusätzlich zu Quecksilber enthalten Impfstoffe oft auch Aluminium, sodass jede Impfung gleich ein doppelter Hammer ist.

Ein Relikt der Medizin des 19. Jahrhunderts, das bis heute überlebt hat, ist die Verwendung von Amalgamzahnfüllungen. Anfang des 19. Jahrhunderts, als Quecksilber allgemein in der medizinischen Fachwelt verwendet wurde, begannen Zahnärzte, eine Mischung aus Quecksilber, Zinn, Kupfer, Zink und Silber zu nutzen, um Amalgamzahnfüllungen herzustellen. Diese »Silber«-Füllungen waren eine billigere Alternative zu den kostspieligeren Goldfüllungen. Was Quecksilber wertvoll für die Zahnmedizin machte, ist, dass es als einziges Metall bei Zimmertemperatur flüssig ist. Wenn es mit anderen, härteren Metallen gemischt wird, ist das daraus entstehende Amalgam weich und formbar, sodass es bequem in das Loch in einem Zahn eingefügt werden kann.

Quecksilber war zu jener Zeit zwar schon als tödliches Gift anerkannt. Die Verwender von Quecksilbermischungen behaupteten jedoch, dass das Quecksilber durch das Mischen mit anderen Metallen so fest in der Legierung gebunden werde, dass es keine gesundheitliche Gefahr darstelle. Trotz der allgemeinen Verwendung von quecksilberhaltigen Arzneien hielten die meisten Zahnchirurgen in jener Zeit die Verwendung von Quecksilbermischungen ethisch nicht für akzeptabel und weigerten sich, sie zu nutzen. 1859 wurde der US-amerikanische Zahnärzteverband, National Dental Association (die heutige American Dental Association), gegründet. Die Gründer der Organisation standen der Verwendung von Amalgamfüllungen positiv gegenüber und ermunterten ihre Mitglieder, sie zu verwenden. Neuen Zahnärzten wurde beigebracht, dass Amalgam unbedenklich sei, obwohl es keinen Beweis dafür gab. Die Zahnärzte akzeptierten, was der Zahnärzteverband sagte und Amalgamfüllungen wurden zum Standard in Zahnarztpraxen. Über die Unbedenklichkeit von Amalgamfüllungen ist in den letzten 150 Jahren immer wieder debattiert worden. Der US-amerikanische Zahnärzteverband steht auf dem Standpunkt, dass sie absolut unbedenklich seien, während eine Reihe von Forschern ernsthafte Bedenken vorgebracht haben, dass sie es nicht sind.

Würde es um eine kleine Menge an Quecksilber gehen, die bei Amalgamfüllungen verwendet wird, wäre es vielleicht nicht so ein Problem. Aber Amalgamfüllungen bestehen sage und schreibe zu 50 Prozent aus Quecksilber! Der Quecksilbergehalt einer einzigen Füllung ist mehr als genug, um zu Hirnschädigungen und sogar zum Tod zu führen. Wenn die Füllung im Zahn ist, werden fortwährend Quecksilberdämpfe abgegeben und vom Körper aufgenommen. Das heißt, sobald die Füllung in den Zahn kommt, werden ständig Quecksilberdämpfe freigesetzt, und zwar solange sie im Mund bleibt. Sogar bei Füllungen, die 50 Jahre alt waren, ist aufgezeigt worden, dass sie nach wie vor Quecksilberdämpfe abgeben. Es sind keine unmittelbaren Effekte spürbar, aber mit der Zeit wird die kontinuierliche Aufnahme von Quecksilberdämpfen im Mund und in den Lungen einen Effekt haben.[24]

Tierversuche zeigen, dass die Exposition gegenüber Quecksilberdämpfen in Konzentrationen, von denen bekannt ist, dass sie von Amalgamfüllungen freigesetzt werden, zu Gehirnläsionen führen, die mit denen identisch sind, die bei Alzheimer zu sehen sind.[25] Quecksilber erodiert überdies auch die Myelinschutzhülle der Nervenzellen, was eine Verbindung zur Multiplen Sklerose nahelegt.[26]

Elementares Quecksilber, der Typ, der bei Amalgamfüllungen verwendet wird, gibt bei Zimmertemperatur Quecksilberdämpfe ab. Im warmen und säurehaltigen Milieu im Mund werden Quecksilberdämpfe jedoch in wesentlich höheren Konzentrationen freigesetzt. Beim Essen wird die Freisetzung von Quecksilber zudem durch den Abrieb der Zahnfüllungen beim Kauen sowie durch warme und säurehaltige Nahrungsmittel beschleunigt. Selbst der US-amerikanische Zahnärzteverband (ADA) gesteht die Freisetzung von Quecksilberdämpfen im Mund ein (und gibt damit zu, dass Quecksilber nicht fest gebunden wird, wie sie einst verkündet haben). Sie behaupten jedoch, die absorbierte Menge sei nur für eine kleine Gruppe hochempfindlicher Personen schädlich, während die meisten Menschen sich kaum Gedanken machen müssten. Was sie nicht zugeben, ist, dass Quecksilber in jeder Konzentration giftig ist!

Es gibt keinen sicheren Grenzwert. Kleine Dosen Quecksilber sammeln sich in der Regel im Hirngewebe an. Die fortgesetzte Exposition gegenüber Quecksilberdämpfen, 24 Stunden am Tag, Tag für Tag, Jahr für Jahr, 10, 20, 30 Jahre lang oder mehr wird einen kumulativen Effekt haben. Jeder Atemzug, den Sie machen, leitet das Quecksilber direkt ins Gehirn, wo es sich ansammelt und Reizungen und Entzündungen verursacht. Dadurch wird die normale Zellfunktion gestört, was die Bildung von senilen Plaques und Neurofibrillenbündeln und den Tod von Gehirnzellen fördert.

Bei einer 2006 von der US-amerikanischen Lebensmittel- und Arzneimittelbehörde (FDA) durchgeführten Anhörung über die Sicherheit von Amalgamfüllungen bezeugten zahnmedizinische Experten die verheerenden Auswirkungen von Amalgamfüllungen auf die Gesundheit. Unter anderem wurde vorgetragen, dass in Autopsiestudien der Quecksilbergehalt im Gehirn der untersuchten Personen in einem direkten Verhältnis zur Anzahl der Zahnfüllungen in ihrem Mund stand. Er korrespondierte nicht mit irgendwelchen anderen Faktoren, etwa dem Verzehr von Fisch. Das heißt, dass es einen direkten Zusammenhang zwischen Amalgamfüllungen und dem Quecksilbergehalt im Gehirn gibt. Bei der Anhörung wurde auch deutlich, dass Babys, deren Mütter Amalgamfüllungen haben, mit einem höheren Quecksilbergehalt in ihrem Körper geboren werden. Der Quecksilbergehalt, der im Haar der Babys gefunden wurde, entsprach in der Tat der Anzahl der Zahnfüllungen im Mund der Mutter.[27] Der ADA Council on Dental Materials berät Zahnärzte, wie sie sich selbst vor den Gefahren beim Umgang mit dem Abfall von Amalgamfüllungen schützen können. Die Füllungen aus gezogenen Zähnen müssen als Sonderabfall behandelt werden. Bei einer der vielen Vorsichtsmaßnahmen werden die Zahnärzte angewiesen, jeden Hautkontakt zu meiden. Die Dämpfe aus den Amalgamfüllungen sind so giftig, dass die Zahnärzte angewiesen werden, ein Einatmen der unsichtbaren Dämpfe zu vermeiden und das Amalgam in bruchfesten, fest verschlossenen Behältern in Wasser eingetaucht aufzubewahren. Der Arbeitsbereich muss gut gelüftet sein, und alle Mitarbeiter, die in Kontakt mit dem Material kommen, müssen ausführlich über den ordnungsgemäßen Umgang mit diesem Gefahrstoff aufgeklärt werden. Es wird auch geraten, dass alle Mitarbeiter in den Zahnarztpraxen einmal jährlich ihren Quecksilberspiegel messen lassen. Trotz dieser Vorsichtsmaßnahmen sind Zahnmediziner und alle, die beruflich damit zu tun haben, einem hohen Risiko einer Quecksilbervergiftung ausgesetzt.[28]

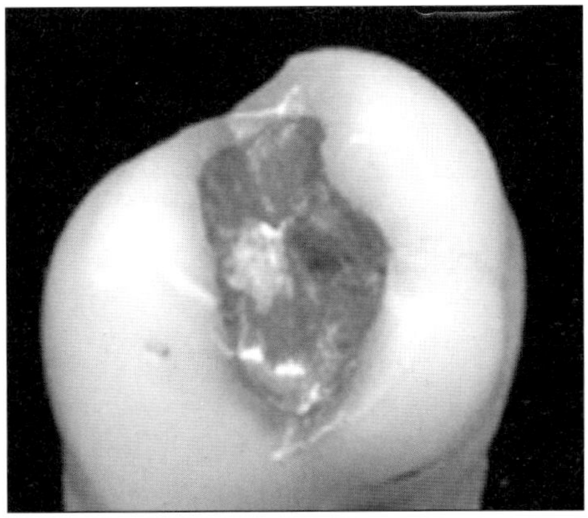

Unsere größte Quecksilberbelastung stammt aus Amalgamzahnfüllungen.

Ebenjener giftige Abfall, mit dem so vorsichtig umgegangen werden muss, ist genau das gleiche Material, das Ihnen in Ihrem Mund in Zahnlöcher gefüllt wird. Dennoch behauptet der US-amerikanische Zahnärzteverband (ADA), dass es in Ihrem Zahn plötzlich seine ganze Giftigkeit verlieren würde und sicher sei. Das entbehrt einfach jeder Logik. Bei allen Beweisen, die gegen die Verwendung von Amalgamfüllungen auf dem Tisch liegen, und angesichts der Vorsichtsmaßnahmen, die der Verband selbst den Zahnärzten nahelegt, fragt man sich, ob die Lizenzgebühren*, die die ADA durch die Amalgamfüllungen erhält, irgendetwas mit seinem Standpunkt zu dieser Frage zu tun haben. Ein anderer Grund ist möglicherweise, dass es ausgesprochen peinlich wäre, wenn sie nun plötzlich, nachdem sie die Gefahr durch Quecksilberfüllungen so lange bestritten haben, zugeben würden, dass sie sich geirrt haben: Sie würden in der wissenschaftlichen Fachwelt und bei ihrer Mitgliedschaft ihre Glaubwürdigkeit verlieren.

Mit bloßem Auge kann man sehen, wie die Quecksilberdämpfe vom Amalgam in einem Zahn abgegeben werden. Wird die Füllung gegen eine phosphoreszierende Leinwand gehalten, sind die Dämpfe problemlos zu sehen. Eine ausgezeichnete Demonstration dazu ist auf Youtube mit einer 25 Jahre alten Amalgamfüllung unter www.youtube.com/watch?v=9ylnQ-T7oiA zu finden. Eine andere Amalgamfüllung, dieses Mal eine, die über 50 Jahre alt ist, gibt genauso viele Quecksilberdämpfe ab: www.youtube.com/watch?v=jN5QVL4N9oU. Egal, wie alt eine Füllung ist, das Quecksilber wird weiter freigesetzt. Nachdem es in Ihrem Mund ist, sind Sie ständig Quecksilber ausgesetzt, bis Sie sterben oder das Amalgam entfernt wird. Wenn diese Dämpfe in den Körper aufgenommen werden, wandern sie ins Gehirn. Eine bemerkenswerte Demonstration, wie Quecksilber Gehirnzellen tötet, wird grafisch in diesem Video mit einer Nervenzellenkultur veranschaulicht: www.youtube.com/watch?v=XU8nSn5Ezd8&NR=1.

---

* Der US-amerikanische Zahnärzteverband (ADA) erhält von Amalgamherstellern sowie auch von Herstellern von Zahnbürsten, Mundspülungen, Zahnseide und anderen Produkten Lizenzgebühren durch sein »Abnahmesiegel«-Programm. Während der Verband finanzielle Zuwendungen von den Herstellern erhält, erklärt er sich im Gegenzug bereit, sowohl bei seinen Mitgliedern als auch gegenüber der Öffentlichkeit für das jeweilige Produkt zu werben. Durch sein »Abnahmesiegel« behauptet der Verband, dass er die Sicherheit von Quecksilber-Amalgamfüllungen untersucht und die Füllungen für unbedenklich befunden hat. In Wahrheit haben sie nie eine von Fachleuten geprüfte Studie durchgeführt, die die Sicherheit von Quecksilberfüllungen gezeigt hätte, sondern verlassen sich stattdessen auf den Glauben, dass sie sicher sein müssen, weil sie seit über 150 Jahren verwendet werden.

Wenn Sie Zugang zum Internet haben, diese Videos sind sehenswert. Alle Amalgamfüllungen geben Quecksilber ab. So etwas wie eine sichere oder unbedenkliche Amalgamfüllung gibt es nicht. Alle Metall- oder »Silber«-Füllungen werden aus Quecksilberamalgam hergestellt. Sofern Sie Amalgamfüllungen haben, müssen Sie entscheiden, ob Sie sich weiterhin durch das Quecksilber vergiften lassen oder ob Sie etwas dagegen tun möchten.

Das Beste ist, das Amalgam entfernen zu lassen. Heute gibt es viele andere, nicht giftige Materialien für Zahnfüllungen. Diese werden als Kompositfüllungen bezeichnet. Diese werden aus synthetischen Harzen im Verbund mit einem harten Füllmaterial wie Silizium hergestellt. Sie werden in der Farbe der Zähne hergestellt. Man sieht also nicht, dass eine Füllung vorhanden ist. Kompositfüllungen sind genauso stabil und haltbar wie Amalgamfüllungen, sodass es überhaupt keinen Grund gibt, jemals eine Amalgamfüllung in den Mund zu bekommen.

Die meisten Zahnärzte können Ihnen eine Kompositfüllung einsetzen, aber nicht jeder Zahnarzt kann eine Amalgamfüllung sicher entfernen. Um Amalgamfüllungen ordnungsgemäß zu entfernen, sind spezielle Vorsichtsmaßnahmen und Fertigkeiten erforderlich, die eine spezielle Schulung voraussetzen, die den meisten Zahnärzten fehlt. Da Zahnärzten in der Schulzahnmedizin zudem beigebracht wird, Amalgamfüllungen seien für Patienten harmlos, sehen sie keinen Anlass, die notwendigen Sicherheitsmaßnahmen zu ergreifen, um den Patienten beim Entfernen der Füllung vor der Quecksilbertoxizität zu schützen. Überdies würden sie eine Amalgamfüllung einzig entfernen, wenn sie den ganzen Zahn ziehen oder sie wegbohren müssen, um eine Wurzelbehandlung vorzunehmen, sodass sie per se wenig Erfahrung mit dem Entfernen von Amalgam haben.

Die ordnungsgemäßen Methoden zum Entfernen von Amalgam werden üblicherweise in speziellen Kursen nach Abschluss der zahnmedizinischen Ausbildung vermittelt. Zahnärzte, die eine entsprechende Schulung absolviert haben und über die Gefahren von Quecksilberfüllungen informiert sind, verwenden diese Füllungen in ihrer Praxis nicht, sie werden als biologische oder ganzheitliche Zahnärzte oder mitunter auch als quecksilberfreie Zahnärzte bezeichnet. Sie verwenden diese Begriffe, um sich von den anderen Zahnärzten abzuheben, die keine Skrupel oder Bedenken haben, ihren Patienten giftige Metalle einzusetzen.

Bei einer ordnungsgemäßen Amalgamentfernung wird dem Patienten ein Gummischutz [Kofferdam] in den Mund gelegt, um zu verhindern, dass Amalgampartikel verschluckt werden oder den Rachen hinunterwandern. Die Quecksilberdämpfe, die sich unter dem Gummischutz ansammeln, werden mit einem Spezialsauger abgesaugt. Der Gummischutz verhindert die Quecksilberdämpfe nicht, aber er drosselt sie, sodass die beim Bohren freigesetzten Dämpfe nicht von der Mundschleimhaut aufgenommen werden. Außerdem wird eine Atemschutzmaske verwendet, damit der Patient die frei werdenden toxischen Dämpfe nicht einatmet. Des Weiteren wird der Zahnarzt überlegen, in welcher Reihenfolge die Amalgamfüllungen am besten aus den Zähnen entfernt werden und wie viele er in einer Sitzung entfernt.

Jeder Zahnarzt kann behaupten, er sei in der Lage, Amalgamfüllungen zu entfernen, wenn er jedoch selbst Amalgamfüllungen einsetzt, sollten Sie sich einen anderen suchen. Das ist sehr wichtig! Zahnärzte, die die Gefahren von Amalgamfüllungen nicht verstehen, verstehen auch nicht die Gefahren, die mit einer Amalgamentfernung verbunden sind. Lassen Sie sich Ihre Amalgamfüllungen nicht von einem Zahnarzt entfernen, der selbst Amalgamfüllungen einsetzt! Um den richtigen Zahnarzt zu finden, suchen Sie nach Zahnärzten, die damit werben, dass sie biologische, ganzheitliche oder quecksilberfreie Zahnmedizin praktizieren. Jeder Zahnarzt kann behaupten, diese Art der Zahnmedizin zu praktizieren. Bevor Sie einen Termin vereinbaren, fragen Sie, ob sie Amalgamfüllungen verwenden. Wenn ja, suchen Sie weiter. Bei dem Gespräch versucht der Zahnarzt möglicherweise, Ihnen irgendetwas weiszumachen, etwa dass sie sie nur bei stimmten Personen verwenden würden, oder dass manche Personen besser mit Amalgam zurechtkämen, oder dass Amalgamfüllungen absolut sicher seien. Diskutieren Sie nicht, suchen Sie sich einen anderen Zahnarzt und fragen Sie ihn, ob er Amalgamfüllungen entfernen und durch Kompositfüllungen ersetzen kann.

Fragen Sie den Zahnarzt außerdem, ob er einen Verträglichkeitstest machen kann. Ein Verträglichkeitstest heißt, dass Sie auf Hunderte dentale Materialien getestet werden, um jene zu identifizieren, auf die Sie möglicherweise allergisch oder empfindlich reagieren sowie die, die für Sie verträglich sind. Sie möchten sicher keine Kompositfüllung im Mund haben, die Ihnen Probleme macht. Bei dem Verträglichkeitstest muss eine Blutprobe genommen werden. Ihr Blut wird dann auf die Materialien getestet, die bei einer Reihe von Kompositfüllungen verwendet werden. Anschließend wird ein Bericht erstellt, in dem alle die Materialien aufgeführt werden, auf die Sie empfindlich reagieren und die nicht in Ihren Mund kommen sollten, sowie alle Materialien, die Ihnen bedenkenlos eingesetzt werden können. Sie müssen einen Verträglichkeitstest machen lassen, bevor Sie sich vom Zahnarzt eine Kompositfüllung einsetzen lassen. Ein ordnungsgemäß geschulter biologischer oder ganzheitlicher Zahnarzt wird das verstehen und den Test durchführen oder Sie an ein Labor überweisen, das den Test macht. Die meisten Zahnärzte führen diesen Verträglichkeitstest nicht selbst durch, sondern überweisen Sie an einen entsprechenden Anbieter. Sollte der Zahnarzt Ihnen sagen, der Verträglichkeitstest sei unnötig, suchen Sie sich einen anderen Zahnarzt.

Sie können biologische Zahnärzte in Ihrer Nähe über den Suchlink der International Academy of Oral Medicine and Toxicology (IAOMT) unter http://www.iaomt.org finden. Die Zahnärzte, die dort zu finden sind, haben beantragt, ins Verzeichnis der quecksilberfreien Zahnärzte der IAOMT aufgenommen zu werden. Die Liste umfasst Zahnärzte in Nordamerika, Europa, Australien und Neuseeland. [In Deutschland bietet sich neben den Gelben Seiten auch der von der GZM – Internationale Gesellschaft für Ganzheitliche ZahnMedizin e.V. auf ihrer Website unter http://www.gzm.org angegebene Suchlink an.]

Schlimmer als einen Mund voller Quecksilberfüllungen wäre, sie unsachgemäß entfernen zu lassen. Egal, welchen Zahnarzt Sie wählen, um Ihre Quecksilberfüllungen austauschen zu lassen, bestehen Sie darauf, dass er sich an die Vorschriften zur sicheren Entfernung von Quecksilberamalgamfüllungen hält.

Vorbeugung ist natürlich die beste Waffe gegen eine Quecksilbervergiftung. Sofern Sie Quecksilber bereits ausgesetzt worden sind, müssen Sie jeder künftigen Exposition vorbeugen. Dazu würde gehören, den Verzehr von Fisch zu meiden, von dem bekannt ist, dass er einen mittleren bis hohen Quecksilbergehalt hat, und sämtliche Amalgamfüllungen zu meiden oder entfernen zu lassen.

Um sich vor möglichen Gewebeschädigungen durch Quecksilber zu schützen, sollten Sie versuchen, es so weit wie möglich zu entfernen. Quecksilber aus dem Gehirn zu entfernen, ist ein schwieriger und langwieriger Prozess. Die Einnahme antioxidativer Nahrungsergänzungsmittel kann helfen, die Entzündungen abzumildern und die Schädigungen zu reduzieren, die durch Quecksilber und andere giftige Metalle verursacht werden.

Zu den wichtigsten antioxidativen Nährstoffen gehören Vitamin A, C und E, Beta-Karotin, Alpha-Liponsäure, Flavonoide sowie die Spurenelemente Zink und Selen. In einer guten Multivitamin- und Mineralstoffergänzung sind sie alle zu finden. Die beste Quelle für diese Nährstoffe sind jedoch Lebensmittel, vor allem frisches Obst und Gemüse. Ballaststoffe (Vollkornprodukte, Hülsenfrüchte), Knoblauch, Zitrat (Zitrusfrüchte) und verschiedene Flavonoide (Kurkumin, Hesperidin, Quercetin, Catechine, Rutin) sowie Alpha-Liponsäure (rotes Fleisch, Innereien, Bierhefe) wirken als Chelatbildner, die helfen, Quecksilber aus dem Körper zu beseitigen. Auf dieses Thema gehen wir in einem späteren Kapitel noch ausführlicher ein.

»Ohne die Ketone als Energiequelle wäre es sehr unwahrscheinlich, dass es unsere Gattung Mensch heute noch gäbe, zumindest nicht mit den heutigen großen Gehirnen und der hohen Intelligenz.«

— Mary Newport

10

Infektionen

Infektiöse Mikroorganismen werden schon lange mit neurodegenerativen Krankheiten in Verbindung gebracht. In der medizinischen Literatur ist eine enorme Anzahl von Studien zu finden, die eine Verbindung zwischen Alzheimer, Parkinson, ALS und anderen neurodegenerativen Krankheiten und Infektionen herstellen. Von allen bekannten Faktoren, die Einfluss auf die Neurodegeneration haben, sind Infektionen möglicherweise die häufigsten und folglich die wichtigsten. Auch wenn nicht alle Fälle von Neurodegeneration mit einer Infektion zusammenhängen, so wird die Anzahl der Fälle, bei denen es so ist, jedoch weit unterschätzt.

Dafür gibt es hauptsächlich vier Gründe: (1) Manche Fälle werden eindeutig durch andere Faktoren wie Medikamente oder Gifte beeinflusst, wobei eine Infektion möglicherweise ein unerkannter Faktor ist, der zusätzlich dazu beiträgt. (2) Mikroorganismen sind nicht immer leicht zu erkennen oder werden bei Autopsien oder Studien gar übersehen. (3) Nachdem eine akute Infektion ihre Schäden angerichtet hat, kann sie im Gehirn verschwunden sein, ohne ein Anzeichen zu hinterlassen, dass sie vorher da war. (4) Eine aktive Infektion kann zur Neurodegeneration führen, ohne im Gehirn vorhanden zu sein. Dieser letzte Punkt ist sehr wichtig, weil eine Infektion Nervenzellschädigungen verursachen kann, ohne je direkt das Gehirn zu infizieren und ohne eine Spur zu hinterlassen, dass sie daran beteiligt war.

Infektionen und Alzheimer

Es ist seit einem Jahrhundert bekannt, dass Demenz, Gehirnatrophie [Rückgang der Hirnmasse] und Amyloidablagerungen durch chronische Infektionen verursacht werden können. Alois Alzheimer, nach dem das Leiden benannt wurde, war in der Tat der Auffassung, dass Infektionen die eigentliche Ursache der Krankheit seien. Es wurde eine Reihe von Mikroorganismen gefunden, die mit der Alzheimerkrankheit assoziiert werden, darunter Spirochäten, das Herpesvirus (HSV-1), Chlamydia pneumoniae, das Epstein-Barr-Virus, das Humane Immundefizienzvirus (HIV), Picornavirus, Bornavirus, Helicobacter pylori und das Cytomegalovirus.[1-5]

Die drei häufigsten Verdächtigen sind Spirochäten, Herpesvirus (HSV-1) und Chlamydia pneumoniae. Die Belege, die eine Verbindung zwischen diesen drei Mikroorganismen und Alzheimer herstellen, sind so überzeugend, dass Forscher inzwischen anfangen, sie als wesentliche Faktoren zu akzeptieren, die zur Erkrankung beitragen, wenn nicht sogar als Hauptursache zu sehen sind.

Es ist lange bekannt, dass Demenzen mit der Syphilis-Spirochäte Treponema pallidum assoziiert sind. Eine andere problematische Spirochäte, die als Ursache von Demenz traurige Berühmtheit erlangt hat, ist das Bakterium Borrelia burgdorferi, der Erreger der Lymekrankheit.

War eine akute Lymeinfektion einmal vorüber, so glaubte man, das Borreliabakterium sei vollständig aus dem Körper verschwunden. Gesundheitliche Probleme, die mit dem Bakterium zusammenhängen, klingen jedoch oft noch monate- oder jahrelang nach. Einige Forscher haben dies als eine Autoimmunreaktion interpretiert, die durch die Infektion ausgelöst wurde, inzwischen wird jedoch deutlich, dass eine geringgradige Infektion endlos fortbestehen und chronische Gesundheitsprobleme verursachen kann. Belege dafür werden im Gehirn von Alzheimerpatienten gefunden, die sich vorher mit der Lymekrankheit infiziert haben. Das Bakterium ist im Gehirn von Alzheimerpatienten zusammen mit Amyloidablagerungen zu finden.[6]

Auch das Herpesvirus ist oft im Gehirn von Alzheimerpatienten nachgewiesen worden. Es wird davon ausgegangen, dass das Virus direkt in die Anhäufung von Beta-Amyloidproteinen im Hirngewebe involviert ist. Wird das Virus im Labor zu Gehirnzellkulturen gegeben, führt es zu einer dramatischen Erhöhung des Beta-Amyloids. Ebenso löst das Virus im Gehirn von Ratten eine Ausbreitung des Beta-Amyloids aus.

In Humanstudien wurde festgestellt, dass das Herpesvirus in 90 Prozent der untersuchten Ablagerungen in Gehirnen von Alzheimerpatienten zu finden war, was sehr auf eine Verbindung zwischen dem Virus und der Alzheimerkrankheit schließen lässt.[8] Es ist offensichtlich, dass Herpes eine wesentliche Rolle bei der Entwicklung der Alzheimerkrankheit spielt. Erste Versuche haben gezeigt, dass das antivirale Medikament Aciclovir Amyloidablagerungen reduziert, was die Verbindung noch weiter untermauert.

Herpes ist heimtückisch. Er kann sich in den Nervenzellen sicher vor der Immunabwehr verstecken, aber wenn die Abwehrkräfte aufgrund von Stress oder einer Infektion schwächeln, kann er aus seinem Versteck kommen, eine Entzündung auslösen und das Fortschreiten der Neurodegeneration und den Tod von Gehirnzellen weiter vorantreiben. Eine Reaktivierung verursacht wiederholte Schädigungen und die Anhäufung von Amyloidablagerungen. Das Virus spielt dieses Katz-und-Maus-Spiel, solange sein Wirt lebt und zerfrisst dabei langsam das Gehirn.[9]

Das Virus ist im Gehirn der meisten jungen Menschen nicht vorhanden, bei älteren Personen nehmen die Infektionsraten jedoch zu.[10] Das Herpesvirus in sich zu haben, ist keine Garantie, dass jemand Alzheimer entwickelt. Das Virus ist auch im Gehirn gesunder Senioren zu finden.[11] Dies lässt darauf schließen, dass die Herpesinfektion nicht die einzige Ursache der Krankheit ist, sondern mit anderen Faktoren zusammenwirkt.

Herpes muss nicht im Gehirn vorhanden sein, um eine Neurodegeneration auszulösen. Jeder Mikroorganismus, der die Arterien infiziert und zur Ansammlung von Ablagerungen und zu Schlaganfällen führt, kann potenziell eine Demenz fördern. Herpes ist einer davon. Dies wurde von Forschern der Columbia University demonstriert. Die Forscher untersuchten 1.625 Erwachsene mit einem Durchschnittsalter von 68,4 Jahren, die in einem multiethnischen Viertel im Norden Manhattans (New York) lebten. Allen Teilnehmern, von denen keiner einen Schlaganfall gehabt hatte, wurde Blut abgenommen, um es auf Antikörper zu untersuchen und zu sehen, ob sie vorher dem Herpes-simplex-Virus-Typ-1 (oraler Stamm) und -Typ-2 (genitaler Stamm) sowie drei anderen verbreiteten Krankheitserregern ausgesetzt waren: Chlamydia pneumoniae, Helicobacter pylori und Cytomegalovirus. Es wurde ein speziell zusammengesetzter Index für die Exposition gegenüber allen fünf Krankheitserregern entwickelt. Das Befinden der Teilnehmer wurde jährlich über einen Zeitraum von durchschnittlich 7,6 Jahren verfolgt. Während dieser Zeit kam es zu 67 Schlaganfällen. Auch wenn überwiegend Herpes-simplex-Typ-1 vorlag, wurden alle fünf Infektionen positiv mit dem Schlaganfallrisiko assoziiert.[12]

Es gab mehrere Gründe, speziell diese fünf Krankheitserreger zu untersuchen. Erstens kann jeder dieser verbreiteten Krankheitserreger sich nach einer akuten Infektion weiterhin hartnäckig halten und damit dazu beitragen, dass eine geringgradige chronische Infektion aufrechterhalten wird. Zweitens haben vorhergehende Studien einen Zusammenhang zwischen jedem dieser Krankheitserreger und Arteriosklerose aufgezeigt. Studien, in denen mehrere dieser Krankheitserreger einzeln untersucht wurden, haben gezeigt, dass sie an der Entstehung von Schlaganfällen beteiligt sein können, die in der Folge zu vaskulärer Demenz und Alzheimer führen.[13]

Chlamydia pneumoniae ist vielleicht der verbreiteteste Mikroorganismus, der in Arterienablagerungen zu finden ist. Wie der Name bereits andeutet, ist er eine häufige Ursache von Lungenentzündungen (Pneumonie). Er wird auch mit Nebenhöhlenentzündungen (Sinusitis), Kehlkopfentzündungen (Laryngitis), Bronchitis, Asthma und anderen Atemwegsproblemen in Verbindung gebracht. Während manche dieser Infektionen schwerwiegend sein können, sind andere relativ geringfügig und mit kaum mehr als einer Verstopfung der Nebenhöhlen und mit Husten verbunden, was dann möglicherweise als eine Erkältung ausgelegt wird. Infektionen mit Chlamydia pneumoniae sind verbreitet und man kann infiziert sein, ohne es zu merken. Sie sind häufige Ursache für die sogenannte Walking Pneumonia, eine leichte Form der Lungenentzündung, die so genannt wird, weil die Betroffenen dabei weiterhin den meisten normalen täglichen Aktivitäten nachgehen können. In den Vereinigten Staaten waren etwa 50 Prozent der Erwachsenen schon einmal damit infiziert, und im weiteren Leben kommt es immer wieder zu erneuten Infektionen. Chlamydia pneumoniae wird zwar hauptsächlich mit Atemwegsinfektionen in Verbindung gebracht, das Bakterium kann jedoch in die Blutbahn eindringen und eine Vielzahl von Problemen verursachen, einschließlich Arthritis, Myokarditis (Herzmuskelentzündung), Guillain-Barré-Syndrom (Nervenentzündung), Enzephalitis (Gehirnentzündung) und Arteriosklerose. In der Blutbahn greift das Bakterium die Arterien an, was zu chronischen Entzündungen und zur Bildung von Plaques (Arteriosklerose) führt, die Arterien verstopfen und zu Herzinfarkten oder Schlaganfällen führen können.[14-15]

Viele Forscher halten eine Infektion für die Hauptursache von Arteriosklerose und Herzkrankheiten, statt sie einfach auf eine übermäßige Cholesterinanhäufung zurückzuführen. In den meisten Arterienablagerungen lassen sich Chlamydia pneumoniae oder andere Mikroorganismen nachweisen, selbst wenn wenig oder kein Cholesterin vorhanden ist, was darauf hinweist, dass die Infektion für die Anhäufung der Ablagerungen wichtiger als Cholesterin ist.[16-17] Bei einer Gruppe von 90 Herzpatienten haben Forscher in den Arterienablagerungen von 79 Prozent der Patienten Chlamydia pneumoniae nachgewiesen. Im Vergleich dazu fanden sie das Bakterium in den Arterienwänden bei nicht einmal vier Prozent der Personen ohne Herzkrankheit. Tierversuche liefern direktere Beweise. Bei Kaninchen, die mit Chlamydia pneumoniae infiziert werden, sind messbar verdickte Arterienwände nachzuweisen.[18]

Chlamydia pneumoniae kann nicht nur Arteriosklerose auslösen, die eventuell zu Schlaganfällen und zu Neurodegeneration führt, das Bakterium kann auch direkt das Gehirn infizieren. Studien wiesen das Bakterium tatsächlich wiederholt im Gehirn von Alzheimerpatienten nach. In einer Studie fanden die Forscher das Bakterium im Gehirngewebe von 17 von insgesamt 19 Alzheimerpatienten, während es im Gehirngewebe von Personen gleichen Alters, die nicht an Alzheimer erkrankt waren, nur in einem von 19 Fällen nachgewiesen wurde.[19]

Im Rahmen einer anderen Studie, bei der Forscher das Gehirngewebe von verstorbenen Alzheimerpatienten untersuchten, wurde bei 90 Prozent der Personen Chlamydia pneumoniae identifiziert. Im Vergleich dazu war das Bakterium in nur fünf Prozent der Gehirne von nicht an Alzheimer erkrankten Personen zu finden.[20] Chlamydia pneumoniae verursacht offensichtlich nicht nur die Bildung von Plaques in den Arterien, sondern auch im Gehirn. Bei der vorgenannten Studie wurde das Bakterium in den Amyloidablagerungen gefunden, die typisch für die Alzheimerkrankheit sind. Darüber hinaus wurde festgestellt, dass Mäuse, die einem Nasenspray mit dem Bakterium ausgesetzt wurden, die gleichen senilen Plaques in ihrem Gehirn entwickelten. Dies ist ein weiterer Beweis dafür, dass das Bakterium die Bildung von Amyloidablagerungen auslöst.[21] Wenn man sich die verschiedenen Formen der Neurodegeneration anschaut, stößt man wiederholt auf die üblichen Verdächtigen: Herpes und Chlamydia pneumoniae. Sie scheinen die prinzipiellen Auslöser zu sein. Aber auch eine Reihe anderer übler Mikroorganismen kann gelegentlich mit im Spiel sein.

Medikamentöse Therapie

Da Infektionen oft mit einer Neurodegeneration assoziiert werden, könnte man vielleicht annehmen, dass eine Antibiotika- oder antivirale Therapie eine einfache Lösung bieten würde. Dem ist jedoch nicht so. Eine medikamentöse Therapie ist nicht immer erfolgreich, da die meisten Medikamente die Blut-Hirn-Schranke nicht überqueren können. Darüber hinaus wirken Antibiotika nur gegen Bakterien, bei Viren, Pilzen und medikamentenresistenten Bakterien sind sie unwirksam. Antivirale Medikamente haben sich bei der Vernichtung von Viren im Gehirn im Allgemeinen als unwirksam erwiesen.[22] Manche Infektionen sind vorübergehender Natur: Sie kommen und gehen, verursachen Schäden und Entzündungen, bevor sie von der körpereigenen Immunabwehr vertrieben werden, oder sie verstecken sich in den Nervenzellen, wie im Falle von Herpes.

Da eine Reihe von Mikroorganismen involviert sein kann, die möglicherweise aktiv präsent ist oder auch nicht, ist eine medikamentöse Therapie generell nicht möglich. Wir müssen uns weitestgehend auf das Immunsystem verlassen, um das Gehirn frei von Infektionen zu halten und dafür zu sorgen, dass es reibungslos funktioniert.

Immunsystem und senile Plaques

Das Immunsystem schützt uns vor infektiösen Organismen und Giftstoffen, es recycelt alte, abgestorbene oder abtrünnige Zellen (Krebs) und fördert die Reparatur und die Heilung von Gewebe. Das Rückgrat des Immunsystems ist die Armee weißer Blutkörperchen, die unentwegt durch den Körper patrouillieren und eine Vielzahl unterschiedlicher Funktionen ausüben. Manche weißen Blutkörperchen [die Phagozyten oder Fresszellen] fressen die Eindringlinge, andere sondern tödliche Substanzen gegen sie ab. Und wiederum andere produzieren Antikörper – Proteine, die gebildet werden, um bestimmte Mikroorganismen zu neutralisieren.

Das Immunsystem ist normalerweise in der Lage, ausreichend Schutz gegen Infektionen zu bieten. Aufgrund der Blut-Hirn-Schranke ist das zentrale Nervensystem für die weißen Blutkörperchen und Antikörper jedoch generell nicht zugänglich. Deshalb muss sich das Gehirn auf eine andere Form der Abwehr verlassen, um Infektionen zu bekämpfen.

Wie Sie sich möglicherweise aus Kapitel 2 erinnern, besteht das Gehirn hauptsächlich aus zwei Arten von Zellen: Neuronen, die Botschaften weiterleiten und Erinnerungen speichern, und Gliazellen, die vorwiegend eine unterstützende Funktion haben. Es gibt unterschiedliche Arten von Gliazellen, von denen jede besondere Funktionen hat. Ein Typ, die sogenannten Mikrogliazellen, bilden das Abwehrsystem des Gehirns gegen Infektionen und Giftstoffe.

Mikrogliazellen befinden sich normalerweise in einem Ruhezustand und sind eher unauffällig. Werden sie durch einen Eindringling oder eine Verletzung aktiviert, schreiten sie zur Tat, verbreiten sich schnell, vergrößern sich, werden mobil, schalten auf Angriff um, verschlingen Fremdkörper und beseitigen geschädigte Zellen. Sie übernehmen die Aufgabe und die Eigenschaft weißer Blutkörperchen. Dabei senden sie Signale aus, die den Blutfluss erhöhen, die Entzündung stimulieren und bewirken, dass verschiedene Substanzen ihnen zu Hilfe eilen. Nachdem die Krise vorbei ist, kehren die Mikrogliazellen allmählich wieder zu ihrem zahmen Dasein wie vor dem Angriff zurück.

Dieser Prozess schützt das Gehirn für gewöhnlich vor Angriffen durch Infektionen, Verletzungen und Giftstoffen, während zugleich ein Reinigungs- und Reparaturprozess stimuliert wird. Wiederholte Angriffe auf das Gehirn können jedoch zu einem chronisch erhöhten Aktivitätsniveau führen, das weitere Schäden verursacht und zur Neurodegeneration führt. Ablagerungen von Schwermetallen, häufiger Medikamenten- oder Drogenkonsum, Kontakt zu Giften oder chronische Infektionen können bewirken, dass die Mikrogliazellen aktiviert bleiben, was die Entzündung und die Gewebedegeneration weiter verschärft. Entzündungen führen zu einer Störung der Blut-Hirn-Schranke, sodass sie durchlässig wird. Weiße Blutkörperchen, Blutproteine, Bakterien und andere Substanzen, die vorher aus dem zentralen Nervensystem ausgesperrt waren, können nun eindringen, noch mehr Probleme verursachen, noch mehr Mikrogliazellen aktivieren, noch mehr Entzündungen hervorrufen und so einen Teufelskreis auslösen.

Zusätzlich zu den weißen Blutkörperchen verfügt das Immunsystem über eine Reihe spezialisierter Proteine, sogenannte Antimikrobielle Peptide (AMP), die in verschiedenen Zellen aufgebaut werden und im Blut präsent sind. AMPs haben es speziell auf eindringende Mikroorganismen abgesehen, stellen aber auch eine Abwehr gegen Krebszellen und verschiedene Gifte dar. AMPs wurden ursprünglich in weißen Blutkörperchen nach der Aktivierung durch Bakterien, Viren und Pilzen entdeckt. Sie töten diese eindringenden Organismen, mildern Entzündungen ab und fördern die Heilung.[23]

Eines der am intensivsten untersuchten Antimikrobiellen Peptide (AMP) ist unter dem Namen LL-37 bekannt. Dieses spezielle AMP wird in verschiedenen Zellen hergestellt, einschließlich einer Reihe weißer Blutkörperchen. Wenn weiße Blutkörperchen mit einem Eindringling konfrontiert sind, sondern sie LL-37 ins Blut ab. LL-37 wird zur äußeren Membran des eindringenden Mikroorganismus hingezogen, wo es sich festhakt und bewirkt, dass der Eindringling auseinanderbricht und stirbt. LL-37 wird auch in erheblichen Mengen von Zellen in den Schleimhäuten in Mund, Zunge, Speiseröhre, Lunge, Darm, Gebärmutterhals und der Vagina aufgebaut und abgesondert. Darüber hinaus wird es auch von den Speichel- und Schweißdrüsen, Hoden- und Brustdrüsen gebildet. LL-37 wird in Wunden, Schweiß, Atemwegsflüssigkeit, Samenflüssigkeit und Milch abgesondert.

Es gibt auch AMPs, die im zentralen Nervensystem residieren. Die dort vorkommende Version des Peptids LL-37 ist das Amyloid-Vorläufer-Protein (APP). Es ist das gleiche Protein, das sich – in Beta-Amyloid umgewandelt – zu jenen Ablagerungen anhäuft, die typisch für die Alzheimerkrankheit sind. Der seit Jahren vorherrschenden Theorie zufolge gehören Beta-Amyloidablagerungen zu den Hauptübeltätern bei der Alzheimerkrankheit. Man ging davon aus, dass es sich dabei um nichts weiter als um ein klebriges Abfallprodukt handelt, das die normale Hirnfunktion stört, und viele Forschungen haben sich darauf konzentriert, die Anhäufung von Beta-Amyloid zu reduzieren.

Neue Forschungen haben indes gezeigt, dass Beta-Amyloid mitnichten ein Teil des Problems, sondern im Gegenteil eines der Mittel ist, mit denen der Körper Infektionen und andere Angriffe abwehrt und somit die Gehirnfunktion erhält.[24-25] Diese Entdeckung wurde von Forschern der Harvard Medical School gemacht. Rudolph E. Tanzi, Professor der Neurologie und auch Direktor der Abteilung Genetik und der Geriatrischen Einheit am Massachusetts General Hospital, sah sich die Gene der senilen Plaques von Alzheimerpatienten an. Zu seiner großen Überraschung sahen die Gene genauso aus wie die, die mit den antimikrobiellen Peptiden des Immunsystems, insbesondere LL-37, assoziiert werden. An jenem Abend ging Dr. Tanzi in das Büro eines anderen Fakultätsmitglieds, Robert D. Moir, und erwähnte die seltsame Ähnlichkeit im genetischen Code des Beta-Amyloids und des Peptids LL-37. Dr. Moir drehte sich zu ihm um und sagte: »Ja, schauen Sie sich das hier an.« Er reichte Dr. Tanzi eine Tabelle. Es war ein Vergleich zwischen Beta-Amyloid und LL-37. Unter anderem hatten die beiden Proteine ähnliche Strukturen. Genau wie Beta-Amyloid neigt LL-37 dazu, sich zu harten kleinen Plaques zu verklumpen. Beide lösen entzündungsfördernde Aktivitäten aus, die das Immunsystem stimulieren. Die Ähnlichkeiten waren frappierend. War es möglich, dass Beta-Amyloid tatsächlich ein Bestandteil des Immunsystems ist?

Die Wissenschaftler konnten es kaum abwarten, zu sehen, ob Beta-Amyloid genau wie LL-37 Mikroben tötet. Sie mischten Beta-Amyloid mit Mikroben, von denen bekannt ist, dass sie von LL-37 getötet werden – Candida, Listeria, Staphylokokken, E.-coli-Bakterien und andere. Beta-Amyloid tötete acht von zwölf der Mikroorganismen.[26]

In den meisten Fällen war das Beta-Amyloid genauso potent und in manchen Fällen sogar potenter als das Peptid LL-37. Der Krankheitserreger, der am empfindlichsten auf Beta-Amyloid reagierte, war der Hefepilz Candida albicans – ein bedeutender Meningitiserreger [Hirnhautentzündung]. Das Beta-Amyloid tötete den Candidahefepilz weitaus effektiver ab als das LL-37.

Die Forscher verglichen dann die antimikrobiellen Effekte im Gehirngewebe von Alzheimerpatienten mit denen von Personen, die nicht an Alzheimer erkrankt waren. Hirngewebeproben, die Beta-Amyloid enthielten und von Alzheimerpatienten stammten, zeigten eine verblüffende höhere antimikrobielle Aktivität gegen Candida als ähnliche Gehirngewebe ohne Beta-Amyloid, das von Personen gleichen Alters ohne Demenzerkrankung stammte. Als jedoch die Gewebeproben ohne Beta-Amyloid aus dem Gehirn von Alzheimerpatienten mit denen aus einem amyloidfreien normalen Gehirn verglichen wurden, war kein Unterschied in der antimikrobiellen Potenz festzustellen.

Ob das Gehirn von Alzheimer betroffen war, spielte keine Rolle; es war die Präsenz von Amyloid, die den antimikrobiellen Effekt im Gewebe ausmachte. Je höher der Beta-Amyloidgehalt, desto größer war die Aktivität gegen Candida. Fest steht, dass das Beta-Amyloid, das im Gehirn von Alzheimerpatienten zu finden ist, weder ein Fehler noch zufällige Rückstände sind, sondern vielmehr ein Mittel des Abwehrsystems. Es ist ein Produkt des körpereigenen Immunsystems.

Sofern die normale Funktion von Beta-Amyloid darin besteht, als Antimikrobielles Peptid (AMP) zu wirken, kann die Abwesenheit des Peptids zu einer erhöhten Anfälligkeit für Infektionen führen. In Tierversuchen scheint dies der Fall gewesen zu sein. Bei Mäusen, die so gezüchtet waren, dass ihnen die Gene für die Enzyme zur Bildung von Beta-Amyloid fehlten, bestand eine erhöhte Anfälligkeit für Infektionen.[27] Wurden diese Mäuse infektiösen Mikroorganismen ausgesetzt, lagen die Sterblichkeitsraten 40 bis 60 Prozent höher als normal. Das Gleiche geschieht beim Menschen. In einem klinischen Versuch erlittenAlzheimerpatienten vermehrt Infektionen, wenn sie Medikamente bekamen, die die Bildung von Beta-Amyloid vermindern.[28] Wird das Gehirn Herpes, Chlamydia pneumoniae, Borrelia burgdorferi, dem Erreger der Lymekrankheit, und anderen pathogenen Mikroorganismen ausgesetzt, reagiert der Körper, indem er in seinem Abwehrsystem Beta-Amyloid produziert.[29-32] Die Bildung und Wirkung von Beta-Amyloid ist nicht nur auf Infektionen beschränkt; es wird auch als Reaktion auf Gehirnverletzungen, Schlaganfälle und chemische Giftstoffe erzeugt.[33-35]

Beta-Amyloid ist möglicherweise nicht das einzige Antimikrobielle Peptid (AMP), das im Gehirn aktiv ist. Andere Proteinablagerungen, die mit neurodegenerativen Krankheiten assoziiert werden, wie etwa das Alpha-Synuclein in den Ablagerungen von Lewy-Körperchen, einem typischen Merkmal der Parkinsonkrankheit, scheinen auch Produkte unserer Immunabwehr zu sein. Richard Smeyne und Kollegen vom St. Jude Children's Research Hospital haben berichtet, dass Mäuse, die mit dem Vogelgrippevirus infiziert wurden, im ganzen Gehirn extensive Alpha-Synuclein-Ablagerungen entwickeln, einschließlich der Substantia nigra (schwarze Substanz), die bei der Parkinsonkrankheit betroffen ist. Das Vogelgrippevirus löst eine Anhäufung von Alpha-Synuclein aus, so, wie die Bildung von Beta-Amyloid durch andere Infektionen aktiviert wird.[36]

Der Grund für die verschiedenen Proteinablagerungen kann sein, dass unterschiedliche Mikroorganismen unterschiedliche AMPs aktivieren. In manchen Fällen kann ein Mikroorganismus oder Giftstoff mehrere AMPs aktivieren, was zu einer Akkumulation verschiedener Proteinablagerungen führt, die bei neurodegenerativen Krankheiten oft zu sehen sind. LL-37 ist zum Beispiel effektiver bei der Bekämpfung von A-Streptokokken (Streptococcus pyogenes), Beta-Amyloid ist jedoch potenter gegen Candida albicans. Um den jeweiligen Krankheitserreger zu bekämpfen, würden nur die relevantesten AMPs aktiviert.

Genauso wie Chlamydia pneumoniae und Herpes in Amyloidablagerungen zu finden sind, sind Borrelia burgdoferi in Lewy-Körperchen von Parkinsonpatienten gefunden worden, was ein weiterer Beleg dafür ist, dass Alpha-Synuclein die Funktion eines AMP hat.[37]

Es könnte durchaus sein, dass andere Proteinablagerungen, wie sie bei den verschiedenen neurodegenerativen Krankheiten zu finden sind, ebenfalls Produkte des Immunsystems sind. Das muss durch künftige Forschungen verifiziert werden.

Systemische Entzündungen töten Gehirnzellen

Vor den 1990er-Jahren wurde das Gehirn als immun-privilegiertes Organ angesehen, das heißt, als nicht anfällig für eine Entzündung oder Immunaktivierung. Man dachte, es sei im Großen und Ganzen nicht von systemischen Entzündungen und Immunreaktionen betroffen. Diese Meinung hat sich inzwischen erheblich geändert.

Inzwischen wissen wir, dass das Gehirn eine robuste Reaktion auf akute Angriffe mit der Aktivierung von Mikrogliazellen, AMPs und anderen Faktoren der Immunabwehr auslösen kann. Sie gehen mit der Freisetzung von Entzündungsmediatoren einher, um den Blutfluss zu stimulieren und die Blut-Hirn-Schranke zu lockern, sodass weiße Blutkörperchen aus der Körperperipherie ins zentrale Nervensystem eingelassen werden, um bei dem Kampf behilflich zu sein. Die Blut-Hirn-Schranke schirmt das zentrale Nervensystem zwar vor vielen infektiösen Organismen und anderen potenziell gefährlichen Substanzen ab, das Gehirn ist jedoch nicht vom Rest des Körpers isoliert, wie gemeinhin geglaubt wird. Was anderswo im Körper passiert, kann tief greifende Auswirkungen auf das Gehirn haben. Selbst kleinere Infektionen wie eine saisonale Grippe oder eine Erkältung können das Gehirn direkt beeinflussen.

Es ist hinreichend bekannt, dass Menschen, die an systemischen Infektionen leiden, in ein Delirium fallen können – ein vorübergehender Zustand geistiger Verwirrtheit, begleitet von Ängsten, Halluzinationen, Sprachstörungen und beeinträchtigten kognitiven Fähigkeiten. Diese Störung der geistigen Funktionsfähigkeit ist bei älteren Menschen und bei Personen mit neurodegenerativen Krankheiten verbreiteter.[38]

Systemische Infektionen jedweder Art, ob durch eine Grippe, Lebensmittelvergiftung, Blaseninfektion, Hefepilzinfektion, Lungenentzündung oder auch einer Parodontitis (Zahnfleischinfektion), können Entzündungsmediatoren freisetzen, das heißt, spezielle Proteine, die vom Immunsystem hergestellt werden, um eine Entzündung zu aktivieren. Einer dieser

Mediatoren ist der sogenannte Tumornekrosefaktor-alpha oder TNF-alpha. Der TNF-alpha-Spiegel im Blut wird durch Infektionen oder physische Verletzungen erhöht und zeigt an, dass im Körper ein höheres Maß an Entzündungen vorliegt. Eine Verletzung oder eine Infektion löst die Freisetzung von TNF-alpha in die Blutbahn aus, um eine Entzündung zu stimulieren. Wenn TNF-alpha die Blut-Hirn-Schranke überquert, aktiviert er Mikrogliazellen, die eine Entzündungsreaktion im Gehirn auslösen. Eine durch systemische Infektionen oder Verletzungen ausgelöste Nervenentzündung kann einen schnellen Rückgang der kognitiven und motorischen Funktionsfähigkeit verursachen, dem wiederum eine beschleunigte Neurodegeneration folgt.[39]

Jede Infektion oder Verletzung kann negative Auswirkungen auf das Gehirn haben, den Beginn einer neurodegenerativen Krankheit auslösen oder ihren Fortschritt beschleunigen. Ist das Gehirn bereits von der Krankheit angeschlagen, kann der Rückgang beobachtet und gemessen werden. Dies wurde in einer Studie dokumentiert, die in der Zeitschrift Neurology veröffentlicht wurde und die zeigte, dass selbst eine geringfügige Infektion wie eine Erkältung den Gedächtnisverlust verdoppeln konnte. In die Studie einbezogen waren 222 Patienten mit einer leichten bis schweren Alzheimererkrankung. Im Laufe von sechs Monaten wurden von jedem Patienten in periodischen Abständen Blutproben genommen. Im Studienverlauf hatte etwa die Hälfte der Patienten eine oder mehrere Erkältungen (oder andere Atemwegs- oder Magen-Darm-Infektionen) oder Stürze erlebt, die zu erhöhten TNF-alpha-Spiegeln führten. Bei erhöhten TNF-alpha-Spiegeln, war der Rückgang der kognitiven Fähigkeiten doppelt so hoch wie bei normalen Spiegeln. Einige der Patienten hatten zu Beginn der Studie einen hohen TNF-alpha-Spiegel, was darauf hinwies, dass sie möglicherweise an einer chronischen Entzündung litten. Eine chronische Entzündung kann etwa durch Arthritis, Reizdarmsyndrom, Hämorrhoiden und Ähnliches bedingt sein, die bei älteren Menschen verbreitet sind. Bei diesen Patienten war der Rückgang der kognitiven Fähigkeiten viermal größer als bei jenen, die keine erhöhten TNF-alpha-Spiegel hatten, selbst wenn sie keine Erkältungen oder andere vorübergehende Infektionen erlebt hatten. Interessant war, dass bei Patienten mit zu Beginn hohen TNF-alpha-Spiegeln und einer Infektion der Gedächtnisverlust zehnmal so hoch war.[40]

Krankheiten, bei denen wir normalerweise denken, dass sie kaum Konsequenzen haben, wie beispielsweise eine Erkältung oder eine Harnwegsinfektion, müssen bei Senioren mit einer neurodegenerativen Krankheit wesentlich ernster genommen werden. Akute Krankheiten oder Verletzungen, die Entzündungen intensivieren, selbst außerhalb des zentralen Nervensystems, können ernste Konsequenzen für die kognitiven und motorischen Fähigkeiten haben. Die Autoren der Studie betonen, dass der Rückgang der geistigen Funktionsfähigkeit kein vorübergehender Effekt, sondern ein bleibender ist, selbst nachdem die Krankheit oder Entzündung längst verschwunden ist. Die Autoren gelangten zu dem Schluss, dass eine Unterdrückung der Entzündung mit Medikamenten möglicherweise helfen kann, den geistigen Rückgang aufzuhalten, wobei sie jedoch anmerkten, dass Studien, in denen nicht-steroidale Antirheumatika wie Celebrex und Aleve verabreicht wurden, sich bisher als unwirksam erwiesen haben.[41-42] Eine bessere Option ist es, durch Ernährung, Lebensstil und andere natürliche Mittel ein gesundes Immunsystem aufrechtzuerhalten, das in der Lage ist, Infektionen und Entzündungen in Schach zu halten.

»In seinen ersten Lebenstagen deckt ein Neugeborenes 25 Prozent seines Energiebedarfs mit Ketonen.«

— Mary Newport

11

Zähne und Zahnfleisch

Mundgesundheit und Gehirn

Forscher haben eine Reihe verschiedener Bakterien und Viren im Gehirn von Alzheimerpatienten nachgewiesen. Die häufigsten Mikroorganismen, die mit der Alzheimerkrankheit assoziiert werden, sind, wie zuvor bereits erwähnt, Spirochäten, Herpes-simplex-Virus-Typ-1 (HSV-1) und Chlamydia pneumoniae, aber auch andere, wie Helicobacter pylori und das Cytomegalovirus, können ebenfalls involviert sein.

Woher kommen alle diese infektiösen Organismen? Einige können vom Stich eines infizierten Insektes oder von ungeschütztem Sex kommen. Manche können auch durch einen Schnitt oder ein Geschwür auf der Haut kommen. Aber die meisten kommen aus dem Mund. Alle diese Mikroorganismen residieren gemeinhin im Mund und in den Nebenhöhlen. Durch einen Schnitt, ein Geschwür oder eine andere Öffnung im Mund können diese Mikroorganismen in die Blutbahn gelangen, die sie zum Gehirn transportiert.

Wayne wurde im Alter von 54 Jahren ins Krankenhaus eingewiesen, nachdem er auf einer Körperseite unter einer plötzlichen Kraftlosigkeit litt, begleitet von einer Reihe epileptischer Anfälle. Um die Ursache festzustellen, unterzog er sich mehreren Untersuchungen und Gehirnscans. Die Diagnose: zerebraler Abszess, eine Infektion des Gehirns. Dann begannen die Ärzte nach der Ursache der Infektion zu suchen. Röntgenaufnahmen seines Mundes zeigten, dass eine Zahnfleischerkrankung vorlag und dass er mehrere Löcher in den Zähnen hatte. In der Annahme, dass sein Zustand durch seine Zahninfektionen verursacht worden sei, schloss die Behandlung neben der Verabreichung von Antibiotika auch das Entfernen seiner schlechten und kranken Zähne mit ein. Der Patient wurde vollständig geheilt und ist inzwischen, seit nunmehr zweieinhalb Jahren, gesund geblieben. Es ist seit Langem bekannt, dass die Gesundheit unserer Zähne und unseres Zahnfleisches Einfluss auf die Gesundheit unseres restlichen Körpers hat, einschließlich des Gehirns. Es ist nicht außergewöhnlich, dass Bakterien aus der Mundhöhle das Gehirn infizieren und akute sowie chronische Krankheiten verursachen.[1-8]

Darrel erlebte seit über vier Jahren wiederholt Episoden von Gedächtnisverlust, der zunehmend gravierender wurde und länger dauerte. Bei diesen Episoden war sein Kopf so leer, dass er alles aß, wenn ihm etwas vorgesetzt wurde, wobei ihm jedes Urteilsvermögen darüber fehlte. Seine Anfälle begannen zunächst mit einem Gefühl der Aufregung, die dann in extreme Nervosität überging, gefolgt von einer Phase des Weinens. Bei seinem letzten

Anfall fuhr er mit seinem Wagen 35 Meilen auf schmutzigen Straßen und konnte sich weder an die Fahrt noch an irgendeinen Vorfall unterwegs erinnern. Er musste anhalten, um über die Antwort auf so einfache Fragen nachzudenken, wie: »Wie viel ist zwei plus zwei?« Wenn er die Straße überquerte, musste er stehen bleiben und sich genau anschauen, wie die Kreuzung aussah und wie die Straßen verliefen. Als diese Anfälle zum ersten Mal kamen, schien sein Gehirn auf Zeitlupe umzuschalten. Einige Jahre vorher hatte er mehrere infizierte Zähne, die gereinigt und mit Goldkronen versehen wurden. Danach fing es mit diesen ernsten Symptomen an. Das erste Symptom war eine leichte und vorübergehende Gedächtnisstörung. Mit der Zeit wurden seine Symptome jedoch immer schlimmer.

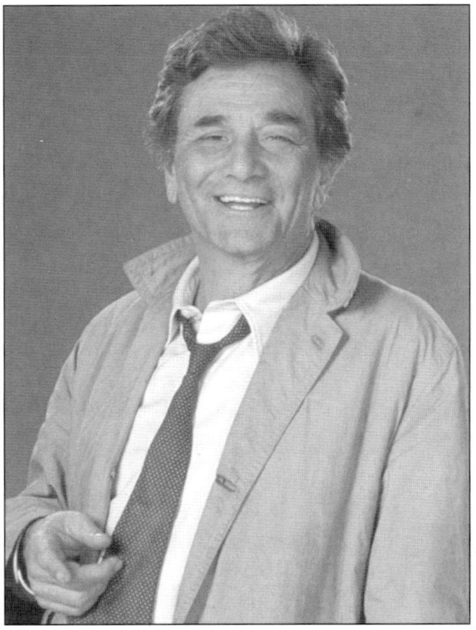

Der Schauspieler Peter Falk litt unter Alzheimer, kurz nachdem er sich einer Reihe von Zahnoperationen unterzogen hatte.

Aufgrund des Verdachtes, dass die Zähne möglicherweise immer noch infiziert sind, wurden die Goldkronen entfernt und die befallenen Zähne gezogen. Danach kehrte sein normales Erinnerungsvermögen innerhalb von Tagen zurück, und sein Gesichtsausdruck änderte sich von verwirrt und leer zu geistig aufgeweckt. Diese Veränderung war dauerhaft, und er erlebte keine Rückfälle von Gedächtnisverlust.

Eine schlechte Mundgesundheit kann bei Ihnen mehr als nur Karies oder Zahnschmerzen auslösen – sie kann zu Demenz und motorischen Störungen führen. Mit anderen Worten: Schlechte Zähne können zu Alzheimer führen. Eine schlechte Mundgesundheit ist mit einer Reihe gesundheitlicher Probleme in Verbindung gebracht worden, einschließlich Arteriosklerose, Schlaganfälle, Herzversagen, Nierenerkrankungen, Lungenentzündung, Diabetes, niedriges Geburtsgewicht und Frühgeburt – jetzt ist Alzheimer zu dieser Liste hinzugekommen.[9-13]

Die Gefahr, dass sich Bakterien aus der Mundhöhle in andere Teile des Körpers ausbreiten, ist sehr real und potenziell ernst. Zahnpatienten mit bestimmten gesundheitlichen Problemen, insbesondere wenn sie künstliche Gliedmaßen (Prothesen) oder künstliche Herzklappen haben, bekommen bei jeder Zahnbehandlung Antibiotika. Zahnärzte wissen, dass selbst Routinearbeiten an den Zähnen zu Schnitten oder Rissen im Zahnfleisch des Patienten führen können, über die Bakterien aus dem Mund in die Blutbahn gelangen und eine Infektion anderswo im Körper auslösen können.[14] Antibiotika werden gewöhnlich bei offenkundigen gesundheitlichen Problemen verschrieben, bei gesunden Personen im Allgemeinen jedoch nicht. Man geht davon aus, dass gesunde Menschen in der Lage sind, die Bakterien zu bekämpfen, die bei der Zahnbehandlung ins System gelangen. Dies ist jedoch nicht immer der Fall.

Peter Falk, der mit Emmy Awards ausgezeichnete Schauspieler, der die Hauptrolle des Inspektors Columbo in der gleichnamigen, überaus erfolgreichen Fernsehserie spielte, glitt schnell in eine Demenz ab, nachdem er sich 2007 einer Reihe von Zahnoperationen unterzogen hatte. Falk war damals 79, geistig immer noch voll auf der Höhe und in seinem Beruf aktiv, was von ihm verlangte, binnen Tagen seitenlange Rollentexte auswendig zu lernen. Nach den Eingriffen an den Zähnen schwand sein Gedächtnis schnell. In nicht einmal zwei Jahren verfiel er in ein fortgeschrittenes Stadium der Alzheimerkrankheit und konnte sich nicht einmal mehr an seine Rolle in Columbo erinnern, für die er vier Emmys erhalten hatte.

Brutstätte für Infektionen

Es gibt Milliarden von Bakterien, Viren, Pilzen und Parasiten, die in unserem Mund leben. Es sind allein über 600 Bakterienarten, die sich in unserem Mund zu Hause fühlen. Viele dieser Bakterien produzieren Giftstoffe als Abfallprodukte, die die Zähne schädigen und das Zahnfleisch reizen sowie Entzündungen und Zahnfleischbluten hervorrufen. Wenn diese Bakterien überhand nehmen, führt dies zu Zahnverfall, Zahnfleischerkrankungen und schließlich zum Zahnverlust.

Erkrankungen des Zahnhalteapparates beginnen mit Zahnbelag – einem klebrigen Film auf den Zähnen, der durch das Zusammenwirken von Bakterien mit Stärken und Zuckern aus den verzehrten Nahrungsmitteln wächst. Zahnbelag besteht aus Bakterienkolonien, die auf und um den Zahn herum wachsen. Der Großteil des Belages wird durch Zähneputzen entfernt, aber innerhalb weniger Stunden ist er wieder da. Bleibt der Belag auf den Zähnen, kann er sich zu verkalkten Ablagerungen verhärten, die dann als Zahnstein bezeichnet werden. Mit Bürsten und Zahnseide kann Zahnstein nicht entfernt werden, sondern nur durch eine fachgerechte Reinigung. Beläge und Zahnstein sind Brutstätten für Bakterien. Wenn die Bakterienkolonien wachsen, reizen sie und ihre toxischen Abfallprodukte das Zahnfleisch und die Zähne und zerstören sie.

Je länger der Belag und der Zahnstein auf den Zähnen bleibt, desto mehr Schäden verursachen sie. Bleibt die Infektion auf die obersten Schichten des Zahnfleischgewebes beschränkt, wird dies als Gingivitis bezeichnet. Eine Gingivitis ist die erste Stufe einer parodontalen Erkrankung. Gerötetes, geschwollenes und blutendes Zahnfleisch ist typisch für eine Gingivitis. In der Regel ist dies nicht oder kaum mit Schmerzen oder Unannehmlichkeiten verbunden, sodass die Betroffenen oft nicht einmal merken, dass sie ein Problem haben.

Eine Parodontitis dringt tiefer in das Zahnfleisch ein und ist ein wesentlich ernsteres Problem – und sehr schwer zu behandeln. Chronische Entzündungen bewirken, dass sich zwischen Zahnfleisch und Zähnen Taschen bilden und mit Bakterien, Belägen und Zahnstein füllen. Mit der Zeit werden die Taschen tiefer, sodass sich noch mehr Bakterien ansammeln und sich schließlich unter dem erkrankten Zahnfleisch vergraben und bis zum Knochen vordringen. Infektionen, die tief ins Zahnfleisch eindringen, können den darunter liegenden Knochen und das Bindegewebe zerstören und zum Zahnverlust führen.

Zu den Bakterien, die im Mund leben, gehört auch eine Reihe von Spirochäten, Verwandte der Spirochäten, die die Lymekrankheit und Syphilis hervorrufen. Im Prinzip hat fast jeder orale Spirochäten im Mund. Genau wie ihre bekannten Verwandten sind orale Spirochäten auch Krankheitserreger, vor allem von parodontalen Erkrankungen.[15]

Orale Spirochäten sind außergewöhnlich resistent gegenüber Desinfektionsmitteln (Mundspülungen), Reinigungsmitteln (Zahnpasta) und Antibiotika, weshalb es so schwierig ist, sie unter Kontrolle zu halten. Antibiotika oder andere widrige Umweltbedingungen können einen Überlebensmechanismus auslösen und das korkenzieherförmige Bakterium in ein geschützteres sporen- oder kugelförmiges Gebilde umwandeln. In dieser Form kann es widrige Bedingungen überleben und zu einem späteren Zeitpunkt wieder auftauchen.

Es gibt zahlreiche Arten oraler Spirochäten, von denen einige noch identifiziert und benannt werden müssen. Die meisten der bislang identifizierten sind eng mit der Spirochäte Treponema pallidum, dem Erreger von Syphilis, verwandt.

Orale Spirochäten können sich unter dem Zahnfleisch vergraben und Infektionen hervorrufen. Diese Infektionen können tief ins Zahnfleisch und sogar bis zum darunter liegenden Knochen vordringen.

Ein übermäßiges Wachstum oraler Spirochäten sowie anderer normaler Mundbakterien kann zu einer akuten gewebezerstörenden, geschwürigen Zahnfleischentzündung (Gingivitis) führen, auch als »Trench Mouth« bekannt – einer schweren Form der Zahnfleischerkrankung, die zu schmerzendem, geschwollenem, blutendem Zahnfleisch und Vereiterungen führt. Das Zahnfleisch zwischen den Zähnen wird abgebaut und mit einer grauen faulenden Schicht bedeckt, begleitet von einem fauligen Geruch. Trench Mouth erhielt seinen Namen von den Soldaten, die im Ersten Weltkrieg in den Schützengräben [Trenches] kämpften. Die Krankheit wurde zur Epidemie unter den Soldaten, die lange Zeit in den Gräben festsaßen, ohne ihre Zähne ordentlich pflegen zu können. Dank regelmäßiger Zahnhygiene ist Trench Mouth heutzutage nicht mehr verbreitet, aber die Bakterien, die Trench Mouth verursachen, sind immer noch sehr lebendig, selbst im saubersten Mund.

Die Spirochäten, die die Lymekrankheit und Syphilis auslösen, sind als Ursachen der Alzheimerkrankheit und anderer neurodegenerativer Krankheiten gut dokumentiert.[16-19] In jüngerer Zeit ist nachgewiesen worden, dass orale Spirochäten genauso zerstörerisch sind. Die von oralen Spirochäten ausgehende Gefahr ist in Wirklichkeit sogar viel größer als bei den Lyme- und Syphilisspirochäten, weil Infektionen durch die beiden letztgenannten Bakterien relativ selten sind. Aber buchstäblich jeder hat orale Spirochäten in seinem Körper, die auf die Gelegenheit warten, eine Infektion zu verursachen. Mehrere Studien haben orale Spirochäten inzwischen als ursächlichen oder zumindest beitragenden Faktor für die Alzheimerkrankheit identifiziert.[20-25]

Bei Autopsien von Gehirngewebe haben Forscher der Oregon Health and Sciences University School of Dentistry zum Beispiel nach zwei Arten von oralen Spirochäten gesucht, von

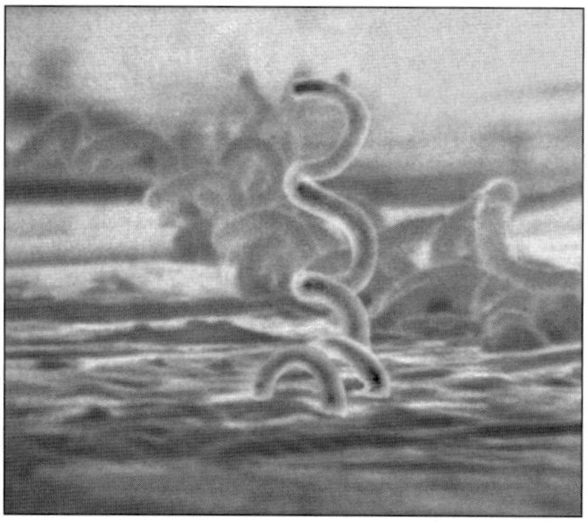

Spirochäten (Treponema pallidum)

denen bekannt ist, dass sie parodontale Erkrankungen auslösen. Sie konnten Hinweise auf diese Spirochäten bei 88 Prozent (14 von 16) der Hirngewebeproben von Alzheimerpatienten nachweisen, aber nur bei 22 Prozent (4 von 18) der Proben von Kontrollpersonen.[26] Orale Spirochäten gehören nicht ins Gehirn – nie! Im Mund rufen sie Entzündungen, Geschwüre, Vereiterungen und einen Abbau des Gewebes hervor. Im Gehirn tun sie das Gleiche. Die Forscher suchten nur nach zwei Arten von Spirochäten von insgesamt vielleicht zwei Dutzend Arten, die im Mund leben. Hätten sie nach allen bekannten Arten gesucht (und viele müssen darüber hinaus erst noch identifiziert werden), hätten sie zweifellos einen noch höheren Prozentsatz von Spirochäten im Alzheimergehirn nachgewiesen. Die Tatsache, dass diese Forscher zwei Arten bei 88 Prozent der untersuchten Alzheimerpatienten nachwiesen, deutet stark darauf hin, dass sie an der Krankheit beteiligt sind.

In einer anderen Studie fanden Forscher Spirochäten in allen 14 autopsierten Alzheimerfällen, konnten sie jedoch bei keiner der 13 Personen gleichen Alters finden, die die Krankheit nicht hatten.[27] Dies liefert einen weiteren Nachweis dafür, dass Spirochäten möglicherweise eine große Rolle bei der Alzheimerkrankheit spielen.

Spirochäten sind nicht die einzigen Mikroorganismen der Mundhöhle, die ihren Weg ins Gehirn finden können. Chlamydia pneumoniae ist ein anderer solcher Keim. Bei den meisten von uns leben Chlamydia pneumoniae in den Nebenhöhlen und im Mund. Genau wie die Spirochäten sind auch sie eine häufige Ursache parodontaler Erkrankungen. Etwa 50 Prozent der jungen Erwachsenen und 75 Prozent der älteren Menschen haben Antikörper, die belegen, das sie irgendwann in ihrem Leben eine Infektion mit Chlamydia pneumoniae hatten. Wie an früherer Stelle bereits erwähnt, wurde Chlamydia pneumoniae im Gehirn von 90 Prozent der untersuchten Alzheimerfälle gefunden.

Das Herpes-simplex-Virus-Typ-1 (oraler Herpes) infiziert die große Mehrzahl der Bevölkerung und bis zu 90 Prozent der älteren Menschen.[28] Das Virus kann auch bei parodontalen Erkrankungen eine aktive Rolle spielen, es schlummert meist aber relativ ruhig im Trigeminusnerv im Gesicht. Bei einer aktiven Infektion, wenn sich Fieberbläschen auf den Lippen bilden, breitet sich das Virus auf andere Körperteile aus und wird auch ganz leicht auf andere Menschen übertragen. Zahnfleischbluten oder Geschwürbildungen, die durch eine Parodontalerkrankung verursacht worden sind, öffnen dem Virus eine Tür in die Blutbahn, durch die es zum Gehirn wandern kann. Es kann das Gehirn jedoch auch über den Trigeminusnerv erreichen.

Bakterien und Viren können über den Trigeminus- oder den Geruchsnerv ins Gehirn gelangen. Auch Bakterien können über diesen Nervenweg ins Gehirn gelangen. Von Spirochäten ist bekannt, dass sie manchmal diese Route ins Gehirn nehmen.[29] In gleicher Weise kann Chlamydia pneumoniae über den Geruchsnerv in der Nasenhöhle ins Gehirn eindringen.[30]

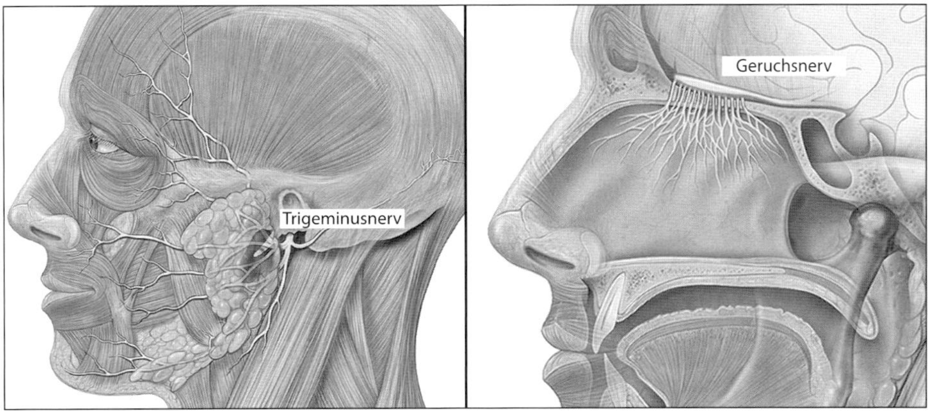

Der Geruchsnerv ist für unseren Geruchssinn verantwortlich und direkt mit dem Gehirn verbunden.

Helicobacter pylori ist ein weiteres Bakterium, das üblicherweise im Mund zu finden ist, besser bekannt ist es als Haupterreger von Magengeschwüren. Helicobacter pylori ist häufig in Zahnbelägen und in parodontalen Taschen am Zahnansatz zu finden, wo es oft zu Zahnfleischerkrankungen beiträgt.[31]

Eine Helicobacter-pylori-Infektion kommt bei Menschen mit Alzheimer häufiger vor als bei Gesunden. In einer Studie wurde das Bakterium im Verdauungstrakt von 88 Prozent der Alzheimerpatienten nachgewiesen, aber nur bei 47 Prozent der Kontrollpersonen gleichen Alters, die nicht an Alzheimer erkrankt waren.[32] Die Tatsache, dass Helicobacter-pylori-Populationen bei Alzheimerpatienten größer sind, legt den Schluss nahe, dass sie wahrscheinlich auch das Gehirn infizieren. Studien zeigen, dass die Rückenmarksflüssigkeit von Alzheimerpatienten einen erhöhten Prozentsatz an Antikörpern gegen Helicobacter pylori aufweist, was eine vergangene oder aktuelle Infektion im Gehirn anzeigt.[33]

Es ist interessant, dass bei mehreren Mundbakterien eine Verbindung zur Alzheimerkrankheit und zu anderen Formen der Neurodegeneration festgestellt wurde. Dr. med. Judith Miklossy von der University of British Columbia und Autorin zahlreicher Studien über infektiöse Ursachen der Alzheimerkrankheit erklärt, dass »eine Co-Infektion mit Spirochäten und anderen Bakterien, einschließlich Chlamydia und Herpes, häufig vorkommt«.[34] Dies leuchtet ein. Bei Menschen, die Zahnprobleme hatten, gibt es ein übermäßiges Wachstum vieler verschiedener Mikroorganismen im Mund, mit der Konsequenz, dass einige den Weg vom Mund ins Gehirn finden könnten. Es darf wohl angenommen werden, dass die Art der Organismen und ihre Position im Gehirn großen Einfluss darauf haben, ob jemand Alzheimer oder Parkinson oder eine andere neurodegenerative Krankheit entwickelt.

Mundgesundheit als Indikator der Hirngesundheit

Eine Reihe von Studien hat gezeigt, dass Alzheimer- und Demenzpatienten im Allgemeinen eine schlechte Mundgesundheit aufweisen. Dies wird durch faule, fehlende und gefüllte Zähne und durch das Vorliegen von Parodontalerkrankungen belegt.[35-40] Patienten, die an Demenz leiden, haben doppelt so viel Karies wie Personen gleichen Alters mit normaler geistiger Funktionsfähigkeit. Alzheimer oder Demenz mögen die mangelnde Zahnhygiene zwar verschärfen, weil die ordnungsgemäße Pflege der Zähne vernachlässigt wird. Im Allgemeinen ist es jedoch bereits vor dem Einsetzen der Krankheit schlecht um die Gesundheit der Zähne bestellt.

Eine parodontale Erkrankung ist bei Erwachsenen die häufigste Ursache für Zahnverlust. Abgesehen von den Weisheitszähnen und unfallbedingten Schäden, werden Zähne für gewöhnlich gezogen, weil sie abgestorben sind. Fehlende Zähne sind im Allgemeinen ein Zeichen für ein krankes Gebiss und übermäßiges Bakterienwachstum. Je weniger Zähne jemand hat, desto größer die Wahrscheinlichkeit, Alzheimer zu bekommen. Deshalb sind Erkrankungen der Mundhöhle ein Risikofaktor für Alzheimer.

Ein Team von Forschern des University of Kentucky College of Medicine und des College of Dentistry untersuchten die Zusammenhänge zwischen Zahnverlust, Demenz und Alzheimer im Rahmen der sogenannten Nonnenstudie. In die Studie waren 144 katholische Nonnen im Alter zwischen 75 und 98 Jahren einbezogen. Die Forscher analysierten über einen Zeitraum von zehn Jahren die zahnmedizinischen Aufzeichnungen und die Ergebnisse der jährlichen Untersuchungen der kognitiven Fähigkeiten. Darüber hinaus wurden auch die Autopsieergebnisse von 118 Teilnehmerinnen herangezogen, die während des Studienverlaufs starben. Die Forscher stellten fest, dass die Nonnen mit den wenigsten Zähnen zu Studienbeginn am wahrscheinlichsten eine Demenz entwickelten. Diese Studie zeigte: Je mehr Zähne aufgrund schlechter Mundgesundheit entfernt wurden, desto höher das Demenzrisiko.[41]

In einer ähnlichen Studie überwachten Forscher 686 Versuchspersonen im Alter von 65 Jahren und darüber, die keine Demenz hatten. Zu Beginn der Studie wurde der Zahnstatus ermittelt. Zweieinhalb Jahre später verglich man die Zahngesundheit derer, die weiterhin frei von Demenz geblieben waren, mit jenen, die bis zum Ende der Studie dement geworden waren. Wer weniger Zähne hatte, war wesentlich häufiger von Demenz und Alzheimer betroffen.[42]

Die Anzahl der Zähne eines Menschen spiegelt seine Gesundheit insgesamt und sein Demenzrisiko wider. Die Forscher interviewten und begutachteten alle Hundertjährigen, die in Japan lebten, um ihre Gesundheit und ihre alltäglichen Aktivitäten zu bewerten. Insgesamt füllten 2.649 Hundertjährige die Umfrage aus. Diejenigen, die sich weiterhin einer guten körperlichen und geistigen Gesundheit erfreuten, hatten noch die meisten ihrer Zähne. Jene, die in einer schlechten gesundheitlichen Verfassung waren und häufiger an Demenz litten, hatten wenige oder überhaupt keine eigenen Zähne mehr.[43]

Bei einer anderen japanischen Studie sahen sich die Forscher 60 Fälle von Alzheimer und 120 entsprechende Kontrollpersonen an, die diese Krankheit nicht hatten. Dabei wurden fünf signifikante Risikofaktoren für Alzheimer identifiziert: psychosoziale Inaktivität, körperliche Inaktivität, Kopfverletzung, geringe Bildung und der Verlust von Zähnen. Die Forscher bewerteten die Risiken dann zahlenmäßig. Im Vergleich zu Teilnehmern ohne Risikofaktoren war es für jene mit allen fünf Faktoren 935-mal wahrscheinlicher, an Alzheimer zu erkranken.[44]

Um mögliche genetische Faktoren auszuschließen, untersuchten die Wissenschaftler den Zusammenhang zwischen Zahnverlust und Demenz bei eineiigen Zwillingen. Bei den Teilnehmern handelte es sich um 106 eineiige Zwillingspaare im Alter von 65 Jahren und darüber, von denen jeweils ein Zwilling an Demenz litt. Die Forscher stellten fest, dass Zahnverluste, insbesondere vor Erreichen des 35. Lebensjahres, einen erheblichen Risikofaktor für die Alzheimerkrankheit darstellten.[45] Diese Studie zeigte nicht nur, dass die Mundgesundheit ein Risikofaktor für Demenz ist, sondern auch, dass die Prozesse, die mit der Gesundheit der Zähne zusammenhängen und zu Demenz führen, früher im Leben beginnen. Die Zahngesundheit eines Menschen in der Blüte des Lebens kann Einfluss auf seine geistige Gesundheit in späteren Jahren haben. Die meisten Menschen halten ihre Zahngesundheit für weitaus besser, als sie in Wirklichkeit ist. In den USA liegt derzeit bei über 75 Prozent der Erwachsenen in irgendeiner Form eine aktive parodontale Erkrankung vor, aber einer großen Umfrage zufolge kennen nur 60 Prozent derjenigen, bei denen eine Erkrankung vorliegt, das Problem. [In Deutschland weist die Gesundheitsberichtserstattung des Bundes 2009 für Parodontalerkrankungen bei Erwachsenen ähnliche Werte aus.]

Eine parodontale Erkrankung und ein Verfall der Zähne gehören zu den am weitesten verbreiteten mikrobiellen Krankheiten der Menschheit. Einer in der britischen medizinischen Zeitschrift Lancet veröffentlichten Studie zufolge sind bis zu 90 Prozent der Bevölkerung an irgendeinem Punkt ihres Lebens von einer parodontalen Erkrankung betroffen.[46] In vielen Fällen wird die Krankheit behandelt und überwunden, in anderen wird sie jedoch chronisch. Darüber hinaus sind neun von zehn Menschen in irgend einem Maß von Zahnverfall betroffen. Der Unterschied zwischen einer Zahnfleischerkrankung und Zahnverfall ist, dass im ersten Fall die Infektion im Zahnfleisch beginnt und im letzten Fall beginnt sie an den Zähnen. Mit zunehmendem Alter lässt die Zahngesundheit nach und es gehen Zähne verloren. Eine schlechte Zahngesundheit ist in unserer Gesellschaft jedoch zur Epidemie geworden. Einer von 20 Erwachsenen mittleren Alters hat alle seine Zähne verloren. Bis zum 65. Lebensjahr stehen die Chancen, dass man alle seine Zähne verloren hat, eins zu drei. Dies ist eine ziemlich düstere Statistik.

Eine Parodontalerkrankung kann starken Einfluss auf die Neurodegeneration haben, egal, ob Bakterien oder Viren vom infizierten Zahn oder Zahnfleisch tatsächlich ihren Weg ins Gehirn finden oder nicht. Eine parodontale Krankheit ist eine potente und oft chronische Quelle für Entzündungen. Es werden fortwährend entzündungsfördernde chemische Substanzen wie TNF-alpha gebildet, und da sie nur wenige Zentimeter vom Gehirn entfernt sind, passieren sie die Blut-Hirn-Schranke und lösen auch dort eine Entzündung aus. Jede Entzündung im Mund hat Einfluss auf das Gehirn. Orale Bakterien- und Vireninfektionen müssen nicht einmal das Gehirn betreffen, um eine Neurodegeneration auszulösen.[47]

Neben Entzündungen des Gehirns können parodontale Infektionen auch eine Insulinresistenz fördern. Entzündungsfördernde chemische Substanzen, die als Reaktion auf eine Infektion oder Verletzung freigesetzt werden, desensibilisieren die Zellen gegen Insulin. Eine unbehandelte Parodontalerkrankung führt zu einer chronischen Entzündung, die wiederum eine systemische Insulinresistenz erhöhen kann und Diabetes fördert oder die Krankheit verschlimmert, sofern sie bereits besteht.[48-49] Eine systemische Entzündung erhöht das Risiko einer Insulinresistenz des Gehirns, was einer Neurodegeneration weiter Vorschub leistet. Es hat sich gezeigt, dass die Behandlung parodontaler Erkrankungen und eine Verbesserung der Mundgesundheit eine systemische Insulinresistenz verbessert.[50]

Die Ursachen von Zahnfleischerkrankungen und Zahnverfall

Der zerstörerische Kreislauf, der mit der Ansammlung von Belägen beginnt, ist die häufigste Ursache parodontaler Krankheiten; eine Reihe anderer Faktoren können noch dazu beitragen oder das Krankheitsbild verschlimmern. Dazu gehören:

Tabakkonsum
Rauchen und Tabakkauen sind wesentliche Faktoren, die zu parodontalen Krankheiten beitragen. Tabakkonsum in jeder Form schwächt das Immunsystem und setzt die Betroffenen einem größeren Risiko für Zahninfektionen aus. Er schafft zudem ein Milieu im Mund, welches das Wachstum schädlicher Bakterien fördert und die normalen Mechanismen beeinträchtigt, die das bakterielle Wachstum einschränken.

Medikamente
Es gibt Hunderte verschreibungspflichtiger und frei verkäuflicher Medikamente – Antidepressiva, Erkältungsmittel, Antihistaminika, Epilepsiemedikamente, Kalziumkanalblocker und Immunsuppressiva – die die Speichelproduktion des Körpers senken. Ein ausreichender Speichelfluss ist von entscheidender Bedeutung für die Gesundheit der Mundhöhle. Speichel hilft, die Zähne sauber zu halten und hemmt das Bakterienwachstum. Sinkt die Speichelproduktion, erhöht sich das Risiko eines übermäßigen Bakterienwachstums und einer Infektion immens. Anticholinergika, die zur Behandlung zahlloser Beschwerden genutzt werden, von einer Verstopfung der Nasennebenhöhlen bis zu Schlaflosigkeit, gehören zu den potentesten Speicheldrüsenhemmern. Anticholinergika haben auch einen direkten antagonistischen Effekt auf die Gehirnfunktion.

Diabetes
Menschen mit Diabetes oder einer Insulinresistenz werden von einem erhöhten Blutglukosespiegel geplagt. Glukose ist eine Form von Zucker. Ist der Blutzuckerspiegel hoch, ist auch der Glukosegehalt im Speichel hoch. Die Bakterien im Mund ernähren sich von diesem Zucker, was ihr Wachstum fördert, selbst wenn keine Nahrung verzehrt wird. Der mit Zucker angereicherte Speichel wirkt wie ein Düngemittel für die Bakterien im Mund. Diabetiker leiden auch an einer beeinträchtigten Durchblutung des Zahnfleischs und anderer Gewebe im Körper, was ihre Fähigkeit zur Abwehr oraler Infektionen mindert. Folglich sind Diabetiker einem weit höheren Risiko für Zahnfleischerkrankungen ausgesetzt als Nichtdiabetiker.

Mangelhafte Ernährung

Eine Ernährung, der es an lebenswichtigen Vitaminen und Mineralstoffen mangelt, schwächt die Zähne und fördert Zahnfleischerkrankungen und Zahnverfall. Der Verzehr von zu vielen raffinierten kohlenhydratreichen Nahrungsmitteln fördert ebenfalls ein übermäßiges Wachstum von Bakterien und Zahnverfall. Mundbakterien blühen und gedeihen von Kohlenhydraten – Zucker, Stärke, Brot, Süßigkeiten, Limonade, Gebäck, Chips, Plätzchen und Ähnliches. Wer solche Nahrungsmittel isst, hat es sehr schwer, das Bakterienwachstum zu kontrollieren und bekommt zwangsläufig ernste Zahnprobleme.

12

Cholesterin ist gut für Sie

Das Cholesterinmärchen

Cholesterin – die bloße Erwähnung dieses Wortes jagt manch einem Schauer den Rücken hinunter und lässt an verstopfte Arterien und ein krankes Herz am Rande des Versagens denken. Für die meisten Menschen ist Cholesterin zum Synonym für Gift geworden. Es wird für die Hauptursache von Herzkrankheiten gehalten, unseren Killer Nummer eins. Je weniger Cholesterin wir in unserem Körper haben, desto besser. Folglich tun wir, was wir können, um unseren Cholesterinspiegel zu senken, in der Hoffnung, einen Herzinfarkt oder Schlaganfall zu vermeiden.

Bisher hat das nicht funktioniert. Herzkrankheiten sind nach wie vor die Todesursache Nummer eins. Seit über fünf Jahrzehnten trommeln die Ärzte für eine Senkung des Cholesterinspiegels. Wir essen weniger Cholesterin und Fett und nehmen überdies cholesterinsenkende Medikamente, wir treiben mehr Sport und tun alles mögliche, um unseren Cholesterinspiegel zu senken. Die Cholesterinspiegel sind gesunken, es hat aber nicht genützt. Trotz eines Umsatzes von über 20 Milliarden Dollar mit cholesterinsenkenden Statinen [in den USA] jedes Jahr entpuppte sich das Senken des Blutcholesterinspiegels als jämmerlicher Misserfolg. Dennoch wird die Cholesterintherapie von den Pharmaunternehmen weiterhin als der effektivste Weg zur Bekämpfung von Herzkrankheiten vorangetrieben. Angesichts der Milliarden, die jährlich auf dem Spiel stehen, kann man darauf wetten, dass sie weiterhin sehr aktiv für die weitere Verwendung cholesterinsenkender Medikamente die Werbetrommel rühren werden.

Es gibt viele Krankheiten, die Einfluss auf das Herz haben, aber wir hören am meisten von koronaren Herzkrankheiten, auch weil sie im Zusammenhang mit Cholesterin von besonderer Bedeutung sind. Zur koronaren Herzkrankheit kommt es, wenn sich die Herzkranzgefäße (Koronararterien), die das Herz mit Blut versorgen, durch Ablagerungen in den Gefäßwänden verengen. Bauen sich die Ablagerungen so weit auf, dass der Blutfluss zum Herzen vollständig blockiert wird, kommt es zum Herzinfarkt. Werden die Arterien, die das Gehirn versorgen, blockiert, kommt es zum Schlaganfall. Somit betrifft die koronare Gefäßkrankheit sowohl das Herz als auch das Gehirn. Die Ablagerungen in den Arterien [arterielle Plaques] bestehen aus einer Mischung aus Cholesterin, Fett, Eiweiß und Kalzium. Bilden sich Plaques in den Arterien, wird dies als Arteriosklerose oder Arterienverkalkung bezeichnet. Die Verhärtung ist hauptsächlich auf Kalziumablagerungen zurückzuführen, die die Arterien versteifen. Wenn die Menschen von Herzkrankheiten sprechen, meinen sie für gewöhnlich [jene Herz- und Gefäßerkrankung, die] zu Herzinfarkten und Schlaganfällen führt.

Die Vorstellung, dass es einen Zusammenhang zwischen der Ernährung, insbesondere Cholesterin und Fett, und Herzkrankheiten gibt, wurde 1953 von Dr. Ancel Keys aufgebracht. Anhand der Daten aus sechs Ländern zeigte Keys, dass in den Populationen mit dem höchsten Fettkonsum die Todesraten durch Herzkrankheiten am höchsten, und dort, wo am wenigsten Fett verbraucht wurde, die Todesraten am niedrigsten waren. Mit diesen Daten als Beleg schlug er vor, dass das Cholesterin im Blut aus irgendeinem unbekannten Grund dazu tendiert, sich innen an die Arterienwände zu heften und Ablagerungen hervorzurufen. Je höher der Cholesterinspiegel im Blut, desto größer die Chance, dass sich etwas davon an den Gefäßwänden ablagert. Eine fleisch- und fettreiche Ernährung erhöhe den Blutcholesterinspiegel. Seine Vorstellung wurde als die Cholesterinhypothese der Herzkrankheiten bezeichnet.

Keys' Studie war sehr fehlerhaft, auch wenn dies nicht sofort erkannt wurde. Später stellte sich heraus, dass er Zugang zu Daten aus mindestens 22 Ländern hatte, für seinen Artikel aber nur die Zahlen von sechs Ländern herangezogen hatte. Hätte er alle ihm zur Verfügung stehenden Daten verwendet, wäre die Korrelation zwischen dem Fettkonsum und Herzkrankheiten verschwunden. Er war von seiner Cholesterinhypothese offensichtlich so überzeugt, dass er selektiv nur die Daten verwendete, die seine Idee unterstützten und gegenteilige Belege geflissentlich ignorierte.

Die Cholesterinhypothese lieferte eine Antwort für eines der unergründlichsten Rätsel der medizinischen Wissenschaft – die Ursache der koronaren Herzkrankheit, dem Killer Nummer eins der Nation. Die Cholesterinhypothese war einfach und schien einleuchtend zu sein. Sie wurde von vielen in der medizinischen Fachwelt sofort akzeptiert. Andere hatten indes ihre Zweifel. Dr. Paul Dudley White war einer von ihnen. Dr. White ist als der Begründer der US-amerikanischen Kardiologie (der Lehre vom Herzen und seinen Krankheiten) bekannt. Er studierte Medizin und machte 1910 seinen Abschluss; er war während dessen Amtszeit der Arzt von Präsident Dwight D. Eisenhower. Als junger Mann schrieb White, er interessiere sich für eine seltene neue Krankheit, über die er in der europäischen medizinischen Literatur gelesen habe. Erst 1921, elf Jahre, nachdem er angefangen hatte, als Arzt zu praktizieren, sah er seinen ersten Herzinfarktpatienten. In jener Zeit waren Herzinfarkte äußerst selten. In den 1950er-Jahren, als er Eisenhowers Arzt war, waren Herzkrankheiten in den USA hingegen zur führenden Todesursache avanciert.

Später in seiner Laufbahn, als er in den Vereinigten Staaten die führende Autorität schlechthin im Bereich Kardiologie und somit Herzkrankheiten war, wurde er nach seiner Meinung zu der Theorie gefragt, wonach Cholesterin und gesättigte Fettsäuren zu Herzkrankheiten führen. Er sagte, er könne die Theorie nicht unterstützen, weil er wüsste, dass sie nicht zur Geschichte der Krankheit passt.[1]

Bis 1910 waren Herzkrankheiten äußerst selten. Etwa ab 1920 stieg ihre Zahl sprunghaft an. Von 1910 bis 1920 wurden nur zehn von jeweils 100.000 Todesfällen pro Jahr auf Herzkrankheiten zurückgeführt. Bis 1930 schnellte die Todesrate bereits auf 46 pro 100.000 Todesfälle in die Höhe und 1970 erreichte sie den Stand von 331 pro 100.000.

Der Cholesterinhypothese zufolge war der Anstieg der Herzkrankheiten auf einen höheren Konsum an Cholesterin und gesättigten Fettsäuren zurückzuführen. Während dieser Zeit blieb der Konsum an Cholesterin und gesättigten Fettsäuren jedoch relativ konstant. Historisch gesehen gibt es also überhaupt keinen Zusammenhang zwischen dem Konsum gesättigter Fettsäuren, Cholesterin und Herzkrankheiten, genau wie Dr. White es aufgezeigt hatte.

Interessant ist die Feststellung, dass sich der Verzehr von Transfettsäuren, die in Margarine und Backfetten zu finden sind, von 1920 bis 1970 dramatisch erhöhte. Transfettsäuren sind künstliche Fette, die entstehen, wenn mehrfach ungesättigte pflanzliche Öle teilgehärtet werden. Transfettsäuren werden bereits seit Langem mit Herzkrankheiten in Verbindung gebracht. Der Anstieg der Herzkrankheiten ist enger mit dem Konsum von Transfettsäuren als mit Cholesterin oder gesättigten Fettsäuren verbunden.

Trotz dieser Tatsachen wurden viele Studien durchgeführt, mit denen die Cholesterinhypothese bewiesen werden sollte. Nach fünf Jahrzehnten der Forschung wäre aber noch immer eine Studie vorzulegen, die beweist, dass der Verzehr von gesättigten Fettsäuren und Cholesterin zu Herzkrankheiten führt.[2]

Die meisten Studien zeigen keine Korrelation zwischen einem erhöhten Blutcholesterinspiegel und Herzkrankheiten. Nur in einer Handvoll Studien ist ein Zusammenhang gefunden worden, doch diese Belege waren so geringfügig, dass sie an statistische Bedeutungslosigkeit grenzen – mit anderen Worten, das Ergebnis könnte auch zufällig zustande gekommen sein. In manchen Fällen verschwand die Korrelation zwischen einem hohen Blutcholesterinspiegel und Herzkrankheiten mit der Zeit. Eine Studie, die die Cholesterinhypothese zu unterstützen schien, war beispielsweise ein finnischer Versuch, der 1975 veröffentlicht wurde. Während des fünfjährigen Studienverlaufs wurde der Cholesterinspiegel mit positiven Folgen signifikant gesenkt und die Studie wurde als Erfolg gepriesen. In der zehnjährigen Nachbeobachtungsstudie, über die 1991 berichtet wurde, zeigte sich jedoch: Im Vergleich zu jenen, die nichts getan hatten, waren diejenigen, die ihren Cholesterinspiegel gesenkt und sich weiterhin an die fettarme, cholesterinsenkende Ernährungsweise gehalten hatten, einer doppelt so hohen Wahrscheinlichkeit ausgesetzt, an einer Herzkrankheit zu sterben.[3]

Trotz zahlreicher Studien findet sich nur bei Männern im Alter zwischen 35 und 39 Jahren, die bereits mindestens einen Herzinfarkt erlitten haben, eine Korrelation zwischen einem erhöhten Blutcholesterinspiegel und einem vermehrten Auftreten von Herzinfarkten. Bei Männern mittleren Alters, die noch keinen Herzinfarkt hatten, gibt es keinen Zusammenhang. Darüber hinaus gibt es auch keine Korrelation bei Männern im Alter von unter 35 Jahren oder im Alter von über 59 Jahren oder bei Frauen gleich welchen Alters.[4] Mit anderen Worten, bei der breiten Mehrheit der Bevölkerung gibt es keinen Zusammenhang zwischen einem erhöhten Cholesterinspiegel und einem erhöhten Risiko für Herzkrankheiten.

Etwa 90 Prozent derjenigen, die an einem Herzinfarkt oder Schlaganfall sterben, sind über 60 Jahre alt. Es gibt keine Beweise dafür, dass ein hoher Cholesterinspiegel bei älteren Männern schädlich ist. Eine von mehreren Studien, die diese Tatsache belegen, wurde von Dr. Harlan M. Krumholz von der Yale University School of Medicine geleitet. Sein Team überwachte vier Jahre lang 997 Personen im Alter von 70 Jahren und darüber. Sie fanden »keinen Beleg dafür, dass ein erhöhter Cholesterinspiegel bei dieser Gruppe das Risiko zu sterben oder das Risiko für eine Herzkrankheit erhöhte«.[5] Ähnliche Ergebnisse wurden von Forschern der University of Hawaii nach der Honolulu Heart Program Studie berichtet. In dieser Studie waren 3.572 Teilnehmer im Alter von über 70 Jahren 20 Jahre lang beobachtet worden. Die Forscher warnten, dass eine Reduzierung des Cholesterinspiegels in der älteren Bevölkerung das Risiko zu sterben erhöht. Sie erklärten: »Unsere Daten entsprechen den vorhergehenden Erkenntnissen über eine erhöhte Sterblichkeit bei älteren Menschen mit einem niedrigen Blutcholesterinspiegel, und sie zeigen, dass ein langfristig anhaltender niedriger Cholesterinspiegel tatsächlich das Todesfallrisiko erhöht. Das heißt, je früher diese Patienten niedrigere Cholesterinkonzentrationen in ihrem Blut haben, desto größer das Sterberisiko.«[6]

Während Studien gezeigt haben, dass Männer im Alter von über 59 Jahren mit einem hohen Cholesterinspiegel keinem erhöhten Risiko ausgesetzt sind, Herzkrankheiten zu entwickeln, kann es durchaus sein, dass diese Altersgrenze in Wirklichkeit wesentlich niedriger liegt. In einem Bericht zur 30-jährigen Nachbeobachtungszeit der Framingham-Studie konnten die Forscher bei Männern im Alter von 47 Jahren keine Korrelation zwischen hohen Cholesterinspiegeln und Herzkrankheiten feststellen.[7] Ein hoher Cholesterinspiegel scheint nur bei sehr wenigen Menschen eine Rolle zu spielen, nämlich bei Männern mittleren Alters, im Alter zwischen 35 und 47 Jahren, die bereits einen Herzinfarkt erlitten haben. In der übrigen Bevölkerung gibt es keinen Zusammenhang zwischen einem erhöhten Cholesterinspiegel und Herzkrankheiten. Und selbst bei dieser engen Altersgruppe ist der nutzbringende Effekt einer Senkung des Cholesterinspiegels zweifelhaft.

Einen niedrigen Blutcholesterinspiegel zu haben, scheint unabhängig vom Alter keinen Schutz vor Herzkrankheiten zu bieten. In einer von Dr. Michael DeBakey an der Baylor University geleiteten Studie wurde festgestellt, dass von 1.700 Patienten mit einer Arteriosklerose, die schwer genug war, um eine Einweisung in ein Krankenhaus erforderlich zu machen, nur jeder Fünfte einen hohen Blutcholesterinspiegel hatte.[8] Das heißt, in einer Stichprobe von Patienten mit Herzkrankheiten hatten vier von fünf einen normalen oder niedrigen Cholesterinspiegel. Mit anderen Worten: Bei etwa 80 Prozent der Herzkrankheiten, die schwer genug sind, um eine Einweisung ins Krankenhaus zu erfordern, liegt kein hoher Cholesterinspiegel vor. Einen hohen Cholesterinspiegel mittels Ernährung oder Medikamenten zu senken, rettet keine Leben. Unter der Leitung von Dr. Gregg Fonarow, Professor für Kardiovaskuläre Medizin an der UCLA School of Medicine veröffentlichte ein Forscherteam 2009 eine Studie, die zeigte, dass 75 Prozent der Patienten, die wegen eines Herzinfarkts ins Krankenhaus eingewiesen worden waren, einen normalen oder darunter liegenden Cholesterinspiegel hatten.[9] Diese Studie bestätigte die frühere Studie von Dr. DeBakey.

Für diese Studie analysierte das Team von Dr. Fonarow 136.905 Patienten in den ganzen USA, die zwischen 2000 und 2006 wegen eines Herzinfarkts in ein Krankenhaus eingeliefert und deren Lipidspiegel bei der Aufnahme dokumentiert worden waren. 21 Prozent hatten cholesterinsenkende Arzneien genommen. Die Medikamente hatten offensichtlich nicht geholfen. Obwohl sie ihren Cholesterinspiegel in einen »gesunden« Bereich gesenkt hatten, erlitten sie dennoch einen Herzinfarkt. 18 Prozent hatten einen Cholesterinspiegel, der als »ideal« oder als mit dem geringstem Risiko verbunden angesehen wurde, dennoch hatten sie einen Herzinfarkt erlitten. Ein niedriger oder sehr niedriger Cholesterinspiegel hatte sie nicht davor bewahrt.

Eine weitere Studie, die im selben Jahr von Forschern des Henry Ford Heart and Vascular Institute in Detroit veröffentlicht wurde, kam zum gleichen Ergebnis und zur gleichen Schlussfolgerung. Patienten, die ihren Herzinfarkt zu Beginn der Studie überlebt hatten, wurde drei Jahre lang beobachtet. Während dieser Zeit war die Todesrate beim niedrigsten Cholesterinspiegel doppelt so hoch.[10]

Mit etwas Logik kann man den Trugschluss bei der Cholesterinhypothese sehen. Wäre ein hoher Blutcholesterinspiegel die Ursache von Herzkrankheiten, dann müssten alle Personen, die an einem Herzinfarkt und Schlaganfall sterben, einen hohen Cholesterinspiegel haben – dem ist aber nicht so. Wie man anhand der vorgenannten Studien sehen konnte, sterben genauso viele oder mehr Menschen mit einem normalen oder niedrigen Cholesterinspiegel an Herzkrankheiten wie mit hohen Cholesterinspiegeln. Durch die Einnahme cholesterinsenkender Medikamente oder durch eine fettarme Ernährung wird das Risiko für Herzkrankheiten nicht gesenkt.

In den letzten zehn Jahren sind umfangreiche und überzeugende Befunde vorgelegt worden, die zeigen, dass es bei Arteriosklerose nicht einfach um eine Anhäufung von Fett und Cholesterin, sondern um eine Entzündungskrankheit geht, die von vielen Faktoren beeinflusst wird.[11-13]

Sie produzieren Ihr eigenes Cholesterin

Es wird davon ausgegangen, dass eine an Cholesterin und gesättigten Fettsäuren reiche Ernährung zu einem hohen Blutcholesterinspiegel führt. Gesättigte Fettsäuren werden einbezogen, weil sie [wie alle Nährstoffe, die zu Acetyl-Coenzym A abgebaut werden] von der Leber in Cholesterin umgewandelt werden können. Der Cholesterinhypothese zufolge ist das Fett, das wir essen, direkt für den Cholesteringehalt in unserem Blut verantwortlich. Dieses Argument ist problematisch, weil der Fettkonsum nur einen geringfügigen Einfluss auf den Blutcholesterinspiegel hat. Der Grund dafür ist, dass der überwiegende Anteil des Cholesterins im Blut nicht aus unserer Nahrung, sondern aus der Leber stammt. Über 80 Prozent des Cholesterins in unserem Blut wird in unserem Körper produziert.

Cholesterin ist nicht der böse Übeltäter, der aus ihm gemacht worden ist. Es ist ein natürlicher und normaler Bestandteil unseres Körpers, der viele nützliche Aufgaben hat. Ohne Cholesterin wären wir nicht am Leben. Es ist so wichtig, dass Ihr Körper etwa 1.000 Milligramm Cholesterin pro Tag produziert. Weniger als 20 Prozent des Cholesterins in Ihrem Blut stammen aus Ihrem Essen.

Der Körper hat einen genetisch festgelegten Cholesterinspiegel, den er bevorzugt, und er wird immer versuchen, diesen Spiegel aufrechtzuerhalten. Bei manchen liegt dieser bevorzugte Spiegel vielleicht bei 185 mg/dl (4,8 mmol/l), während er bei anderen vielleicht bei 260 mg/dl (6,7 mmol/l) oder darüber liegt. Allerdings können auch manche Krankheiten beeinflussen, ob der Spiegel hoch oder niedrig ist. Im Durchschnitt liegt der Cholesterinspiegel zwischen 180 mg/dl und 240 mg/dl (4,7–6,2 mmol/l). Es kann jedoch absolut normal bei jemandem sein, einen Cholesterinwert von über 300 mg/dl (7,8 mmol/l) zu haben.

Die Cholesterinhypothese geht davon aus, dass der Cholesterinspiegel im Blut umso höher steigt, je mehr Cholesterin und gesättigte Fettsäuren man zu sich nimmt. Da die Leber das meiste Cholesterin in unserem Körper produziert, wird sie als plumpe Maschine dargestellt, die blind am laufenden Band so viel Cholesterin produziert, wie sie nur kann – je mehr gesättigte Fettsäuren wir zu uns nehmen, desto mehr Cholesterin produziert sie.

Ein solches Szenario passt nicht zur Physiologie des Menschen. Die Leber produziert und reguliert sorgfältig ein Gleichgewicht von Hunderten von Verbindungen, die wesentlich für das Wachstum, die Verdauung und den Schutz des Menschen sind. Der Blutcholesterinspiegel ist kein Zufallsprodukt, das durch die Ernährung leicht beeinflusst wird. Die Leber produziert nicht einfach am laufenden Band Produkte wie Cholesterin, nur weil sie Spaß daran hat. Sie tut es aus einem bestimmten Grund. Die Menge wird sorgfältig kontrolliert und überwacht, um eine Homöostase, ein chemisches Gleichgewicht, zu erreichen und aufrechtzuerhalten. Die Leber reguliert sorgfältig den Cholesteringehalt in unserem Körper, sodass es nicht wirklich eine Rolle spielt, wie viel gesättigte Fettsäuren oder Cholesterin wir über die Nahrung zu uns nehmen; die Leber wird nur die Menge an Cholesterin produzieren, die wir benötigen, um die Homöostase aufrechtzuerhalten. Der Körper eines jeden ist verschieden, sodass auch bei jedem der Cholesterinspiegel verschieden ist, mit dem sein Körper glücklich ist. Die Leber benötigt keine gesättigten Fettsäuren, um Cholesterin zu produzieren. Sie kann es aus anderen Fetten und sogar aus Zucker beziehungsweise Kohlenhydraten produzieren.[14] Somit ist die Behauptung, gesättigte Fettsäuren und Cholesterin würden den Blutcholesterinspiegel erhöhen, während andere Fette und Zucker ignoriert werden, nicht logisch und falsch. Wird nicht ausreichend Cholesterin über die Nahrung zugeführt, produziert die Leber es aus anderen Nahrungsquellen. Dies erklärt, warum selbst drastische Verringerungen des Cholesterins und der gesättigten Fettsäuren im Essen oft nur zu kleinen Veränderungen des Blutcholesterinspiegels führen.

Eine fett- und cholesterinarme Ernährung kann den Cholesterinspiegel nur um etwa 5 bis 15 Prozent senken. Um ihn weiter zu senken, sind Medikamente erforderlich. Die cholesterinsenkenden Statine können den Spiegel im Blut um sage und schreibe 40 Prozent verringern. Eine durch Medikamente oder drastische Diät erzwungene Senkung des Cholesterinspiegels kann die Cholesterinhomöostase durcheinanderbringen und zu manchen sehr schwerwiegenden Konsequenzen führen, insbesondere mit Blick auf die Gehirnfunktion.

Die meisten Cholesterinforscher räumen inzwischen ein, dass ein hoher Cholesterinspiegel nicht die Ursache von Herzkrankheiten ist. Dennoch werden Sie in den Medien immer noch Berichte finden, in denen Informationen verbreitet werden, wonach es so ist. Dies ist hauptsächlich auf die aggressiven Marketinganstrengungen der Pharmaindustrie zurückzuführen. Ihr Aufschrei, wonach ein hoher Cholesterinspiegel zu Herzkrankheiten führt, ist so laut und so häufig zu hören gewesen, dass wir es nach dieser Art von Gehirnwäsche glauben. Wird eine Lüge oft genug und laut genug wiederholt, akzeptiert man sie schließlich allgemein als Wahrheit, wie absurd sie auch sein mag. So ist es in Sachen Cholesterin und Herzkrankheiten geschehen.

Paul Addis und Gregory Warner, Professoren im Fachbereich Food Science and Nutrition an der University of Minnesota, erklären: »Die vorherrschende Meinung, wonach es sich bei Arteriosklerose einfach um eine Ansammlung von Cholesterin in den Arterien handelt, hat sich klar als falsch erwiesen. Deshalb ist die 'Lipidhypothese' unter ernsthaften Forschern inzwischen nicht mehr so gut akzeptiert und durch eine konkurrierende, die 'Response-to-Injury'-Hypothese [Antwort auf eine Verletzung] ersetzt worden.«[15] Aufgrund der vielen Widersprüchlichkeiten der Cholesterin- oder Lipidhypothese wird sie auch oft als Cholesterinmärchen bezeichnet.

Ihr Körper braucht Cholesterin

Cholesterin gehört zu den wichtigsten Substanzen in unserem Körper. Es ist lebenswichtig für die ordnungsgemäße Funktion und Regulierung aller Körpersysteme. Wir haben Cholesterin in jeder Zelle unseres Körpers. Es ist aus einem wichtigen Grund dort.

Die Zellen unseres Körpers sind von einer Lipidmembran (Fett und Cholesterin) umgeben. Selbst die einzelnen Organellen (Zellorgane) im Zellinnern sind von einer Lipidhülle umgeben. Cholesterin ist für die Zell- und Organellenmembranen ein lebenswichtiges Element. Cholesterin ist auf einzigartige Weise in der Lage, die Struktur, Dicke, Durchlässigkeit, Deformation und andere Merkmale der Zellmembranen zu beeinflussen. Es wird benötigt, um den Ein- und Ausstrom bestimmter Hormone, Fette und Eiweiße in den Zellen zu regulieren. Die Membran besteht in der Regel etwa zu 20 Prozent aus Cholesterin. In bestimmten Bereichen der Membran erhöht sich die Cholesterinkonzentration auf 30 bis 40 Prozent. Einige Zellen, wie beispielsweise die Nervenzellen, enthalten sogar noch mehr.

Damit die Zellen ordnungsgemäß funktionieren können, muss eine ausreichende Menge an Cholesterin verfügbar sein. Cholesterin muss kontinuierlich geliefert werden, um neue Zellen zu bilden und geschädigtes Gewebe zu reparieren. Tritt beispielsweise eine Verletzung in einem Blutgefäß auf, wird es mithilfe von Cholesterin repariert. Sofern die Verletzung chronisch wird, wie im Falle einer chronischen Entzündung einer Arterie, wird wiederholt Cholesterin zusammen mit Eiweiß und Kalzium abgeladen. Dies kann zur Bildung der Ablagerungen führen, die typisch für Arteriosklerose sind.

Befürworter der Cholesterinhypothese der Herzkrankheiten behaupten, da Cholesterin vorhanden sei, müsse es die Ursache für die Verstopfung der Arterie sein. Der neueren und breiter akzeptierten Response-to-Injury-Hypothese zufolge hat das Cholesterin die Ablagerungen jedoch nicht verursacht, sondern es war vielmehr Teil des Reparaturprozesses, um das Problem zu beheben. Es ist die chronische Entzündung, die dafür sorgt, dass Cholesterin, Eiweiß und Kalzium abgelagert werden, und die Menge der so entstandenen Ablagerungen steht in absolut keinem Verhältnis zur Cholesterinmenge im Blut.

Cholesterin dient auch als Vorläufer für eine Reihe lebenswichtiger Hormone. Alle Steroidhormone beginnen als Cholesterin, einschließlich Pregnenolon, Aldosteron, Östrogen, Progesteron, Testosteron, Kortisol und anderen. Diese Hormone regulieren den Geschlechtsunterschied und das Sexualverhalten, sie spielen eine wichtige Rolle beim Menstruationszyklus und in der Schwangerschaft. Sie regulieren die Ausscheidung von Salz und Wasser durch die Nieren, beeinflussen den Kohlenhydrat-, Eiweiß- und Lipidstoffwechsel sowie eine große Vielzahl anderer lebenswichtiger Funktionen, einschließlich entzündungsfördernder Reaktionen sowie die Fähigkeit, Stress zu bewältigen. Es ist das Cholesterin, das Sie zu der Person macht, die Sie sind, und dafür sorgt, dass Ihr Körper reibungslos funktioniert.

Auch die Bildung der Gallenflüssigkeit beginnt mit Cholesterin. Die Gallenflüssigkeit wird von der Leber abgesondert und in der Gallenblase gespeichert. Wenn wir eine Mahlzeit essen, wird Gallenflüssigkeit in den Verdauungstrakt freigesetzt, um die Nahrungsfette und fettlösliche Nährstoffe zu emulgieren und ihre Verdauung und Aufnahme zu erleichtern. Ohne Gallenflüssigkeit könnten wir keine Fette verdauen, die für unsere Gesundheit notwendig sind.

Vitamin D wird in unserem Körper durch das Zusammenwirken von Sonnenlicht und dem Cholesterin in unserer Haut hergestellt. Vitamin D hat eine Fülle von Funktionen, wozu die Unterstützung des Immunsystems und der Aufbau starker Knochen und Zähne gehört. Es wird auch für eine gesunde Gehirnfunktion benötigt und hilft, das Risiko für Diabetes, Herz- und Nierenkrankheiten, Bluthochdruck und Krebs zu senken.

Cholesterin ist für eine ordnungsgemäße Immunfunktion von entscheidender Bedeutung. Bei einem niedrigen Blutcholesterinspiegel werden zu wenig weiße Blutkörperchen, die Arbeitstiere unseres Immunsystems, produziert. So ist der Körper weniger gut in der Lage, Infektionen abzuwehren, Giftstoffe zu neutralisieren und Krebszellen zu beseitigen.[16] Cholesterin hat auch die Funktion eines Entgiftungsmittels, indem es Toxine neutralisiert, die von krankheitserregenden Bakterien abgesondert werden.[17-18]

Die von infektiösen Bakterien abgesonderten Giftstoffe richten mehr Schaden an als die Organismen selbst. Es sind die Toxine, die den Körper vergiften und die Mehrzahl der mit Bakterieninfektionen verbundenen Symptome hervorrufen. Cholesterin arbeitet mit dem Immunsystem zusammen, um diese gefährlichen Giftstoffe zu neutralisieren. Staphylokokkus aureus ist ein verbreitetes Bakterium, das eine Vielzahl von Infektionen hervorruft, einschließlich Hautinfektionen (Impetigo), Bindegewebsinfektionen (Cellulitis), Brustinfektionen (Mastitis), Blutvergiftung (Sepsis), Lungenentzündungen (Pneumonie), Knocheninfektionen (Osteomyelitis), Herzinfektionen (Endokarditis), das Toxische Schocksyndrom sowie unter anderem Lebensmittelvergiftungen. Cholesterin hilft, uns vor diesen Infektionen zu schützen, indem es dem Immunsystem hilft, die von diesem und anderen Bakterien abgesonderten Gifte zu neutralisieren.[19]

Cholesterin wird für den Aufbau starker Knochen benötigt und schützt vor Osteoporose. Das Knochengewebe wird fortwährend ab- und wieder aufgebaut. Wenn wir älter werden, wird der Knochen schneller ab- als aufgebaut. Infolgedessen sinkt die Knochendichte mit zunehmendem Alter. Ein höherer Blutcholesterinspiegel ist bei älteren Menschen mit einer größeren Knochendichte und weniger Knochenbrüchen verbunden.[20] Eine Senkung des Cholesterinspiegels schwächt die Knochen und erhöht das Risiko für Osteoporose.

Cholesterin ist als strukturelle Komponente in jeder Zelle zu finden, vor allem aber in den Nervenzellen. Es ist ein wichtiger Bestandteil der Myelinhüllen, die die langen Axone der

Neuronen ummanteln, sowie der Zellmembranen. Als wichtige Komponente des Nervengewebes ist es das am häufigsten vorkommende Molekül im Gehirn.

Cholesterin ist für die Übermittlung von Nervenimpulsen und die Kommunikation zwischen den Nervenzellen von absolut entscheidender Bedeutung. Es wird für das Speichern und Abrufen von Erinnerungen benötigt. Die Synapsen – die hoch spezialisierten Kontaktstellen zwischen benachbarten Neuronen im Gehirn – sind für ihre Funktionsfähigkeit von Cholesterin abhängig.[21]

Um die vielfältigen Nervensignale aufrechtzuerhalten, werden fortwährend neue synaptische Vesikel [Bläschen] gebildet. Um die Vesikel aufbauen zu können, muss reichlich Cholesterin verfügbar sein. Ist nicht genügend Cholesterin verfügbar, werden die Vesikel nicht hergestellt, und die Signalübermittlung der Nervenzellen hört auf. Sofern der betreffende Nerv an der Bildung einer Erinnerung beteiligt ist, wird die Erinnerung nicht gebildet. Ist er am Abrufen einer Erinnerung beteiligt, wird die Erinnerung nicht gefunden. Ist der Nerv an der Herstellung oder Kontrolle einer körperlichen Bewegung beteiligt, wird die Bewegung nicht wie gewünscht ausgeführt. Ist der Nerv an rationalen Entscheidungsfindungen und Denken beteiligt, können seltsame oder untypische Verhaltensweisen die Folge sein.

Die Verfügbarkeit von Cholesterin kann Einfluss auf jede und alle Gehirnfunktionen haben. Cholesterin ist der Schlüssel für unsere Fähigkeit, zu lernen und uns zu erinnern. Es ist der Schlüssel für alle geistigen Funktionen. Es muss nicht nur vorhanden sein, sondern es muss in ausreichenden Mengen vorhanden sein, die benötigt werden, um seine Rolle bei der normalen Gehirnfunktion zu erfüllen.[22]

Während das Gehirn nur etwa zwei Prozent der Körpermasse ausmacht, enthält es fast 25 Prozent des Körpercholesterins.[23] Der Cholesterinbedarf des Gehirns ist in der Tat so groß, dass es sein eigenes Cholesterin als Ergänzung zu dem herstellt, was von der Leber produziert wird. Das Hirncholesterin wird von den Gliazellen produziert, dem Stützgewebe des Gehirns.

Je mehr über Cholesterin geforscht wird, desto deutlicher wird seine Bedeutung für die Gesundheit. Viele Mediziner stellen inzwischen in Frage, ob die Verschreibung cholesterinsenkender Medikamente mit dem gesunden Menschenverstand vereinbar ist. Einige Forscher gehen sogar davon aus, dass der Tag kommen könnte, an dem Ärzte ihren Patienten cholesterinerhöhende Medikamente verordnen, um von den vielen nützlichen Effekte dieser unentbehrlichen Substanz zu profitieren.[24]

Die Gefahren der Cholesterinsenkung

Verhaltensänderungen

Aus der irrigen Überzeugung, dass hohe Blutcholesterinwerte zu Herzkrankheiten beitragen, werden cholesterinsenkende Medikamente verschrieben. Statine sind die Wirkstoffe der Wahl, da sie den Cholesterinspiegel im Blut um bis zu 40 Prozent senken können. Sie tun dies, indem sie in der Leber die Enzyme der Cholesterinbildung blockieren.

Da die normale Leberfunktion dadurch gestört wird, können diese Medikamente schwerwiegende Schäden verursachen. Die Leberschädigung ist eine der am besten dokumentierten und anerkanntesten Nebenwirkungen der Statine. Deshalb müssen Statinnutzer von ihren Ärzten eng überwacht werden. Um sicherzustellen, dass ihre Leber von den Medikamenten nicht zerstört wird, werden bei den Patienten in periodischen Abständen Leberfunktionstests durchgeführt. Patienten, die bereits Leberprobleme oder einen moderaten bis hohen Alkoholkonsum haben, wird in der Regel von der Einnahme von Statinen abgeraten.

Ein weiteres Problem der Statine ist, dass sie auch die Cholesterinproduktion im Gehirn beeinträchtigen. Die gleichen Enzyme, die in der Leber benötigt werden, um Cholesterin herzustellen, sind auch im Gehirn vorhanden. Wenn die Unterbrechung der Cholesterinsynthese in der Leber zu Leberschädigungen führen kann, was kann sie dann im Gehirn bedeuten? Denken Sie darüber nach.

Cholesterin wird ständig gebildet, um die Zellen und Gewebe, insbesondere das Nervengewebe, aufrechtzuerhalten, zu ersetzen und zu reparieren. Jede Störung der normalen Cholesterinsynthese kann den Erhalt und die Reparatur von Nervengewebe beeinträchtigen und durch Neuronenverlust zur Neurodegeneration führen.[25] Selbst ein kleiner Cholesterinverlust – weniger als zehn Prozent – in den neuronalen Endigungen an der Synapse genügt, wie gezeigt wurde, um die Freisetzung von Neurotransmittern zu hemmen und die Übermittlung durch die Nervenzellen zu blockieren.[26]

Eine durch Medikamente induzierte Senkung des Cholesterinspiegels führt zu einem Verlust der Funktionsfähigkeit des Gehirns.[27-28] Es ist bekannt, dass eine Senkung des Cholesterinspiegels im Gehirn zur Neurodegeneration und zur Alzheimerkrankheit beiträgt.[29] Über die Auswirkungen von cholesterinsenkenden Medikamenten auf die Gesundheit des Gehirns wird seit Jahrzehnten berichtet. In den frühen Studien, bei denen cholesterinsenkende Medikamente mit Placebos verglichen wurden, trat schnell ein unerwartetes Phänomen zutage. Während die Herzinfarkte bei manchen Männern mittleren Alters etwas zurückgingen, nahmen die Todesfälle durch Suizid und Gewalt sowie Krebs zu. Unter dem Strich kam es zu einer Zunahme der Todesfälle bei denjenigen, die die Medikamente eingenommen hatten, im Vergleich zu denen, die sie nicht nahmen.

Die Versuchspersonen mit cholesterinsenkenden Medikamenten berichteten vor einer erheblichen Zunahme an Depressionen, Reizbarkeit und Aggression, die offensichtlich zu einer erhöhten Zahl von Suiziden und gewaltsamen Todesfällen führte. Die Forscher schoben diese Ergebnisse beiseite und behaupteten, sie seien einfach ein Zufallsbefund. Die Studien wurden mit einer größeren Teilnehmerzahl wiederholt. Die Ergebnisse waren die gleichen: mehr

Todesfälle aufgrund von Suizid und Gewalt.[30-31] Bei keiner dieser Studien war der Unterschied besonders groß, vielmehr wiesen alle in die gleiche Richtung – durch die Senkung des Cholesterinspiegels werden normale mentale Prozesse gestört.

Dr. Matthew Muldoon, Assistenzprofessor für Psychiatrie an der University of Pittsburgh, glaubte nicht, dass diese Todesfälle nur Zufall waren. Zusammen mit Universitätskollegen analysierte er alle Studien, die von gewaltsamen Todesfällen berichtet hatten, und stellte fest, dass sie tatsächlich bedeutend waren.[32] Er zeigte auch auf, dass die Todesfallraten durch Gewalt und Suizid in den Kontrollgruppen identisch mit der allgemeinen landesweiten Rate war, während in der Gruppe derer, die die cholesterinsenkenden Medikamente nahmen, die Rate doppelt so hoch lag. Dies war ein schwerer Schlag für die Pharmaindustrie, die die Bedeutung dieser Nebenwirkungen cholesterinsenkender Präparate weiterhin herunterspielte.

Die Schlussfolgerungen, die Muldoon und seine Kollegen zogen, wurden durch eine große Untersuchung gestärkt, die unter der Leitung von Dr. Gunnar Lindberg in Schweden lief. Dabei wurde der Cholesterinspiegel bei mehr als 50.000 Männern und Frauen gemessen und sie wurden für weitere 20 Jahre beobachtet. In den ersten sechs Jahren brachten sich 20 Männer um, deren Cholesterinspiegel unter 207 mg/dl (5,4 mmol/l) lag. Aber nur fünf mit einem Cholesterinspiegel von über 296 mg/dl (7,7 mmol/l) verübten Suizid.[33]

Die Suizidrate lag am Anfang der Studie wesentlich höher, als der Rückgang des Cholesterinspiegels am größten war. Die Autoren schlussfolgerten, dass das erhöhte Suizidrisiko möglicherweise damit zusammenhing, dass der Cholesterinspiegel zu weit unter den normalen oder genetisch festgelegten Punkt gesenkt worden war. Sie wiesen darauf hin, dass ein geringes Suizidrisiko besteht, wenn jemand von Natur aus einen niedrigen Cholesterinspiegel hat, dass das Risiko aber hoch ist, wenn der niedrige Cholesterinspiegel durch extreme Diät oder Medikamente induziert wird.

Kognitiver Verfall

Zusätzlich zu den Verhaltensänderungen haben eine Reihe von Studien eine Verbindung zwischen einer medikamenteninduzierten Senkung des Cholesterinspiegels und einem Rückgang der kognitiven Fähigkeiten aufgezeigt.[34-37] Nicht jeder, der Statine nimmt, klagt über Gedächtnisverlust, Depression oder andere neurologische Symptome. Aber jeder, der Statine nimmt, wird in irgendeinem Maße negativ beeinflusst.

Dies wurde von Forschern an der University of Pittsburgh School of Medicine aufgezeigt. Die Wissenschaftler nahmen 209 gesunde Erwachsene und teilten sie nach dem Zufallsprinzip in zwei Gruppen auf. Die Behandlungsgruppe wurde auf Statine gesetzt, die Kontrollgruppe erhielt Placebos. Zu Beginn der Studie wurden die kognitive Leistungsfähigkeit und das psychische Wohlbefinden jedes Teilnehmers sorgfältig erhoben. Nach sechs Monaten zeigten alle Patienten der Placebogruppe in einem oder mehreren Bereichen eine messbare Verbesserung ihrer kognitiven Funktionsfähigkeit, während in der Statingruppe 100 Prozent ein meßbares Nachlassen der kognitiven Fähigkeiten in einem oder mehreren Bereichen zeigte.[38] Offensichtlich wird demnach jeder, der cholesterinsenkende Medikamente nimmt, in einem gewissen Maße negativ beeinflusst.

Forscher haben auch festgestellt, dass der Entzug von Cholesterin im Gehirn chemische Veränderungen in Gang setzt, die zur Bildung der für die bei Alzheimer und anderen neurodegenerativen Krankheiten typischen abnormalen Proteine und Neurofibrillenbündel führen.[39]

Ironischerweise werden Statine von den Pharmaunternehmen als neues Mittel zur Senkung des Alzheimerrisikos angepriesen. Diese Werbemasche scheint ein Schachzug der Pharmaunternehmen zu sein, um negativer Publicity über die schädlichen Auswirkungen von Statinen auf das Gehirn zu begegnen. Ihre Position stützt sich hauptsächlich auf die Vorstellung, dass ein hoher Cholesterinspiegel im Blut Arterien verstopft, die zum Gehirn führen, was die Möglichkeit eines Schlaganfalls erhöht. Durch eine Senkung des Cholesterinspiegels im Blut, so ihre Behauptung, würde dieses Risiko reduziert. Vorläufige Tierversuche, die von den Pharmaunternehmen gesponsert wurden, scheinen diese Theorie zu unterstützen. Aber die Erfahrungen vieler Personen, die kognitive Probleme erlebt haben, lassen darauf schließen, dass dies beim Menschen nicht der Fall ist. Dies ist durch mehrere Studien mit Versuchspersonen untermauert worden, die gezeigt haben, dass Statine absolut keinen Schutz vor der Alzheimerkrankheit oder vor Demenz im Allgemeinen bieten.[40] Selbst Autopsiestudien – die die sichersten Erkenntnisse über die Veränderungen im Gehirn liefern – zeigten keinen wie auch immer gearteten Schutzeffekt durch die Einnahme von Statinen.[41]

Trotz der negativen Ergebnisse der Humanstudien unterstützen die Pharmaunternehmen weiterhin Forschungen, um ihre Position zu untermauern. In einer Studie mit älteren Afro-Amerikanern erklärten die Forscher, dass »die anfängliche Einnahme von Statinen zu einem geringeren Rückgang der kognitiven Funktionsfähigkeit, dass aber die fortgesetzte Einnahme eines Statinpräparates zu einem stärkeren Rückgang der kognitiven Funktionsfähigkeit führte«.[42] Es wird davon ausgegangen, dass die anfängliche Verbesserung auf die entzündungshemmende Wirkung des Medikamentes zurückzuführen war, die schädigenden Effekte des Cholesterinentzugs diesen positiven Effekt langfristig jedoch überschatteten. Je nachdem, wie über eine Studie wie diese berichtet wird, kann sie so dargestellt werden, als würde sie die Einnahme von Statinen unterstützen, wenn nämlich die langfristigen Auswirkungen ignoriert werden. Deshalb kann es durchaus sein, dass Sie nach wie vor hin und wieder Meldungen oder Artikeln begegnen, wonach Statine das Risiko für Alzheimer mindern – dies ist Teil der Bemühungen der Pharmaindustrie, um von dieser problematischen Nebenwirkung abzulenken.

Der vielleicht lautstärkste Verfechter der Notwendigkeit, die Menschen über die Gefahren von Statinen auf die Gesundheit des Gehirns aufzuklären, ist Dr. med. Duane Graveline. Die Leidenschaft, mit der er dies vertritt, geht auf seine eigenen Erfahrungen mit der Einnahme dieser Medikamente zurück. Dr. Graveline ist ehemaliger Flugchirurg der US-Air-Force und Astronaut.

Als NASA-Astronaut musste er sowohl mental als auch physisch in Topform sein. Bei einer medizinischen Routineuntersuchung wurde Graveline gesagt, sein Cholesterin sei zu hoch. Also fing er an, täglich zehn Milligramm Lipitor [ein amerikanisches Statinpräparat] zu nehmen. Sechs Wochen später begann er, seinen Verstand zu verlieren.

An einem Tag schien Graveline in Ordnung zu sein, aber dann sah seine Frau zufällig, wie er ziellos in ihrer Einfahrt und im Hof herumlief. Als sie ihn darauf ansprach, reagierte er verwirrt und gab nicht zu erkennen, ob er sie überhaupt erkannte. Er weigerte sich, mit ins Haus zu kommen oder in den Wagen einzusteigen, um zum Arzt zu fahren. Sie musste einen seiner alten Freunde anrufen, um ihn zu überzeugen, sich zu einem Arzt fahren zu lassen. Bei der neurologischen Untersuchung, zu der auch ein MRT gehörte, wurden keine Abnormalitäten festgestellt. Er erinnert nichts von diesem Vorfall. Etwa sechs Stunden, nachdem seine Frau seinen Zustand bemerkt hatte, kam er wieder langsam zu Sinnen. Er war völlig befremdet durch diese Erfahrung. In den nächsten Tagen begann sein Verstand dann wieder normal zu funktionieren. Er fragte Nachbarn, ob sie ihn an jenem Tag gesehen hätten, wie er herumgegangen sei. Einer von ihnen sagte, er habe gesehen, wie Graveline hinter seinem Haus vorbeigegangen und einige Minuten stehen geblieben sei, um mit einem anderen Nachbarn zu reden. Graveline hatte keine Erinnerung daran.

Während dieser Genesungsphase hatte er die Medikamenteneinnahme vernachlässigt. Er hatte keine weiteren Gedächtnisprobleme. Er begann, sich zu fragen, ob das Cholesterinmedikament die Ursache von all dem war. Bei seinen Recherchen über die Nebenwirkungen von Statinen fand er wenig Hinweise auf mögliche kognitive Probleme. Er befragte mehrere Ärzte und Apotheker, ob Lipitor zu Gedächtnisverlust führen könnte. Sie alle versicherten ihm, dass dies nicht der Fall sei. Er war sich jedoch nicht so sicher. Ein Jahr später, bei seiner nächsten medizinischen Untersuchung als Astronaut, wurde ihm wieder geraten, ein cholesterinsenkendes Medikament zu nehmen. Als er Bedenken über die Auswirkung des Medikaments auf sein Gedächtnis äußerte, entgegnete der Arzt: »Statine machen so etwas nicht.« Der Arzt überzeugte ihn, das Medikament wieder zu nehmen, reduzierte jedoch seine Dosis auf nur fünf Milligramm täglich.

Sechs Wochen später erlebte er eine zweite Episode einer plötzlichen Amnesie, dieses Mal schwerwiegender als beim ersten Mal. Er verlor jede Erinnerung an seine Frau und seine Kinder, seinen Beruf als Astronaut, seine medizinische Ausbildung und sein Collegeleben. Er konnte sich an seine frühen Jugendjahre und die Zeit davor erinnern, aber an nichts aus seinem ganzen Erwachsenenleben. Er blieb zwölf Stunden in dieser Erstarrung. Und wieder stimmten die untersuchenden Ärzte in den Chor ein, dass »Statine so etwas nicht machen«. Aber er war davon überzeugt, dass sie es tun. Niemand schien ihm zu glauben. Bei seinen verzweifelten Bemühungen, mehr über den Zusammenhang zwischen Statinen und Gedächtnisverlust herauszufinden, sandte er eine E-Mail, in der er sein Problem beschrieb, an People's Pharmacy, eine Zeitungskolumne, die [in den USA] in verschiedenen Zeitungen gleichzeitig erscheint. Sein Brief wurde veröffentlicht. Die Autoren der Kolumne wurden sofort mit Hunderten Zuschriften von Lesern bombardiert, die über ähnliche Erfahrungen berichteten. Auch Graveline erhielt ähnliche Zuschriften.

In einem Brief stand: »Mein Mann hatte etwa sechs Wochen lang Zocor genommen. Eines Tages stand er aus dem Bett auf und konnte sich nicht erinnern, welcher Wochentag war. Im weiteren Verlauf des Morgens konnte er sich nicht mehr an den Monat und das Datum erinnern. Er konnte sich nicht erinnern, wie viele Aktien er hatte und an zahlreiche andere Dinge. Er machte mich fast verrückt, als er immer wieder und wieder die gleichen Fragen stellte. Er wurde sehr frustriert, da er im Grunde ein tadelloses Gedächtnis hat und für seinen ausgesprochen scharfen Geist bekannt ist. Er konnte nicht verstehen, wieso ich das Datum usw. wusste und er sich überhaupt nicht erinnern konnte. Ich dachte, er hätte eine Art Schlaganfall gehabt, deshalb bestand ich darauf, dass er zum Arzt ging. Der Arzt wies ihn ins Krankenhaus ein, und dort wurden zahlreiche Untersuchungen gemacht, einschließlich einer Computertomographie. Ein Neurologe machte auch einige Untersuchungen. Die Diagnose war ein vorübergehender allgemeiner Gedächtnsiverlust. Die Episode hatte etwa acht Stunden gedauert. Mein Mann hat Zocor selbst abgesetzt, und seither geht es ihm großartig!«

Ein anderer schrieb: »Vor vier Monaten wurde ich auf Lipitor gesetzt, um meinen schlechtes Cholesterin auf 100 zu senken. Plötzlich stellte ich fest, dass ich nicht einmal mehr mit dem Grundrechnen zurecht kam oder mich nicht mehr erinnern konnte, wie etwas geschrieben wurde. Es wurde so schlimm, dass ich in einem ständigen Nebel war. Ich sollte dazu sagen, dass ich die meiste Zeit meines Berufslebens in Silicon Valley verbracht und Spezifikationen für Software verfasst habe und ein Patent über eine Expertensystemtechnologie besitze. Um einen Gehirntumor oder Schlaganfall auszuschließen, wurde ein MRT gemacht. Da das Einzige, was sich bei mir geändert hatte, die zusätzliche Einnahme von Lipitor war, setzte ich es ab. Fünf Wochen später habe ich immer noch Probleme, Worte zu buchstabieren, und vergesse oft Dinge.«

Nachdem Dr. Graveline Hunderte solcher Berichte und aufschlussreiche Studien über einen Zusammenhang zwischen kognitiven Problemen und der Einnahme von Statinpräparaten bekommen hatte, schrieb er ein Buch mit dem Titel »Lipitor Thief of Memory«. Um über die Gefahren von Statinen aufzuklären, richtete er zudem die Internetseite www.spacedoc.com ein. Jeder, der cholesterinsenkende Medikamente nimmt, sollte ernsthaft über die Konsequenzen nachdenken. Wenn noch Überzeugungsarbeit nötig ist, schlage ich Ihnen vor, Gravelines Buch zu lesen. Es hat vielen anderen geholfen. Eine Frau schreibt zum Beispiel: »Nachdem meine Schwiegermutter mehrere Jahre Statine genommen hatte, wurde sie plötzlich sehr vergesslich – wiederholte die gleiche Frage viermal in nicht einmal 15 Minuten, vergaß, dass sie einkaufen oder am Morgen zum Arzt etc. gegangen war. Es war sehr erschreckend für uns alle. Der Kampf, meine Schwiegereltern davon zu überzeugen, dass sie die Statine absetzen musste, dauerte Monate, bis sie schließlich, dank der Hilfe von (Gravelines) Buch und »The Great Cholesterol Con« von Dr. Malcolm Kendrink, damit einverstanden war, diese sogenannte 'Medikation' (die ganz klar nur ein Gift unter einem anderen Namen ist) abzusetzen – nur für ein paar Tage, wohlgemerkt. Innerhalb von zehn Tagen, nachdem sie Simvastatin (Zocor) abgesetzt hatte, ging es ihr merklich besser. Wir sind aber immer noch nicht sicher, ob sie sich ganz erholen wird. Ich glaube, diese beiden Bücher haben geholfen, ihr Leben zu retten – mit Sicherheit aber ihre Lebensqualität.«

Cholesterin – essenziell für die Hirngesundheit

Cholesterin ist gut für Ihr Gehirn. In den letzten Jahren hat eine Reihe von Studien gezeigt, dass Menschen mit höheren Blutcholesterinspiegeln einem geringeren Risiko ausgesetzt sind, neurodegenerative Krankheiten wie Alzheimer, ALS, Parkinson und MS zu erleiden. Wenn wir älter werden, sinkt der Cholesterinspiegel in unserem Gehirn,[43] womit sich das

Risiko einer Neurodegeneration erhöht. Bereits 1991 meinten Forscher, dass eine Erhöhung der Cholesterinzufuhr zum Gehirn Alzheimerpatienten helfen könnte und empfahlen eine Erhöhung des Fettkonsums.[44]

Forscher der Boston University unterstützten diese Meinung, als sie den Zusammenhang zwischen dem Gesamtcholesterinspiegel und der kognitiven Leistungsfähigkeit untersuchten.[45] Bei dieser Studie wurden 1.894 Männer und Frauen, die frei von Demenz waren, kognitiven Tests und einem Cholesterinscreening unterzogen. Die Forscher stellten eine signifikante Verbindung zwischen dem Blutcholesterinspiegel und den kognitiven Fähigkeiten fest. Teilnehmer mit sogenannten »erstrebenswerten« Cholesterinspiegeln von unter 200 mg/dl (5,2 mmol/l) schnitten erheblich schlechter ab als Teilnehmer mit höheren Cholesterinspiegeln von über 240 mg/dl (6,2 mmol/l), dem Wert, ab dem cholesterinsenkende Medikamente oft empfohlen werden.

Mehrere Studien stellten fest, dass Alzheimerpatienten einen niedrigeren Gesamtcholesterinspiegel, einen niedrigeren LDL-Cholesterinspiegel und einen niedrigeren Triglyzeridspiegel haben als Kontrollpersonen gleichen Alters mit normaler geistiger Funktionsfähigkeit.[46]

Bei der Untersuchung des Gehirngewebes verstorbener Alzheimerpatienten haben Forscher festgestellt, dass in den erkrankten Teilen des Gehirns ein Cholesterinmangel vorlag.[47] Dieses Ergebnis stimmt mit der Beobachtung überein, dass der Hippocampus (das Gedächtniszentrum des Gehirns) bei manchen Alzheimerpatienten eine moderate, aber dennoch erhebliche Reduzierung des Cholesterins in den Membranen aufweist.[48]

Darüber hinaus fördert die Senkung des Cholesterins im Gehirn durch eine medikamentöse Behandlung die Produktion von Amyloidproteinen, die das Gehirn von Alzheimerpatienten verstopfen.[49] Sie erklären: »Unsere Daten ... implizieren, dass eine Senkung des Cholesterins im zentralen Nervensystem für die neuronale Funktion schädlich wäre.«

Depression, Reizbarkeit, Stimmungsschwankungen, Aggression, Wut, Gedächtnisverlust, Verwirrtheit, Desorientierung und Bewegungsstörungen sind alles dokumentierte Auswirkungen einer Senkung des Cholesterinspiegels. Es ist offenkundig, dass es dramatische Auswirkungen auf die Hirngesundheit haben kann, wenn der Cholesterinspiegel zu stark unter seinen normalen, festgelegten Punkt gesenkt wird. Auch wenn cholesterinsenkende Medikamente möglicherweise einen direkten Effekt auf das Gehirn haben, ist es doch wahrscheinlicher, dass ihre die Hirngesundheit betreffenden Nebenwirkungen durch Störungen der Cholesterinsynthese hervorgerufen werden.

Den natürlichen Cholesterinspiegel aufrechtzuerhalten hilft möglicherweise, sich vor Neurodegeneration zu schützen. Vergessen Sie nicht, dass der Cholesterinspiegel bei jedem unterschiedlich ist. Manche haben von Natur aus einen, nach gängiger Vorstellung, niedrigen Cholesterinspiegel, während andere einen höheren haben. Ein höherer Cholesterinspiegel ist nichts Schlechtes, wenn es der Spiegel ist, der in Ihren Genen festgelegt wurde und wenn er nicht Folge eines seltenen ererbten Defektes oder einer Krankheit ist. Ihren Cholesterinspiegel durch Medikamente zwangsweise zu senken, wird nur zu Problemen führen.

Bessere Gehirnzellen aufbauen

Wenn Sie ein Haus aus Ziegelsteinen bauen möchten, benötigen Sie dazu einen reichlichen Vorrat an Steinen und Mörtel. Liefert die beauftragte Firma nur die Hälfte der benötigten Ziegelsteine, kann Ihr Haus nicht fertiggestellt werden und so funktionieren, wie es gedacht war. Das Gleiche gilt für Ihr Gehirn. Wenn Sie Ihren Cholesterinspiegel durch extreme Diäten oder Medikamente senken, werden dem Gehirn die Bausteine vorenthalten, die es benötigt, um ordnungsgemäß zu funktionieren. Ein höherer Cholesterinspiegel hilft, uns vor neurodegenerativen Krankheiten zu schützen, wie Forscher der Johns Hopkins University feststellten. Die Wissenschaftler maßen bei 392 älteren Versuchspersonen den Cholesterinspiegel und führten kognitive Tests durch. Sie stellten fest, dass jene mit den höchsten Blutcholesterinwerten bei den kognitiven Tests am besten abschnitten.[50]

Diese Ergebnisse wurden durch eine weitere Studie der Mount Sinai School of Medicine in New York unterstützt. Bei dieser Studie wurden 185 nicht demente Versuchspersonen im Alter von über 84 Jahren begutachtet. Ein höherer Gesamtcholesterinspiegel und ein höherer LDL-Cholesterinspiegel (das sogenannte schlechte Cholesterin) korrelierten bei Tests mit einem besseren Erinnerungsvermögen. Das Fazit der Forscher: »Ein höherer Cholesterinspiegel ist mit einer besseren Gedächtnisfunktion verbunden.«[51]

Forscher der Seoul National University in Südkorea gelangten zu ähnlichen Schlussfolgerungen. Drei Jahre lang beobachteten sie 106 ältere Versuchspersonen mit Verdacht auf Demenz. Wie bei den anderen Studien schnitten jene mit den höchsten Cholesterinwerten bei neuropsychologischen Tests am besten ab. Wer am Ende an Alzheimer litt, hatte niedrigere Cholesterinwerte.[52]

The Journal of Biological Chemistry veröffentlichte eine Studie, die zeigt, dass Nahrungscholesterin, das in Lebensmitteln wie Eiern und Fleisch zu finden ist, das Gehirn vor den physiologischen Veränderungen schützen kann, die bei der Alzheimerkrankheit auftreten. Diese Untersuchung lieferte Belege dafür, dass Cholesterin aus der Nahrung den Cholesterinstatus im Gehirn verbessert und hilft, vor der Bildung von Beta-Amyloidproteinen zu schützen.[53] Diese Studie zeigte, dass diätetische Maßnahmen ergriffen werden können, die helfen, uns vor neurodegenerativen Krankheiten zu schützen. Sie legt auch den Schluss nahe, dass die falsche (d. h. fett-, cholesterinarme) Ernährung die Neurodegeneration fördern kann.

Wenn Sie möchten, dass Ihr Gehirn gesund ist, sollten sie unter anderem sicherstellen, dass Sie genug Fleisch, Eier, Milchprodukte und gute Fette auf Ihrem Teller haben. Diese Nahrungsmittel liefern die Grundbausteine, die der Körper braucht, um einen ordnungsgemäßen Cholesterinspiegel herzustellen und aufrechtzuerhalten. Denken Sie daran, dass der Verzehr von cholesterin- und fettreichen Nahrungsmitteln Ihren Blutcholesterinspiegel nicht über seinen genetisch festgelegten Punkt hinaus erhöhen wird. Sie brauchen sich über hohe Cholesterinwerte keine Gedanken zu machen. Ignorieren Sie die Propaganda zur Senkung des Cholesterinspiegels, die von Pharmaunternehmen und von Ärzten betrieben wird, die von ihnen geschult werden. Wie Sie in diesem Kapitel gelesen haben, ist ein hoher Cholesterinwert nicht schädlich. Gefährlich sind fettarme und eiweißarme Kostformen. Sie können den Cholesterinspiegel weit genug senken, um die Gehirnfunktion und die Gesundheit insgesamt erheblich zu beeinflussen. Solche Diäten sollten gemieden werden. Sie müssen Körper und Hirn mit den Nährstoffen versorgen, die sie brauchen.

Bei den guten Fetten handelt es sich um gesättigte und einfach ungesättigte Fettsäuren sowohl aus tierischen wie aus pflanzlichen Quellen. Fleisch, Eier und Milchprodukte sind gute tierische Quellen für diese Fettsäuren. Pflanzliche Quellen sind Olivenöl, Kokosöl und Palmöl. Cholesterinreiche Nahrungsmittel sind ebenfalls wichtig. Dazu gehören Fleisch, Eier und Milchprodukte. Pflanzliche Nahrungsmittel und Pflanzenöle enthalten kein Cholesterin.

Statine einzunehmen, um den Cholesterinspiegel zu senken, ist gefährlich. Häufig empfehlen Ärzte Statine sogar Patienten, die keinen hohen Cholesterinspiegel haben, einfach zur Vorbeugung. Falls Sie derzeit Statine nehmen, überlegen Sie ernsthaft, sie abzusetzen. Statine bewirken absolut nichts Gutes und haben das Potenzial, großen Schaden anzurichten. Wenn Sie noch nicht ganz von den Gefahren einer Statineinnahme und der Nutzlosigkeit der Cholesterinspiegelsenkung zur Prävention von Herzkrankheiten überzeugt sind, empfehle ich Ihnen sehr, die Bücher »Fat and Cholesterol Are Good for You« von Dr. med. Uffe Ravnskov oder »Good Calories, Bad Calories« von Gary Taubes zu lesen.

[Warum unser Gehirn mehr Fett braucht und warum fettarme Diäten ungesund sind, können Sie auf Deutsch in dem 2010 im systemed Verlag erschienenen Buch »Mehr Fett!« von Ulrike Gonder und Dr. Nicolai Worm nachlesen.]

»Neuere Studien haben gezeigt, dass das wichtigste ‚Keton' Beta-Hydroxybutyrat nicht nur ein Brennstoff, sondern ein ‚Superbrennstoff' ist, der effizienter ATP-Energie produziert als Glukose oder Fettsäuren.«

— George Cahill und Richard Veech

13

Das Geheimnis der Ketone

Gehirnstörung, geheilt durch eine »Wunder«-Diät

»Am 11. März 1993 schubste ich meinen Sohn Charlie gerade auf einer Schaukel an, als sein Kopf zuckte und er seinen rechten Arm in die Luft warf«, erinnert sich Jim Abrahams. »Das Ganze war so subtil, dass ich nicht einmal daran dachte, es meiner Frau Nancy gegenüber zu erwähnen, bis es sich einige Tage später wiederholte. Sie sagte, sie hätte einen ähnlichen Vorfall gesehen. Das war der Beginn einer Höllenqual, für die mir die Worte fehlen, um sie zu beschreiben.«

Aus Charlie, einem normalen, aktiven Einjährigen, wurde plötzlich ein Kleinkind, das von zahlreichen heftigsten Krämpfen gequält wurde. Bei ihm wurde das Lennox-Gastaut-Syndrom diagnostiziert, eine schwere Form der Epilepsie. Charlies Anfälle wurden so extrem, dass seine Eltern die Wände in seinem Zimmer polsterten und ihn einen Footballhelm tragen ließen, um ihn zu schützen.

In den nächsten neun Monaten erlebte Charlie Tausende epileptischer Anfälle, die Verabreichung einer unglaublichen Menge an Medikamenten, Dutzende von Blutabnahmen, acht Krankenhausaufenthalte, eine Unmenge an EEGs, MRTs, Computertomographien und PETs sowie eine fruchtlose Gehirnoperation. Er wurde von fünf Kinderneurologen in drei Städten, zwei Homöopathen und sogar von einem Heiler behandelt. Trotz allem blieben seine Anfälle unkontrolliert und er blieb in seiner geistigen Entwicklung zurück. Sein Schicksal schienen fortwährende Krampfanfälle und eine zunehmende Retardierung zu sein.

Mit 20 Monaten wog Charlie nur rund 17 Pfund. Er nahm vier Medikamente, litt aber nach wie vor täglich unter Hunderten von Anfällen. Die Nebenwirkungen der Medikamente, die er nahm, waren fast so schlimm wie seine Krankheit und verschärften seine Qualen.

Weil er sich weigerte, zu glauben, dass nichts mehr getan werden konnte, ging Jim in die Bibliothek, um Recherchen über die Krankheit anzustellen. Dort stieß er auf ein Buch von Dr. med. John Freeman, Professor der Neurologie an der Johns Hopkins University, das Hinweise auf eine diätetische Behandlung bei Epilepsie, die sogenannte ketogene Diät, enthielt. Jim erfuhr, dass die ketogene Diät seit über 70 Jahren erfolgreich zur Behandlung schwerer Fälle von Epilepsie genutzt wurde.

Jim fuhr mit Charlie zu Dr. Freeman ins Johns Hopkins Hospital in Baltimore, Maryland, dem einzigen Ort landesweit, wo zu jener Zeit die ketogene Diät durchgeführt wurde. Die ketogene Diät ist eine sehr kohlenhydratarme (Low-Carb) Diät – fettreich mit ausreichend Eiweiß, nur wenigen Kohlenhydraten und ohne Zucker. Charlie begann mit der »Wunder«-Diät, und innerhalb von zwei Tagen waren seine heftigen Krämpfe auf wundersame Weise verschwunden.

»Seither ist Charlie praktisch anfallsfrei, völlig frei von Medikamenten und ein fantastischer kleiner Junge«, sagt Jim. »Nachdem er zwei Jahre lang die strenge Version einhielt, musste er weiterhin bei einer modifizierten Version der ketogenen Diät bleiben, aber er geht zur Schule und führt ein normales, glückliches Leben.« Im Alter von sieben Jahren wurde Charlie schließlich erfolgreich von der Diät entwöhnt. Trotz der Sorge wegen möglicher Entwicklungsverzögerungen und Retardierung behob die Diät das Problem in seinem Gehirn, und sie ermöglichte es ihm, sich körperlich und geistig normal zu entwickeln.

Durch Charlies Erfolg inspiriert, gründeten seine Eltern die Charlie Foundation to Help Cure Pediatric Epilepsy [Stiftung zur Unterstützung der Heilung kindlicher Epilepsie], um die medizinische Forschung und Aufklärung über die ketogene Diät zu unterstützen. Jim Abrahams, Charlies Vater, war ein erfolgreicher Filmproduzent und Regisseur in Hollywood. 1997 schrieb Jim das Buch für einen Film, bei dem er selbst Regie führte und der auf Erfahrungen seines Sohnes beruhte, mit dem Titel »Solange es noch Hoffnung gibt« (Originaltitel »First Do No Harm«) mit Meryl Streep und Fred Ward in den Hauptrollen. In dem Film spielten auch eine Reihe von Statisten mit, die in ihrem wirklichen Leben durch die ketogene Diät von Epilepsie geheilt worden waren. Millicent Kelly, eine Diätspezialistin, die für das ketogene Diätprogramm am Johns Hopkins Hospital mit zuständig war, spielte sich im Film selbst.

Krampfanfälle können ebenso dramatisch wie gewaltig sein, unkontrollierbare, heftige, zuckende Bewegungen, verbunden mit einem Bewusstseinsverlust, oder nur eine milde, kurze Bewusstseinseinschränkung. Die Ärzte sind sich nicht ganz sicher, warum sie auftreten oder wie sie abgestellt werden können. Es gibt zwar viele Antikonvulsiva [Antikrampfmittel] zur Behandlung der Symptome, aber keines der Mittel ist wirklich wirksam oder frei von schädlichen Nebenwirkungen, und bei keinem kann auch nur im entferntesten Sinne von einer Heilung gesprochen werden. Die erfolgreichste Behandlung von Epilepsie ist die ketogene Diät. Sie kann nicht nur das Auftreten der Krampfanfälle reduzieren, sondern in vielen Fällen auch eine vollständige und dauerhafte Heilung erzielen.

Tausende von Kindern wie auch Erwachsene haben die ketogene Diät als ein Geschenk des Himmels empfunden. Viele Jahre lang wurde die ketogene Diät aus Verzweiflung verwendet, als letzte Zuflucht, nachdem alle Medikationen fehlgeschlagen waren. Diese Diät hat sich selbst in den schwersten Fällen von Epilepsie als erfolgreich erwiesen. Wegen ihrer Erfolge erfreut sich die ketogene Diät inzwischen einer zunehmend breiteren Akzeptanz als Standardbehandlung statt als Alternative zur medikamentösen Therapie.

Die ketogene Diät

Die ketogene Diät gibt es etwa seit den 1920er-Jahren. Ihre Ursprünge gehen auf das therapeutische Fasten zurück, das Anfang des 20. Jahrhunderts eine populäre Form der Behandlung bei vielen chronischen Gesundheitsproblemen war. Patienten fasteten bis zu 30 Tage und manchmal sogar länger, wobei sie außer Wasser nichts zu sich nahmen. Die Fastentherapie wurde zur Behandlung einer großen Vielzahl schwierig zu behandelnder gesundheitlicher Probleme verwendet, einschließlich Verdauungsproblemen, Arthritis, Krebs und Diabetes. In vielen Fällen erwies sich längeres Fasten als nutzbringend.

Bei manchen gesundheitlichen Problemen sprachen die Patienten sehr gut auf die Fastentherapie an. Eines davon war Epilepsie. Einer der erklärtesten Befürworter der Fastentherapie zur Behandlung von Epilepsie war Dr. Hugh Conklin. Er empfahl eine Fastenkur von 18 bis 25 Tagen. Er behandelte Hunderte von Epilepsiepatienten mit seiner »Wasserdiät« und erzielte bei Kindern eine Heilungsrate von sage und schreibe 90 Prozent und bei Erwachsenen von 50 Prozent.

Dr. H. Rawle Geylin, ein prominenter New Yorker Kinderarzt, erlebte Conklins Erfolg aus erster Hand und testete die Therapie bei 36 seiner eigenen Patienten, wobei er ähnliche Ergebnisse erzielte. Seine Patienten waren zwischen 3,5 und 35 Jahre alt. Nachdem sie 20 Tage gefastet hatten, waren 87 Prozent der Patienten anfallsfrei. Geylin stellte seine Ergebnisse 1921 bei der Jahresversammlung der Amerikanischen Medizinischen Vereinigung in Boston vor, womit er das Fasten als Standardtherapie bei Epilepsie einführte.

In den 1920er-Jahren, als nur Phenobarbital und Bromide als Antikrampfmittel zur Verfügung standen, waren Berichte, wonach Fasten Epilepsie heilen konnte, faszinierend. Diese Berichte setzten eine Welle von klinischen Untersuchungen und Forschungsaktivitäten in Gang. Als Ergebnis der Fastentherapie blieben viele Epilepsiepatienten jahrelang, wenn nicht ein Leben lang, von epileptischen Anfällen verschont. Bei anderen war die Heilung nur vorübergehend und hielt nur ein oder zwei Jahre. Bei Kindern kam es in etwa 18 Prozent der Fälle zu einer langfristigen Anfallsfreiheit. Wurde die Fastenkur wiederholt, hörten auch die Anfälle wieder auf, es gab jedoch keine Garantie, für wie lange. Längeres Fasten schien bessere Ergebnisse zu erzielen, doch für manche Patienten schien die für eine dauerhafte Heilung erforderliche Fastenzeit unerreichbar.

Forscher begannen, nach Wegen und Möglichkeiten zu suchen, die den Fastenstoffwechsel und seine therapeutischen Wirkungen nachahmen. Zugleich sollten sie den Patienten erlauben, genügend Nahrung zum Überleben und für eine langfristige Gesundheit zu konsumieren. Die Hoffnung war, höhere Heilungsraten zu erzielen. Das Ergebnis war die Entwicklung der ketogenen Diät.

Unter normalen Bedingungen verbrennt unser Körper Glukose, um Energie zu gewinnen. Während des Fastens, wenn keine glukosehaltigen Nahrungsmittel zugeführt werden, wird Fett genutzt, um den Energiebedarf des Körpers zu decken. Ein Teil dieses Fettes wird von der Leber in wasserlösliche Verbindungen umgewandelt (Beta-Hydroxybutyrat, Acetoacetat und Aceton), zusammen als Ketonkörper bekannt.

Normalerweise nutzt das Gehirn Glukose, um seinen Energiebedarf zu decken. Ist keine Glukose verfügbar, stellen Ketonkörper oder Ketone eine der wenigen anderen nutzbaren Brennstoffquellen dar. Andere Körperorgane und -gewebe können Fett für ihren Energiebedarf nutzen, das Gehirn jedoch nicht – es braucht entweder Glukose oder Ketone. Ketone stellen in Wirklichkeit eine konzentriertere und effizientere Energiequelle als Glukose dar. Sie sind als der »Supertreibstoff« unseres Körpers beschrieben worden, da sie effizienter Energie produzieren als Glukose oder Fett.[1] Es ist, als würden Sie Ihren Wagen mit hochwertigem Benzin betanken – der Motor läuft reibungsloser und sauberer, mit einer besseren Verbrennungseffizienz. Ketone haben einen ähnlichen Effekt auf das Gehirn, sie ermöglichen es ihm, effizienter zu funktionieren. Sie sind auch neuroprotektiv, das heißt, sie schützen die Nervenzellen und das Nervengewebe. Infolgedessen wird die durch Epilepsie verursachte Fehlfunktion beziehungsweise der Kurzschluss ausgeschaltet, und das Gehirn kann sich nach und nach wieder neu verdrahten und selbst heilen.

Der durch Fasten im Blut erhöhte Ketonspiegel kann verdoppelt werden, indem man einfach den Verzehr von Kohlenhydraten (Stärke und Zucker) einschränkt – die Hauptglukosequelle der Nahrung. Stärke und Zucker sind in allen pflanzlichen Nahrungsmitteln zu finden, aber am reichlichsten in Getreidekörnern, Obst und stärkehaltigem Gemüse. Fleisch und Eier enthalten nur eine sehr kleine Menge an Kohlenhydraten.

Die ketogene Diät bedeutet, einen hohen Fettanteil zu essen, ausreichend Eiweiß, nur wenige Kohlenhydrate und absolut keinen Zucker. Ballaststoffreiche kohlenhydrathaltige Lebensmittel werden gegenüber stärke- oder zuckerreichen bevorzugt. Die Diät liefert gerade genug Eiweiß und ausreichend Kalorien, um Wachstum und Reparaturprozesse aufrechtzuerhalten.

Die klassische ketogene Diät weist ein Verhältnis der Gewichtsanteile von Fett zur Summe aus Eiweiß und Kohlenhydraten von von 4:1 (3:1 bei Kleinkindern, Kindern und Jugendlichen) auf. Das heißt, jede Mahlzeit enthält viermal so viel Fett wie Eiweiß und Kohlenhydrate zusammen. Ein Gramm Fett hat neun Kalorien und ein Gramm Eiweiß sowie ein Gramm Kohlenhydrate haben jeweils vier Kalorien. Eine unbeschränkte, gewöhnliche Diät besteht aus etwa 30 Prozent Fett, 15 Prozent Eiweiß und 55 Prozent Kohlenhydraten. Das Gewichtsverhältnis von 4:1 der ketogenen Diät führt dazu, dass 90 Prozent der Kalorien aus Fett, 8 Prozent aus Eiweiß und 2 Prozent aus Kohlenhydraten kommen. Die ketogene Diät ist also ein sehr fettreiches Programm.

Der Verzehr von Kohlenhydraten ist auf 10 bis 15 Gramm pro Tag beschränkt. Die Diät schließt die meisten kohlenhydrathaltigen Körner, Obst- und Gemüsesorten wie Brote, Mais, Bananen, Erbsen und Kartoffeln aus. Der Konsum an Gesamtkalorien ist auf 80 bis 90 Prozent des geschätzten Bedarfs reduziert, weil man davon ausgeht, dass der Ketonspiegel dadurch verbessert wird. Dies ist kein zu großes Problem, weil Ketone das Hungergefühl in der Regel reduzieren, sodass die Patienten sich zufrieden fühlen können, ohne hungrig zu sein. Anfänglich wurde die Flüssigkeitsaufnahme auf 80 Prozent des normalen täglichen Bedarfs beschränkt. Dies wurde in der Annahme gemacht, dass sich dadurch der Ketonspiegel im Blut erhöhen würde. Der Flüssigkeitsmangel führte jedoch zu einem erhöhten Risiko für Nierensteine. Darüber hinaus wurde später festgestellt, dass die eingeschränkte Flüssigkeitsaufnahme keinen Nutzen hatte, sodass man diese Praxis aufgab.

Da jede Kalorie an Fett, Eiweiß und Kohlenhydraten genau berechnet und abgemessen wird, muss der Patient die ganze Mahlzeit ohne Nachschlag essen. Jede Mahlzeit muss dem Verhältnis von 4:1 entsprechen. Alle Snacks oder Zwischenmahlzeiten müssen in die tägliche Gesamtkalorienzahl eingerechnet werden und das gleiche Verhältnis haben. Folglich erfordert es einige Zeit und Mühe, die Mahlzeiten und Snacks zuzubreiten.

Dr. Russel Wilder von der Mayo-Klinik prägte 1921 den Begriff »ketogene Diät«, um eine Ernährungsform zu beschreiben, die durch den Verzehr fettreicher, kohlenhydratarmer Speisen einen hohen Ketonspiegel im Blut produzierte. Er war der Erste, der die ketogene Diät zur Behandlung der Epilepsie nutzte.

Wilders Kollege, Dr. med. Mynie Peterman, formulierte später die klassische 4:1 ketogene Diät. Peterman dokumentierte bei dieser Diät zusätzlich zur Kontrolle der Krampfanfälle positive Effekte wie verbesserte Wachheit, verbessertes Verhalten und besserer Schlaf. Die Diät erwies sich als sehr erfolgreich, insbesondere bei Kindern. Peterman berichtete 1925, dass 95 Prozent der Patienten, die er untersuchte, unter der Diät eine verbesserte Kontrolle über die epileptischen Anfälle erzielten und 60 Prozent vollständig anfallsfrei wurden. Das ist eine außerordentliche Heilungsrate bei einer Krankheit, die sonst als unheilbar gegolten hatte. Die Diät hatte auch ihre Schattenseiten. Eine Reihe von Patienten fand es zu schwierig, die ketogene Diät zuzubereiten und fand sie auch nicht schmackhaft. Infolgedessen konnten viele sie nicht lange genug durchhalten, um zufriedenstellende Ergebnisse zu erzielen. Bis zu 20 Prozent vertrugen die Diät nicht und konnten sie folglich nicht einhalten.

1938 wurde mit Phenytoin ein neues Antikonvulsivum entwickelt. Eine Pille zu schlucken war so viel einfacher, als sich Gedanken über die Zubereitung und den Verzehr einer bestimmten Diät zu machen. So verlagerte sich der Fokus der Forschung schnell auf die Entdeckung neuer Medikamente. Die ketogene Diät wurde von den Forschern meist ignoriert und hauptsächlich als letzte Zuflucht zur Behandlung sehr schwerer Fälle genutzt, die auf eine medikamentöse Therapie nicht ansprachen.

Durch die Öffentlichkeitsarbeit der Charlie Foundation in den 1990er-Jahren wurde die Therapie wieder aus der Dunkelheit ins Rampenlicht gerückt, wohin sie als wichtiges Mittel gegen Epilepsie zurückkehrte.

Ist eine fettreiche Ernährung sicher?

Ganze 90 Prozent der Kalorien stammen bei der ketogenen Diät aus Fett. Die ketogene Diät ist nicht nur eine fettreiche Diät, sondern eine extrem fettreiche Diät. Die American Heart Association und andere Organisationen [wie die Deutsche Gesellschaft für Ernährung] empfehlen uns seit Jahren, den Fettkonsum auf nicht mehr als 30 Prozent der verzehrten Kalorien zu beschränken. Sie sprechen diese Empfehlung hauptsächlich aufgrund der inzwischen überholten Lipidhypothese aus, in der Annahme, dass ein Fettanteil von deutlich mehr als 30 Prozent zu Herzkrankheiten führen würde.

Die fettreiche ketogene Diät wird seit 90 Jahren eingesetzt. Während des Großteils dieser Zeit nahm man mit dieser Diät vor allem gesättigte Fettsäuren zu sich, genau die, von denen uns die Diätspezialisten abraten. Aber nach fast einem Jahrhundert, in dem sie buchstäblich von Tausenden von Patienten genutzt wurde, die über längere Zeiträume (faktisch über Jahre) eine aus 60 bis 90 Prozent Fett bestehende Diät verzehrten, hat es keine Herzinfarkte oder Schlaganfälle gegeben. Tatsächlich ist genau das Gegenteil eingetreten. Menschen sind geheilt worden und haben eine ansonsten unheilbare Krankheit überwunden und erlebten dabei noch viele zusätzliche Gesundheitsvorteile.

Viele Menschen sorgen sich, dass der Blutcholesterinspiegel bei einer solchen Diät in die Höhe schießen könnte. Das ist wirklich kein Problem, über das man sich Gedanken machen müsste. Wie Sie in Kapitel 12 erfahren haben, ist Cholesterin kein Feind. Studien zu den Cholesterinspiegeln von Patienten auf ketogener Diät zeigen, dass sich der Gesamtcholesterinspiegel im Durchschnitt oft erhöht. Aber im Sinne einer optimalen geistigen Gesundheit ist dies etwas Gutes, wie Sie gesehen haben. Die Lebensspanne wie auch die geistige Funktionsfähigkeit verbessern sich mit einem erhöhten Cholesterinspiegel, insbesondere bei älteren Menschen. Wenn die fettreiche ketogene Diät schädlich wäre, sollte man meinen, dass dies nach fast einem Jahrhundert klinischer Anwendung klar zutage getreten wäre.

Wie Sie in Kapitel 12 erfahren haben, ist der Gesamtcholesterinspiegel kein präziser Indikator für das Risiko von Herzkrankheiten, weil dieser Wert sowohl das sogenannte »gute« wie das »schlechte« Cholesterin einschließt. Der Großteil der Erhöhung ist auf das gute Cholesterin zurückzuführen – die Art, von der angenommen wird, dass sie uns vor Herzkrankheiten schützt. Studien haben durchgehend gezeigt, dass Menschen, die eine ketogene Diät einhalten, im Allgemeinen ein höheres (gutes) HDL-Cholesterin und ein besseres Cholesterinverhältnis aufweisen (beides zeigt ein reduziertes Risiko für Herzkrankheiten an).[2-4]

Trotz der Erhöhung des Gesamtcholesterinwertes gibt es keinen Beleg dafür, dass die fettreiche Diät einen schädlichen Effekt auf das Herz oder die Arterien hat. Bei der größten analytischen Studie zur Sicherheit und Wirksamkeit der ketogenen Diät, die bisher durchgeführt wurde, konnten die Forscher keinen Schaden oder Nachteil feststellen, der im Laufe der Zeit entstanden wäre; die Effekte waren alle positiv.[5] »Wir haben immer vermutet, dass die ketogene Diät langfristig relativ unbedenklich ist, und jetzt haben wir den Beweis«, sagt Dr. med. Eric Kossoff, Neurologe am Johns Hopkins Hospital, der an der Studie beteiligt war. »Unsere Studie sollte dazu beitragen, einige der nagenden Zweifel in Bezug auf die langfristige Sicherheit der ketogenen Diät auszuräumen.«

Die Unbedenklichkeit fettreicher Diäten reicht in Wirklichkeit Tausende von Jahren zurück. Eine Reihe von Völkern hat traditionell mit einer Ernährungsweise überlebt und sogar prächtig gelebt, deren Kalorien zu 60 bis 90 Prozent aus Fett stammten. Die bekanntesten sind vielleicht die Eskimos. Die Eskimos lebten am Nördlichen Polarkreis von Alaska bis Grönland, wo es kaum eine genießbare Vegetation gab. Die traditionelle Nahrung der Eskimos enthielt nach dem Abstillen (Milch enthält einige Kohlenhydrate) buchstäblich keine Kohlenhydrate und beruhte den Rest ihres Lebens ganz auf Fleisch und Fett. Dennoch wurde die arktische Urbevölkerung von den frühen Polarforschern als robust und gesund, frei von Zivilisationsleiden wie Herzkrankheiten, Diabetes, Demenz und Krebs beschrieben, und sie erreichte ein Lebensalter, das dem der heutigen US-Amerikaner und Europäer entsprach. Das Gleiche kann von den amerikanischen Prärie-Indianern vor der Kolonisation durch weiße Siedler gesagt werden, wie auch von den Ureinwohnern Sibiriens (Buryat-Mongolen, Jakuten, Tataren, Samojeden, Tschutschuken und andere) im Norden Russlands sowie den Massai in Afrika, die alle von einer außergewöhnlich fettreichen Ernährung lebten. Ihre Ernährung war nicht nur fettreich, sondern reich an gesättigten Fettsäuren und Cholesterin, aber von Herzkrankheiten war bei ihnen nichts zu hören. Selbst heute sind jene, die ihre traditionelle fettreiche Ernährung beibehalten, bemerkenswerterweise frei von degenerativen Krankheiten, die in westlichen Gesellschaften so verbreitet sind. Fettreiche Kostformen haben dem Test der Zeit standgehalten und sich nicht nur als unbedenklich, sondern auch als therapeutisch hilfreich erwiesen.

Die MCT-Diät

In den 1960er-Jahren wurde festgestellt, dass eine bestimmte Gruppe von Fettsäuren, bekannt als mittelkettige Triglyzeride (MCTs) [von engl. Medium Chain Triglycerides], mehr Ketone produziert als übliche Nahrungsfette aus langkettigen Triglyzeriden (LCT) [von engl. Long Chain Triglycerides]. MCTs werden besser absorbiert und von der Leber vorzugsweise zur Energiegewinnung verwendet als die häufigeren LCTs. In der Natur bestehen Fette und Öle aus Fettmolekülen, den sogenannten Triglyzeriden. Die meisten davon werden als langkettige Triglyzeride klassifiziert, weil sie aus einer langen Kette von Kohlenstoffatomen bestehen. Kleinere Triglyzeride sind als mittelkettige Triglyzeride bekannt. Man entwickelte auch ein Produkt, das zu 100 Prozent aus MCTs bestand und dementsprechend MCT-Öl genannt wurde.

Die strengen Kohlenhydrateinschränkungen der klassischen ketogenen Diät machten es Eltern schwer, schmackhafte Mahlzeiten für ihre Kinder zuzubereiten. 1971 entwickelte Dr. med. Peter Huttenlocher eine ketogene Diät, bei der etwa 60 Prozent der Kalorien aus MCTs stammten. Sie erlaubte mehr Eiweiß und bis zu dreimal mehr Kohlenhydrate als die klassische ketogene Diät. Der Gesamtfettkonsum konnte von einem Anteil von 90 Prozent der Kalorien auf etwa 70 Prozent (60 Prozent MCTs, 10 Prozent LCTs) reduziert werden, mit etwa 20 Prozent Eiweiß und 10 Prozent Kohlenhydraten, um die Diät abzurunden. MCT-Öl wird mit mindestens der doppelten Menge Magermilch gemischt, gekühlt und bei den Mahlzeiten zwischendurch schlückchenweise getrunken oder in das Essen eingerührt. Huttenlocher testete die Diät an zwölf Kindern und Jugendlichen mit schwerer Epilepsie und schwierig zu behandelnden Anfällen. Bei den meisten Kindern wurden Verbesserungen sowohl bei der Kontrolle der Anfälle als auch bei der Wachheit erzielt sowie insgesamt Ergebnisse, die mit denen bei der klassischen ketogenen Diät vergleichbar waren. Die ketogene MCT-Diät wird im Vergleich zur klassischen Diät als nährstoffreicher eingeschätzt. Sie bietet Patienten die Möglichkeit, mehr Eiweiß und Kohlenhydrate zu essen, was eine größere Vielfalt an Nahrungsmitteln und Zubereitungsmöglichkeiten bedeutet.

Trotz aller positiven Punkte der MCT-Diät gibt es auch einige Nachteile. Wird zu viel MCT-Öl konsumiert, kann es zu Übelkeit, Erbrechen und Durchfall kommen. Viele Patienten mussten die MCT-Diät abbrechen, weil sie die Nebenwirkungen nicht ertragen haben. Eine modifizierte MCT-Diät, bei der es sich um eine Kombination aus der MCT- und der klassischen Diät handelt, ist im Allgemeinen verträglicher und wird derzeit in vielen Krankenhäusern genutzt.

Modifizierte Atkins-Diät

Dr. Robert Atkins ist als Verfechter einer kohlenhydratarmen Ernährung zum Abnehmen und für eine insgesamt bessere Gesundheit bekannt. In seinem Bestseller »Die neue Atkins-Diät« beschreibt er die vier Phasen seiner kohlenhydratarmen Diät. Zur Diät gehört die Einführungsphase, die Phase der Gewichtsabnahme, die Vor-Erhaltungsphase und die Erhaltungsphase. In der Einführungsphase wird der Kohlenhydratkonsum am stärksten verringert, er ist auf 20 Gramm täglich beschränkt. Die klassische ketogene Diät beschränkt die Kohlenhydrate auf 10 bis 15 Gramm. Obwohl in der Einführungsphase der Atkins-Diät etwas mehr Kohlenhydrate erlaubt sind, wird dennoch eine Ketose hervorgerufen (mit messbaren Ketonkörperspiegeln im Blut). Tatsächlich kann eine Ketose auch mit einer Beschränkung der Kohlenhydrate auf 40 bis 50 Gramm täglich erzeugt werden, je nachdem, wie kohlenhydratempfindlich jemand ist.

Atkins ermunterte die Menschen, die seine Diät durchführten, in eine Ketose zu kommen. Im Unterschied zur fettreichen ketogenen Diät zeigt eine Ketose bei einer moderat fetthaltigen, kohlenhydratarmen Diät an, dass Körperfett abgebaut und genutzt wird, um den täglichen Energiebedarf des Körpers zu decken. Da Körperfett zur Energiegewinnung verbrannt wird, sinkt das Gewicht. In diesem Fall ist die Ketose ein Zeichen, dass der Körper sein überschüssiges Fett und Gewicht verliert.

Auch wenn in der Einführungsphase der Atkins-Diät keine so starke Ketose wie wie bei der ketogenen Diät erreicht wird, berichteten die Leute, dass sie damit ihre Anfälle dennoch kontrollieren konnten. Als Reaktion auf diese Berichte setzten Forscher am Johns Hopkins Hospital Probanden für längere Zeit auf die Einführungsphase der Atkins-Diät, die sie als eine modifizierte Atkins-Diät bezeichneten.

Die modifizierte Atkins-Diät limitiert die Kalorien- und Eiweißzufuhr nicht und das niedrigere ketogene Verhältnis (etwa 1:1) muss auch nicht durchgehend bei jeder Mahlzeit während des ganzen Tages beibehalten werden. Die Kohlenhydrate wurden anfänglich auf 10 Gramm pro Tag bei Kindern und 15 Gramm pro Tag bei Erwachsenen beschränkt und nach etwa einem Monat auf 20 bis 30 Gramm täglich erhöht, je nach Effekt auf die Krampfanfälle.

Die Forscher berichteten, dass die modifizierte Atkins-Diät die Häufigkeit der Anfälle bei 43 Prozent der Patienten um über 50 Prozent reduzierte und bei 27 Prozent der Patienten um über 90 Prozent.[6] Diese und andere Studien haben gezeigt, dass die modifizierte Atkins-Diät bei einem Vergleich mit der klassischen ketogenen Diät gut abschneidet. Auch wenn eine stärkere Ketose möglicherweise einen etwas besseren Schutz vor Krämpfen bietet, ist der niedrigere Spiegel dennoch sehr effektiv.

Neuroprotektive Effekte der Ketone

Bei der Behandlung der Epilepsie haben Forscher festgestellt, dass bei Patienten, die eine ketogene Diät einhalten, nicht nur die Häufigkeit und Schwere der Anfälle zurückgeht, sondern auch Verbesserungen der kognitiven Fähigkeiten, der Wachheit, Aufmerksamkeit und der sozialen Interaktion zu verzeichnen sind.[7-9] Die Gehirnfunktion verbessert sich offensichtlich in vielen Bereichen.

Ketone besitzen starke neuroprotektive [nervenzellschützende] Eigenschaften, die Entzündungen, oxidativen Stress, einen gestörten Glukosestoffwechsel und Schäden durch Übererregbarkeit (Exzitotoxizität) lindern können, allesamt weit verbreitet bei vielen neurologischen Störungen. Wenn Ketone vor Anfällen schützen und die geistige Funktionsfähigkeit verbessern, überlegten die Wissenschaftler, schützen sie möglicherweise auch vor anderen neurologischen Störungen.

Fallberichte zeigten den Nutzen der ketogenen Diät in der Behandlung von Parkinson, Narkolepsie (Schlafkrankheit, die durch plötzlichen, unkontrollierbaren Schlafdrang gekennzeichnet ist), Krebs, Autismus, Depression, Migräne und Störungen im Glukosestoffwechsel wie Typ-2-Diabetes, Polyzystischem Ovarialsyndrom und einigen seltenen Stoffwechselstörungen.[10-20] Tierversuche lassen darauf schließen, dass Ketonkörper bei der Behandlung einiger Formen von Herz- und Gefäßkrankheiten sowie bei männlicher Unfruchtbarkeit hilfreich sein könnten.[21-22]

Ketone haben erwiesenermaßen potente Anti-Krebs-Effekte. Dies liegt zum Teil daran, dass Krebs in einer sauerstoffreichen Umgebung nicht leben kann. Ketone verbessern im ganzen Körper die Sauerstoffzufuhr zu den Zellen. Ein zweiter Grund ist, dass Krebszellen Ketone nicht für die Energiegewinnung nutzen können. Krebszellen verbrennen Glukose, wird die Glukose im Blutkreislauf aber durch Ketone ersetzt, hungern die Krebszellen. Folglich haben es Krebszellen schwer, in einer von Ketonen dominierten Umgebung zu überleben. Studien zeigen, dass bei Tieren die Tumorgröße und der krebsbedingte Muskelschwund durch Ketone zurückgehen.[23] Ähnliche Ergebnisse sind von Krebspatienten berichtet worden.[24-25]

Die Anti-Krebs-Effekte der Ketone sind im Gehirn am deutlichsten.[26] In Abwesenheit von Glukose können Zellen von Fettsäuren leben, die beim Fasten oder bei eingeschränkter Kalorienzufuhr aus den Fettvorräten freigesetzt werden. Freie Fettsäuren können die Blut-Hirn-Schranke jedoch nicht passieren. Bei einer sehr kohlenhydratarmen oder ketogenen Diät ist das Gehirn auf die Ketone angewiesen, um den überwiegenden Teil seines Energiebedarfs zu decken. Folglich bekommt das Gehirn sehr wenig Glukose, sodass der Krebs im Grunde verhungert. Genau das wurde in Tierversuchen und in mindestens einer Fallstudie mit Patienten beobachtet.[27-28]

Der potenziell größte Nutzen der ketogenen Therapie könnte in der Behandlung von Krankheiten liegen, die das Gehirn betreffen. Sauerstoff ist lebenswichtig für eine ordnungsgemäße Gehirnfunktion. Das Gehirn ist so sehr davon abhängig, dass es mindestens 20 Prozent des Sauerstoffs im Körper verbraucht. Folglich reagieren Gehirnzellen äußerst empfindlich auf einen Sauerstoffentzug. Ohne Sauerstoff beginnt das Absterben mancher Gehirnzellen in weniger als fünf Minuten, was zu Gehirnschädigungen oder zum Tod führt. Ketone blockieren die verheerenden Auswirkungen einer Hypoxie (Sauerstoffmangel), indem sie die Sauerstoffzufuhr verbessern. Ketone erhöhen den Blutfluss zum Gehirn um 39 Prozent, sie verbessern die Blutzirkulation und die Verfügbarkeit von Sauerstoff.[29] Eine Reihe von Studien hat gezeigt, dass Ketone das Gehirn vor den Schäden schützen, die durch eine Unterbrechung der Sauerstoffzufuhr verursacht werden.[30-32]

In Krankenhäusern bekommen Patienten, die aus verschiedenen Gründen nicht essen können, oft intravenöse Nährstofflösungen. Werden Patienten mit schweren Kopfverletzungen IV-Lösungen verabreicht, deren Fette überwiegend aus mittelkettigen Triglyzeriden (MCTs) bestehen, wird die Genesung erheblich gefördert.[33-34] Der Körper wandelt die MCTs in Ketone um, die das Gehirn nähren und die Heilung beschleunigen.

Tierversuche und klinische Versuche mit Patienten lassen darauf schließen, dass die ketogene Diät bei einem breiten Spektrum neurodegenerativer Störungen die Symptome und die Auswirkungen der Krankheit lindern kann, unter anderem bei Alzheimer, Parkinson, der Huntington-Krankheit, ALS, Gehirnverletzungen und Schlaganfällen.[35-38]

Eine Störung des Glukosestoffwechsels ist ein Problem, das vielen neurodegenerativen Krankheiten zugrunde liegt. Ketone bieten eine alternative – und effektivere – Energiequelle, die die Wege des Glukosestoffwechsels zur Energieproduktion umgeht, um die Nervenzellen mit lebenserhaltender Energie für ein ordnungsgemäßes Funktionieren zu versorgen. Dazu schaffen sie eine Umgebung, in der Heilung stattfinden kann. Ketonkörper sind tatsächlich die bevorzugten Substrate für die Bildung neuronaler Lipide. Mit anderen Worten, Ketone fördern die zelluläre Reparatur und die Bildung neuer Gehirnzellen.

In Tierversuchen wurde gezeigt, dass Ketone Amyloidablagerungen erheblich reduzieren, die sich bei Mäuse- und Hundemodellen der Alzheimerkrankheit entwickeln.[39-40] Bei Alzheimerhunden verbessern Ketone die Aktivität während des Tages, sie erhöhen die Leistungsfähigkeit bei visuell-räumlichen Gedächtnisaufgaben, erhöhen die Wahrscheinlichkeit, dass Aufgaben gelernt werden, erzielen eine überlegene Leistungsfähigkeit bei motorischen Lernaufgaben und erhöhen das Leistungsvermögen des Kurzzeitgedächtnisses.[41] Eine Reihe von Studien hat gezeigt, das Ketone das Gehirn vor Verletzungen schützen und nach einer Verletzung eine schnelle Heilung fördern.[42-44]

Ketone verbessern die Aktivität der neurotrophen Faktoren – kleiner Proteine, die überlebensfördernde und nährende Wirkungen auf Neuronen haben.[45] Diese Faktoren spielen beim Überleben der Nervenzellen eine entscheidende Rolle. Neurotrophe Faktoren regulieren das Wachstum, die Funktion und die Fähigkeit der Neuronen, Neurotransmitter (z. B. Dopamin, Glutamin) zu bilden, die die chemischen Signale zur Kommunikation der Neuronen untereinander weitergeben. Ketone spielen im ganzen Leben eines Menschen eine wesentliche Rolle bei der Aufrechterhaltung der Gehirnzellfunktionen.

Ketone liefern auch die Lipidbausteine für Neuronen.[46] Somit helfen sie beim erneuten Wachstum oder der Reparatur von geschädigten Gehirnzellen und bei der Synthese neuer Zellen. Dies ist faszinierend, weil es bedeutet, dass Ketone potenziell eine Möglichkeit bieten, eine durch Neurodegeneration verursachte Schädigung rückgängig zu machen.

Eine der nachteiligen Konsequenzen der Umwandlung von Glukose in Energie ist die Bildung zerstörerischer freier Radikale. Es ist wie bei den Abgasen, die ausgestoßen werden, wenn ein Automotor Benzin verbrennt: Neben der erforderlichen Energie werden auch schädliche Abgase erzeugt. Im Falle unserer Zellen handelt es sich bei diesen Abgasen um freie Radikale. Gesunde, gut genährte Zellen sind jedoch dafür gerüstet und verfügen über eine Reserve an schützenden Antioxidantien, die freie Radikale neutralisieren und die Schäden reduzieren, die sie möglicherweise verursachen. Werden Ketone anstelle von Glukose zur Energieerzeugung verwendet, wird wesentlich weniger Sauerstoff benötigt, wodurch die Bildung freier Radikale stark reduziert und die kostbaren Antioxidantien erhalten bleiben. Ketone wirken wie ein hochwertiger, sauberer Brennstoff, der wenig Abgase produziert und mehr Energie liefert. Bei neurodegenerativen Krankheiten sind die Reserven an Antioxidantien so erschöpft, dass freie Radikale aus den verschiedenen Quellen freien Lauf haben und Entzündungen sowie eine weitere Degeneration fördern.

Ketone können von jeder Zelle und jedem Organ im Körper genutzt werden, außer von der Leber, die sie erzeugt.[47] So ziemlich bei jeder Krankheit, ob im Gehirn oder anderswo, ist eine außer Kontrolle geratene Entzündung sowie eine schlechte Sauerstoff- und Glukoseverwertung mit im Spiel. Ketone verbessern die Sauerstoffverwertung und beruhigen Entzündungen, womit sie potenziell einen Schutz gegenüber einer Vielzahl von Krankheiten bieten.

Ketone und die Kokosnuss

»Mein Mann Steve, 58 Jahre alt, hatte seit mindestens fünf Jahren eine fortschreitende Demenz«, sagt Dr. med. Mary Newport, Direktorin der Neugeborenenstation des Spring Hill Regional Hospital in Spring Hill, Florida. Im Mai 2008 wurde ein MRT gemacht, das eine erhebliche Schrumpfung des Gehirns zeigte – ein klassisches Zeichen der Alzheimerkrankheit. Er war oft in einem Nebel; er konnte keinen Löffel finden oder sich erinnern, wie er Wasser aus dem Kühlschrank bekommen konnte. Manche Tage waren nicht so schlecht; er schien dann fast wie früher zu sein, glücklich, mit seinem einzigartigen Sinn für Humor, kreativ, voller Ideen. »Mein Bauchgefühl sagt mir, dass die Ernährung etwas mit den Schwankungen zu tun hat«, sagt Mary. »Ich wusste, dass er irgendwo da drinnen eingesperrt war, wenn es doch nur einen Schlüssel gäbe, um die Bereiche seines Gehirns aufzuschließen, zu denen er keinen Zugang hatte.«

Nur wenige Jahre vorher hatte Steve Newport noch als Buchhalter gearbeitet. Er konnte schnell tippen und liebte Computer. Er konnte sie auseinandernehmen und reparieren. Er konnte auch ohne ein spezielles Training praktisch alles reparieren. Wenn er kein Werkzeug hatte, um etwas zu tun, »erfand« er es und stellte einen brauchbaren Prototypen her. Er war sehr intelligent.

2003, im Alter von 53 Jahren, begannen die Probleme bei der Organisation seiner Buchhaltungsarbeiten. Er konnte sich nicht erinnern, ob er Aufträge, die täglich zu seinen Aufgaben gehörten, bereits erledigt hatte, und er hatte Schwierigkeiten, Buchhaltungsaufgaben korrekt und pünktlich zu erledigen. Er versäumte es oft, Termine wahrzunehmen und verlor häufig wichtige Dinge, wie seine Brieftasche, Schlüssel und Schuhe.

Er wusste, dass etwas nicht stimmte und wurde depressiv. Nach einem Jahr ging er zu einem Neurologen, der ihn einen Test, die Mini-Mental-State-Examination (MMSE) [Mini-Mental-Status-Test], machen ließ. Dabei handelt es sich um einen Fragebogen zur Erfassung kognitiver Beeinträchtigungen. Der Test umfasst 30 Fragen; je niedriger der erzielte Gesamtwert, desto schwerer die Demenz. Steve erreichte 23 von 30 Punkten, womit er im Bereich einer leichten Demenz lag.

Steves Erinnerungsvermögen und seine kognitiven Fähigkeiten ließen weiter nach. Im Sommer 2005 begann er, das Alzheimermedikament Aricept zu nehmen, um das Fortschreiten der Krankheit zu verlangsamen. Es schien nicht viel zu bewirken, also nahm er zusätzlich noch ein weiteres Medikament [Memantin]. Schließlich ersetzte er Aricept durch Exelon [Rivastigmin], aber weiterhin ohne merkliche Besserungen.

Im Herbst 2006 war er nicht mehr in der Lage, irgendwelche Buchhaltungs- oder Buchführungsaufgaben zu erledigen. Im September 2007 konnte er keine einfachen Mahlzeiten mehr für sich zubereiten, nicht mehr Auto fahren und musste bei vielen anderen Aktivitäten überwacht werden, etwa wenn er im Garten ein Loch grub, eine Birne in der Lampe wechselte, Staub saugte, das Geschirr abwusch und sich ankleidete. Er ließ sich bei der Erledigung solcher Aufgaben leicht ablenken und war nicht mehr in der Lage, eine Computertastatur oder einen Rechner zu benutzen oder auch nur einfache Rechenaufgaben zu bewältigen. Oft hatte er nur eine Socke oder einen Schuh an und vertauschte die einzelnen Schuhe bei den Paaren. Er hatte stapelweise rechte oder linke Schuhe und keinen passenden an der Tür oder in seinem Schrank. Er sagte auch, dass er nicht mehr in der Lage sei, zu lesen, weil die Worte auf der Seite hin und her zu springen schienen. Er hatte Schwierigkeiten, einfache Worte zu buchstabieren, wie »aus« und »legen«, und beim Sprechen hatte er Probleme, sich an viele geläufige Worte zu erinnern.

Steve hatte auch körperliche Probleme, die denen der Parkinsonkrankheit ähnelten. Er hatte ein moderates Handzittern (Tremor), das ihn beim Essen beeinträchtigte, und einen Kiefertremor, der beim Sprechen am offensichtlichsten war. Sein Gang war abnormal, er ging langsam und hob die Füße bei jedem Schritt höher als üblich.

»Es war ein Albtraum zu sehen, wie er verfiel, nichts tun zu können und hilflos mit ansehen zu müssen, wie es geschieht«, sagt seine Frau Mary. Als Ärztin war sie ständig auf der Suche nach neuen Behandlungen und Medikamenten, die irgendwie hilfreich sein könnten, um das Fortschreiten der Krankheit zu verlangsamen. Sie war so verzweifelt, dass sie anfing, nach Studien mit neuen Testmedikamenten Ausschau zu halten, mit dem Gedanken, dass Steve vielleicht an irgendeiner dieser Pilotstudien teilnehmen könnte.

Anfang Mai 2008 stieß sie auf ein Unternehmen, das Freiwillige suchte, um einen neuen Impfstoff zu testen, aber die Teilnehmer mussten sich zuerst einem Screening unterziehen. Steve machte den MMSE-Test noch einmal und erzielte einen Wert von zwölf Punkten, eine sehr schlechte Leistung, die zeigte, dass er eine mittelschwere Demenz hatte. Damit war er von der Studie ausgeschlossen, für die ein Mindestwert von 16 Punkten Voraussetzung war. Forscher ziehen es vor, Medikamente bei leichten bis moderaten Fällen zu testen, weil sie am wahrscheinlichsten von den Medikamenten profitieren. Sobald die Krankheit zu weit fortgeschritten ist, gibt es wenig Hoffnung, dass ein Medikament helfen kann. Bei Steve war die Krankheit zu weit fortgeschritten. Mary war am Boden zerstört.

Aber sie gab die Hoffnung nicht auf, dass Steve an einer anderen Versuchsstudie teilnehmen könnte, und suchte weiter nach anderen Versuchen, die mit Medikamenten durchgeführt würden. Sie stieß auf ein Unternehmen mit einem neuen Medikament namens AC-1202, das Personen rekrutierte, um die Verträglichkeit von drei verschiedenen Formulierungen des Medikaments zu testen. Das Mittel schien wesentlich wirksamer zu sein als irgendein anderes Alzheimermedikament auf dem Markt. Die potentesten verfügbaren Medikamente können bestenfalls eine bescheidene Verlangsamung des Verfalls erreichen. Dieses neue Medikament stoppte jedoch nicht nur das weitere Fortschreiten der Krankheit, sondern verbesserte sogar das Erinnerungsvermögen – etwas, was noch kein anderes Mittel je erreicht hatte.

»Bei den meisten Medikamenten redet man in Wirklichkeit von einer Verlangsamung des Fortschreitens der Krankheit«, sagt Mary, »aber man bekommt nie das Wort 'Verbesserung' zu hören. An dem Punkt wusste ich, ich musste mehr herausfinden.«

Sie fing an, im Internet nach allem zu suchen, was sie über dieses Medikament finden konnte. Bei ihrer Recherche stieß sie auf eine Kopie des Patentantrages dafür, 75 Seiten lang, mit einer detaillierten Beschreibung des Medikamentes, der zugrunde liegenden Wissenschaft und bisherigen klinischen Studien. Als sie das Ganze las und sich viele der zahlreichen Studien ansah, auf die in dem Dokument verwiesen wurde, war sie erstaunt.

Vorläufige Studien mit 172 älteren Personen mit Demenz zeigten eine deutliche Verbesserung innerhalb von nur 90 Tagen. Einige der Teilnehmer zeigten eine messbare Besserung ihrer kognitiven Fähigkeiten, nachdem sie das Medikament nur einmal genommen hatten!

In einer ähnlichen Studie mit 159 älteren Personen mit einer altersbedingt normalen Beeinträchtigung ihres Erinnerungsvermögens, schnitten diejenigen, die das Medikament nahmen, bei mehreren Gedächtnistests erheblich besser als die Versuchspersonen ab, die ein Placebo bekamen. Die Ergebnisse dieser Studien wurden in der Zeitschrift BMC Neuroscience veröffentlicht.[48]

Obwohl das Medikament zur Behandlung der Alzheimerkrankheit auf den Markt kommen sollte, wurde in dem Bericht die Meinung vertreten, dass es auch ein Potenzial zur Behandlung anderer Krankheiten wie Parkinson, ALS, Huntington-Krankheit, Multiple Sklerose, Epilepsie und Diabetes haben könnte. Nachdem sie den Bericht genau studiert hatte, stellte Mary fest, dass dieses neue Medikament nur einen aktiven Inhaltsstoff enthielt, ein mittelkettiges Triglyzerid aus Caprylsäure. Auch wenn hier dieses spezielle MCT verwendet wurde, wies der Bericht darauf hin, dass im Grunde jedes MCT die gleichen Ergebnisse erzielen würde. Mary wusste von der Verwendung von MCT-Öl zur Behandlung der Epilepsie; es machte Sinn. Mittelkettige Triglyzeride werden seit Jahrzehnten sicher zur Behandlung von Epilepsie und für die künstliche Ernährung in Krankenhäusern verwendet.

Das waren faszinierende Neuigkeiten. Mary vereinbarte einen Screeningtermin für Steve für Mitte Mai 2008, damit er an der Studie teilnehmen konnte. Um ihm bei den Tests zu helfen, erinnerte sie ihn auf dem Weg zum Screening wiederholt an den Namen der Stadt und des Bundesstaates, welche Jahreszeit war, welchen Monat, Wochentag sie hatten, und andere Fragen, die oft gestellt werden. Leider erreichte Steve bei dem MMSE-Test wieder zu wenig Punkte, um sich für die Teilnahme an der Studie zu qualifizieren. Zusätzlich zu dem MMSE-Test ließ der Arzt Steve das Zifferblatt einer Uhr aus dem Gedächtnis zeichnen. Dies ist ein Standardtest für die Alzheimerkrankheit. Steve konnte sich nicht erinnern, wie eine Uhr aussah, geschweige denn, wie er sie zeichnen sollte, und schaffte es nur, ein paar Zahlen hinzukritzeln (Abbildung oben). Nachdem er sich die Zeichnung angeschaut hatte, sagte der Arzt, Steve tendiere zur schweren Alzheimerphase.

»Wir waren am Boden zerstört«, sagt Mary, »und dann kam mir ein Geistesblitz.« In dem Patentantrag hieß es, dass die mittelkettigen Triglyzeride aus Kokosöl extrahiert wurden. Kokosöl ist die reichhaltigste natürliche MCT-Quelle, es besteht zu 63 Prozent daraus. Kokosöl wird in den meisten Naturkostläden und auch von einigen großen Supermarktketten verkauft. »Warum probieren wir Kokosöl nicht einfach als Nahrungsergänzungsmittel aus?« dachte sie. »Was haben wir zu verlieren? Wenn das darin enthaltene MCT-Öl bei ihnen wirkt, warum sollte es bei uns nicht wirken?« Auf dem Nachhauseweg hielt sie bei einem Naturkostladen an und kaufte einen Liter »jungfräuliches« [kalt gepresstes] Kokosöl. Mary berechnete die Menge, die 20 Gramm MCT entsprach, die Menge, die bei den Studien verabreicht worden war. Etwa 35 Gramm oder etwas mehr als zwei Esslöffel (sieben Teelöffel) Kokosöl ergaben 20 Gramm MCT. »Am nächsten Morgen gegen neun Uhr machte ich einen Haferbrei zum Frühstück und rührte zwei Esslöffel sowie auf gut Glück noch ein bisschen mehr unter seine Portion«, erzählt sie.

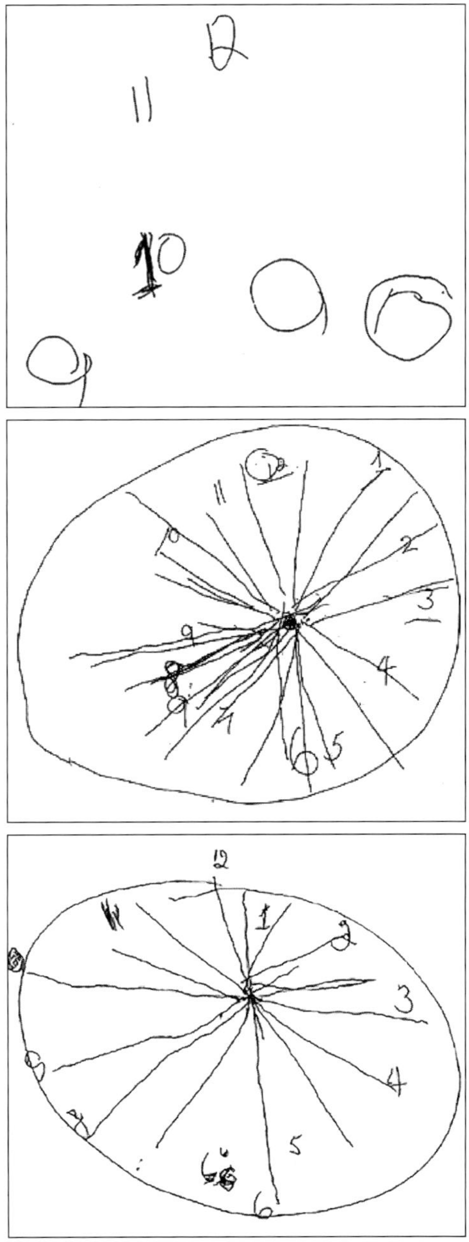

Oben: Zifferblatt einer Uhr, gezeichnet einen Tag vor der Einnahme von Kokosöl.

Mitte: Zifferblatt einer Uhr, gezeichnet nach 14 Tagen Kokosöl.

Unten: Zifferblatt einer Uhr, gezeichnet nach 37 Tagen Kokosöl.

Bildcopyright Mary Newport MD

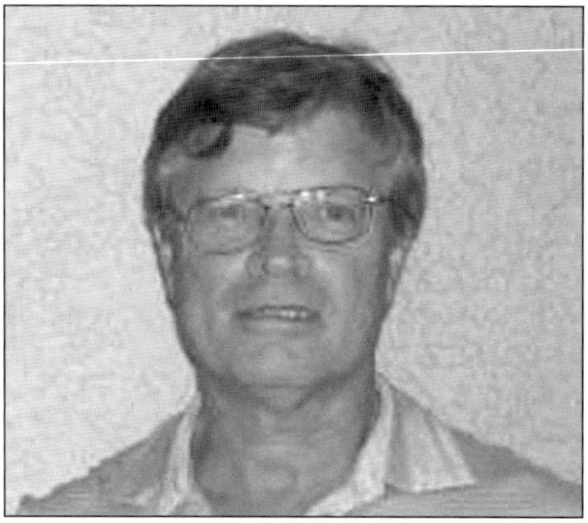

Steve Newport

»Ich nahm mir auch etwas davon, da ich nicht von ihm erwarten kann, dass er etwas isst, was ich nicht esse.« Um 13 Uhr an diesem Tag hatte Steve ein weiteres Screening in Tampa. Kurz nachdem sie angekommen waren, wurde Steve sofort zum Test weggeführt, etwa viereinhalb Stunden, nachdem er das Kokosöl zu sich genommen hatte. Als er zurückkam, war er unglücklich wegen seiner Leistung. Mary fragte den Forschungskoordinator nach seinem MMSE-Ergebnis. Die Antwort machte sie sprachlos – er hatte 18 Punkte erreicht! Steve erinnerte sich, welche Jahreszeit war, an den Monat, den Wochentag und wo er war, sowohl die Stadt als auch den Bundesstaat, alles Dinge, die er bei den früheren Tests nicht gewusst hatte. Nur zwei Wochen vorher hatte er zwölf Punkte erreicht. Nach einer einzigen Dosis Kokosöl zeigte er eine dramatische Verbesserung seines Erinnerungsvermögens. »Wir waren überglücklich!«

Von diesem Tag an wurde Kokosöl zu einem festen Bestandteil ihres Lebens. Zwei Wochen, nachdem er angefangen hatte, Kokosöl zu nehmen, zeichnete Steve noch einmal das Zifferblatt einer Uhr (Abbildung Seite 149, Mitte). Dieses Mal konnte er sich die Uhr vor seinem geistigen Auge vorstellen, wozu er vorher nicht in der Lage gewesen war. Er fügte die »Speichen« hinzu, um die Zahlen besser zuordnen zu können. 23 Tage später zeichnete er die Uhr noch einmal (Abbildung Seite 149, unten). Die Unterschiede zwischen der ersten Zeichnung und den beiden späteren weisen bemerkenswerte Fortschritte auf. Im Juni 2008 machte Steve den MMSE-Test noch einmal und erreichte 20 Punkte, ein Wert, der hoch genug war, um ihn als Patienten mit einer leichten Alzheimererkrankung einzustufen.

Ende Juni besuchten die Newports Steves Familie in Cincinnati. »Im Vergleich zum Jahr davor fiel ihnen ein sehr deutlicher Unterschied auf, wie er mit ihnen umging«, meint Mary. »Statt verloren zu wirken, beteiligte er sich an Gesprächen und interessierte sich dafür, was sie zu sagen hatten. Er erkannte Verwandte und wusste sofort ihre Namen, die er vor einem Jahr nicht mehr gekannt hatte. Sein Gesichtsausdruck war lebendiger. Er beteiligte sich aktiv an Gesprächen, verstand Witze sofort und machte sogar selbst witzige Bemerkungen. Er hatte immer noch Schwierigkeiten, manche Worte zu finden, aber er sprach in ganzen Sätzen und verknüpfte sogar Sätze miteinander.«

Dem MRT aus der Zeit vor dem Kokosöl zufolge war sein Gehirn von einer schweren Atrophie [Schrumpfung] betroffen, die möglicherweise nie ganz heilen würde. Aber sie besserte sich zusehends. »Er ist ein ganz anderer Mensch als vor einem Jahr«, sagt Mary, »und vielleicht sogar als vor zwei oder drei Jahren.«

Vor der Einnahme des Kokosöls konnte Steve sich nicht mehr erinnern, wie ein Computer einzuschalten und wie eine Maus zu nutzen war, und er erinnerte sich auch nicht mehr daran, was unter »links klicken« oder »rechts klicken« zu verstehen war. Er hatte sogar die Fähigkeit zu tippen verloren. Im September 2008, etwa 18 Wochen, nachdem er mit der Kokosölbehandlung begonnen hatte, war er wieder in der Lage, den Computer zu starten und ein Buchhaltungsprogramm zu öffnen und die Maus richtig zu verwenden, ohne fremde Anleitung. »Ich habe mein Leben wieder zurückbekommen«, rief Steve glücklich aus.

Nach einem Jahr mit dem Kokosöl hatten sich bei Steve folgende Verbesserungen ergeben: kein Gesichtstremor mehr, ein minimaler bis kein Tremor mehr in den Händen, sein Gang wurde normal, er hat erneut Interesse an körperlicher Bewegung und Sport und kann wieder laufen, verbessertes Erinnerungsvermögen an kürzliche und länger zurückliegende Ereignisse, kann wieder lesen, ohne dass die Worte auf dem Blatt hin und her springen, kann wieder Haus- und Gartenarbeiten erledigen, ohne abgelenkt zu werden, wobei er nur minimal bis überhaupt nicht mehr überwacht werden muss, seine Libido hat sich erhöht, er trägt beide Schuhe und Socken, passend zueinander, und hält die Schuhpaare zusammen, kann die Uhrzeit wieder im Auge behalten und trägt wieder eine Uhr, nachdem er mindestens zwei Jahre lang keine mehr getragen hatte, ist nicht mehr depressiv, seine Fähigkeit, ein Gespräch zu beginnen und weiter zu verfolgen, hat sich verbessert, und sein Sinn für Humor ist zurückgekehrt.

»Familienangehörige, die alle paar Monate mit Steve sprechen, sagen, dass sich seine Fähigkeiten, Gespräche zu führen, jedes Mal weiter verbessert haben, wenn sie Kontakt mit ihm haben«, erklärt Mary. »Sein Gedächtnis für Ereignisse in der jüngsten Vergangenheit verbessert sich weiterhin. Er spricht oft Ereignisse an, die Tage oder Wochen vorher geschehen sind, und gibt Telefongespräche in allen Einzelheiten wieder.« Da er mehr soziale Kontakte haben und aktiv sein wollte, »arbeitet er jetzt zweimal in der Woche ehrenamtlich in dem Krankenhaus, in dem ich arbeite, hilft im Lager mit Kisten und Aufklebern und liefert in Begleitung alle angeforderten Dinge im ganzen Krankenhaus aus. Er ist sehr zufrieden mit seiner neuen Arbeit und genießt es, mit den Menschen zusammen zu sein, mit denen er arbeitet«.

Durch Steves raschen Erfolg inspiriert, erhöhte Mary die verabreichte Menge an Kokosöl auf jeweils zwei Esslöffel zum Frühstück und zum Abendessen. Später fügte sie MCT-Öl hinzu und erhöhte seine Dosierung auf zwei Esslöffel dreimal am Tag. Mary stellte fest, dass der Ketonspiegel in Steves Blut seinen Höchststand nach etwa drei Stunden erreichte, wenn Steve zwei Esslöffel Kokosöl zum Frühstück bekam. Bis zum Abendessen waren die Ketone fast wieder verschwunden, das heißt, sie reichten für insgesamt acht bis zehn Stunden. Als sie bei Steve mit dem Kokosöl begonnen hatte, wusste sie noch nicht, dass es auch reines MCT-Öl gab. Sie probierte es, ersetzte das Kokosöl durch MCT-Öl, und Steves Ketonspiegel erreichte in der Hälfte der Zeit, nach etwa 90 Minuten, seinen Höchststand. Allerdings waren die Ketone nach drei Stunden wieder verschwunden. Das bedeutete, dass MCT-Öl den Ketonspiegel im Blut schneller erhöhte als Kokosöl, der Spiegel bei Kokosöl aber wesentlich länger gehalten wurde. Zu viel MCT-Öl führte auch zu periodischen Episoden von schlagartigem Durchfall. Jetzt gibt sie Steve eine Mischung aus Kokosöl und MCT-Öl, zwei Esslöffel der Mischung bei jeder Mahlzeit. Auf diese Weise werden die Ketone während des ganzen Tages und eines Großteils der Nacht auf einem hohen Niveau gehalten.

Aufgrund des hohen Fettanteils, insbesondere an gesättigten Fettsäuren, die dieser Kostform zugefügt werden, äußern manche Leute Bedenken, wie sich dies auf den Cholesterinspiegel im Blut auswirkt. Mary berichtet, dass sich Steves Cholesterinspiegel verbesserte. Sein (»gutes«) HDL-Cholesterin stieg an, sein (»schlechtes«) LDL-Cholesterin ist gesunken.

Im März 2009 wurde das Versuchsmedikament AC-1202 unter dem neuen Namen Axona als medizinisches Nahrungsmittel von der US-amerikanischen Lebensmittel- und Arzneimittelbehörde (FDA) für die Behandlung der Alzheimerkrankheit zugelassen [in Deutschland ist Axona nicht auf dem Markt]. »Wir nehmen Axona nicht«, sagt Mary. »Es ist verschreibungspflichtig und kostet 100 US-Dollar im Monat für nur eine Dosis am Tag, und Steve geht es gut mit dem, was wir jetzt machen.«

Die Hersteller von Axona sagen, sie empfehlen nur eine Dosis am Tag, weil das die Menge ist, die sie in ihren Studien eingesetzt haben. Ein anderer Grund ist vermutlich, dass die doppelte Dosis bei einigen Verwendern zu Darmbeschwerden und Durchfall führte. Nutzer dieses Medikaments berichten, dass seine Wirkung nach nur wenigen Stunden nachlässt, und dass sie Kokosöl nehmen müssen, um den Ketonspiegel zu halten.

»Es ist, als ob ein Licht in meinem Kopf eingeschaltet worden wäre.«

»Ich fühle mich wie ein anderer Mensch.«

»Ich habe mein Leben wieder zurückbekommen.«

— Aussagen von Patienten,
die das Programm dieses Buches
angewendet haben

14

Die Fakten über Fette

Fett ist gut für Sie

Werbung und Marketingpropaganda haben unsere Wahrnehmung der Nahrungsfette stark beeinflusst und verzerrt. Uns wird gesagt, wir müssten unsere Fettzufuhr minimieren, um überschüssiges Gewicht zu verlieren und gesund zu sein. Darüber hinaus werden manche Fette als gut und andere als schlecht dargestellt.

Hauptzielscheibe der Kritik sind die gesättigten Fettsäuren. Ihnen wird vorgehalten, fast zu jedem Gesundheitsproblem der Menschheit beizutragen. Mehrfach ungesättigte pflanzliche Öle, Margarinen und Bratfette werden demgegenüber als »gute« Fette gepriesen. Die Wahrheit ist, dass die meisten gesättigten Fettsäuren und insbesondere Kokosöl zu den gesündesten gehören, die man essen kann. Im Gegensatz dazu sind viele mehrfach ungesättigte Fettsäuren so weit von ihrem natürlichen Zustand entfernt, dass sie eine ernsthafte Gefahr für die Gesundheit darstellen.

Natürliche Fette, die so wenig wie möglich verarbeitet und verfälscht worden sind, sind die gesündesten. Fette sind tatsächlich lebenswichtige Nährstoffe, auf die unser Körper angewiesen ist, um gesund zu sein und zu bleiben. Wir brauchen Fett in unserer Nahrung.

Fette verlangsamen den Weg der Nahrung durch den Magen und das Verdauungssystem. Dadurch können die Lebensmittel länger in der Magensäure und den Verdauungsenzymen »baden«. In der Folge können mehr Nährstoffe, insbesondere Mineralstoffe, die normalerweise eng an andere Verbindungen gebunden sind, aus der Nahrung gelöst und vom Körper absorbiert werden. Fettarme Diäten sind in Wirklichkeit schädlich, weil sie eine vollständige Verdauung der Nahrung verhindern, die Nährstoffaufnahme einschränken und damit einem Mangel an Mineralstoffen Vorschub leisten. [...] Fette sind von entscheidender Bedeutung, um fettlösliche Nährstoffe ordnungsgemäß aufzunehmen. Zu den fettlöslichen Vitaminen gehören die Vitamine A, D, E und K. Andere fettlösliche Nährstoffe sind unter anderem Alpha-Karotin, Beta-Karotin, Lycopin, Lutein und andere Karotinoide. Diese Nährstoffe sind für eine gute Gesundheit absolut wichtig.

Viele der fettlöslichen Vitamine wirken als Antioxidantien, die uns vor Schädigungen durch freie Radikale schützen. Wenn Sie den Fettgehalt in Ihrer Ernährung reduzieren, schränken Sie die Menge an verfügbaren schützenden antioxidativen Nährstoffen ein, die Sie vor den zerstörerischen Reaktionen freier Radikale schützen. Fettarme Diäten beschleunigen den

Degenerations- und Alterungsprozess. Dies mag einer der Gründe sein, warum Menschen, die längere Zeit an einer sehr fettarmen Ernährungsweise festhalten, oft blass und kränklich aussehen.

Karotinoide sind fettlösliche Nährstoffe, die in Obst und Gemüse zu finden sind. Das bekannteste ist Beta-Karotin. Alle Karotinoide sind für ihre antioxidativen Eigenschaften bekannt. Viele Studien haben gezeigt, dass sie und andere fettlösliche Antioxidantien wie die Vitamine A und E Schutz vor degenerativen Krankheiten bieten und die Funktion des Immunsystems unterstützen.

Gemüse wie Brokkoli und Karotten liefern Beta-Karotin, sofern Sie sie jedoch ohne Öl essen, können Sie aus den darin enthaltenden fettlöslichen Vitaminen nicht den vollen Nutzen ziehen. Sie können Obst und Gemüse essen, die eine Fülle von Antioxidantien und anderen Nährstoffen enthalten, sofern Sie sie jedoch ohne Fett zu sich nehmen, werden Sie nur einen kleinen Teil dieser lebenswichtigen Nährstoffe aufnehmen. Vitamintabletten zu schlucken hilft auch nicht viel, weil sie ebenfalls Fett benötigen, um eine ordnungsgemäße Resorption zu unterstützen. Eine fettarme Ernährung kann somit tatsächlich schädlich sein.

Wie groß ist der Effekt, den Fett auf die Nährstoffaufnahme hat? Offenkundig sehr groß. Bei einer Studie, die an der Ohio State University durchgeführt wurde, sahen sich die Forscher die Resorption dreier Karotinoide (Beta-Karotin, Lycopin und Lutein) aus fetthaltigen Mahlzeiten an. Die Forscher nutzten Avocados als zusätzliche Fettquelle.

Elf Testpersonen erhielten eine Mahlzeit aus fettfreier Salsa und Brot. An einem anderen Tag erhielten sie die gleiche Mahlzeit, aber dieses Mal wurde der Salsa Avocado zugefügt, wodurch der Fettgehalt der Mahlzeit auf etwa 37 Prozent der Kalorien hochschnellte. Die Blutspiegel der Testpersonen ergaben, dass Beta-Karotin um das 2,6-Fache und Lycopin um das 4,4-Fache gestiegen war. Dies zeigte, dass durch die Zugabe von etwas Fett zur Mahlzeit die Nährstoffaufnahme verdoppelt, verdreifacht oder vervierfacht werden kann.

In einem zweiten Test ging es um den Verzehr eines Salates. Der erste Salat enthielt Römersalat, jungen Spinat, geraspelte Karotten und ein fettfreies Dressing, was einen Fettgehalt von etwa zwei Prozent ergab. Nachdem Avocado hinzugefügt worden war, stieg der Fettgehalt auf 42 Prozent. Der fettreichere Salat erhöhte den Luteinspiegel im Blut um das 7-Fache und den Beta-Karotinspiegel um sage und schreibe das 18-Fache!

In einer ähnlichen Studie wurden den Versuchspersonen Salate mit Dressings mit unterschiedlichen Fettgehalten gereicht. Der Salat mit fettfreiem Dressing führte zu einer vernachlässigbaren Aufnahme von Karotinoiden. Das fettarme Dressing verbesserte die Nährstoffaufnahme etwas, aber das Dressing mit vollem Fettanteil zeigte eine signifikante Erhöhung. Die Wissenschaftler waren überrascht, nicht nur, inwieweit die Zugabe von Fett die Nährstoffaufnahme verbesserte, sondern auch, wie wenig bei fehlendem Fett absorbiert wurde. Wenn Sie also alle Nährstoffe bekommen möchten, die eine Tomate, grüne Bohnen, Spinat oder ein Gemüse oder ein fettarmes Nahrungsmittel zu bieten haben, müssen Sie etwas Fett hinzufügen. Der Verzehr von Gemüse ohne die Zugabe von Fett ist im Endeffekt so, als würden Sie eine nährstoffarme Mahlzeit zu sich nehmen. Dem Essen eine gute Fettquelle zuzufügen ist wichtig, um den besten Nährwert aus Ihren Nahrungsmitteln zu ziehen.

Nathan Pritikin, ein selbsternannter Ernährungsspezialist, wurde in den 1970er- und 1980er-Jahren als einer der führenden US-amerikanischen Verfechter einer fettarmen Ernährung für eine optimale Gesundheit berühmt. Er gründete das Pritikin Longevity Center zur Förderung seines fettarmen Ernährungsprogramms. Pritikin war ein Fanatiker, wenn es darum ging, Fett aus der Ernährung herauszuhalten. Er behauptete, in Salat und anderem Gemüse sei genug Fett, um den Bedarf unseres Körpers zu decken. Seine Diät beschränkte den Fettkonsum auf nur zehn Prozent der Gesamtkalorien. Damit ließ sich zwar abnehmen, es kam aufgrund des Fettmangels jedoch zu gesundheitlichen Problemen.

Dr. med. Charles T. McGee beschreibt in seinem Buch »Heart Frauds« Patienten, die Pritikins fettarme Diät ausprobiert hatten. »Patienten entwickeln nach etwa zwei Jahren mit Pritikins Programm einen Mangel an essenziellen Fettsäuren. Wenn sie in die Praxis kamen, sahen sie dünn und hager aus, ihre Haut war trocken, schlaff, blass, grau und schuppig. Glücklicherweise war diese Komplikation selten zu sehen, weil es den meisten Menschen schwer fällt, die Fettzufuhr ohne zu mogeln auf zehn Prozent beschränkt zu halten.«

Pritikin behauptete, seine fettarme Ernährungsweise würde die Gesundheit verbessern, überschüssiges Gewicht beseitigen und vor degenerativen Krankheiten schützen. Leider hat es bei Pritikin selbst nicht funktioniert. Er bekam Leukämie, verfiel in eine tiefe Depression und nahm sich das Leben. Depression und Suizid sind hinreichend bekannte Nebenwirkungen einer fettarmen Ernährung.[1-2] Selbst Diäten, bei denen 25 Prozent der Kalorien in Form von Fett erlaubt sind, mehr als doppelt so viel wie von Pritikin empfohlen, können schwerwiegende Auswirkungen auf die geistige Gesundheit haben.[3] Die Diät, die er propagierte, um optimale Gesundheit, Langlebigkeit und Glück zu erreichen, war genau das, was ihn seinen Verstand verlieren ließ und in den frühen Tod trieb.

Ein weiterer Verfechter einer fettarmen Ernährung war Dr. med. Roy L. Walford, Professor der Medizin an der UCLA Medical School. Walford wurde als einer der weltweit führenden Experten im Bereich Kalorieneinschränkung und Langlebigkeit angesehen. Seit den 1930er-Jahren hatten Forscher beobachtet, dass die Lebensspanne bei Tieren durch eine eingeschränkte Kalorienzufuhr bis zu 50 Prozent verlängert werden konnte. Walford glaubte, die menschliche Lebensspanne könnte durch eine kalorienverminderte Diät auf 120 Jahre ausgedehnt werden. Er schrieb mehrere Bücher über das Thema, darunter »Leben über 100«, »The 120 Year Diet« und »The Anti-Aging Plan«. Sein Plan beruhte auf dem Konzept der »Kalorienrestriktion bei optimaler Ernährung«. Er behauptete, durch Kalorienrestriktion würde »die Geschwindigkeit des Alterns beim Menschen verzögert, die Jugend und die mittlere Altersspanne erheblich verlängert, das Auftreten von Krankheiten im späteren Leben wie Herzkrankheiten, Diabetes und Krebs weiter hinausgeschoben und die Anfälligkeit für Krankheiten insgesamt in jeder Altersphase sogar gesenkt.

Die Einschränkung der Kalorien war das zentrale Element seines Programms. Da Fett mehr als doppelt so viele Kalorien enthält wie Kohlenhydrate oder Eiweiß, wurde Fett bei seiner Ernährungsweise fast völlig ausgeschlossen. Als Walford Anfang 60 war, fing er an, sich auf diese Weise zu ernähren, er erwartete allen Ernstes, mindestens 100 zu werden. Er bekam Amyotrophe Lateralsklerose (ALS), eine degenerative Krankheit, und starb im Alter von 79 Jahren. Die durchschnittliche Lebenserwartung für einen weißen US-amerikanischen Mann liegt bei 78 Jahren.[4] Das heißt, nachdem er sich 20 Jahre an eine kalorieneingeschränkte, fettarme Ernährung gehalten hatte, hatte er sein Leben im Vergleich zur durchschnittlichen Lebenserwartung insgesamt nur um ein Jahr verlängert und die letzten Jahre an einer lähmenden neurodegenerativen Krankheit gelitten. Statt ihn vor degenerativen Krankheiten zu schützen, war ihm seine fettarme Ernährung zum Verhängnis geworden.

Eine Kalorienrestriktion bei optimaler Ernährung mag durchaus die Lebensspanne verlängern und den Alterungsprozess hinausschieben. Aber das Problem bei Walfords Diät war, dass er die Bedeutung der Fette für eine optimale Ernährung nicht verstanden hatte. Studien haben gezeigt, dass bei Menschen, die sich fettarm ernähren, eine höhere Todesrate durch degenerative Krankheiten zu verzeichnen ist als bei höherem Fettkonsum.[5] Es ist bekannt, dass eine kohlenhydratreiche, fettarme Ernährungsweise das Risiko für ALS erhöht.[6]

Eines der klassischen Symptome einer neurodegenerativen Krankheit ist eine chronische Entzündung. Eine chronische Entzündung ist zerstörerisch, und es werden mit Nachdruck Wege und Möglichkeiten gesucht, Nervenentzündungen zu reduzieren. Zwar wurden entzündungshemmende Medikamente als eine Lösungsmöglichkeit vorgeschlagen, sie erwiesen sich jedoch weitgehend als unwirksam. Einige beschleunigen die Neurodegeneration sogar. Wissenschaftler suchen weiter nach neuen Medikamenten. Dabei gibt es die Antwort bereits, und dazu sind keine Medikamente erforderlich. Entzündungen können durch die Ernährung verringert werden. Bei einer von der University of Connecticut durchgeführten Studie haben Wissenschaftler festgestellt, dass eine kohlenhydratarme, fettreiche Ernährung vortreffliche Dienste zur Eindämmung überschießender Entzündungen leistet. Sie zeigten, dass eine fettreiche Ernährung (59 Prozent der Kalorien als Fett) eine Entzündung stark reduziert und wesentlich effektiver als eine fettarme Ernährung (24 Prozent Fett) ist.[7]

Die Fettmenge, die Menschen rund um den Erdball verzehren, ist sehr unterschiedlich. Manche Leute essen sehr viel, andere hingegen relativ wenig. In vielen traditionellen Ernährungsweisen trug Fett 60 bis 90 Prozent zur Kalorienzufuhr bei (in der Mehrzahl gesättigte Fettsäuren). Bei manchen Inselvölkern im Pazifik machte Fett bis zu 60 Prozent der Kalorien aus, davon 50 Prozent in Form gesättigter Fettsäuren, meist aus der Kokosnuss.[8] Obwohl diese Völker große Mengen an Fett aßen, waren Leiden wie Herzkrankheiten, Diabetes und Alzheimer bei ihnen völlig unbekannt. Bei relativ isoliert lebenden Populationen, die sich nach wie vor von natürlichen Fetten ernähren, kommen Alzheimer oder andere degenerativen Krankheiten, die in der modernen Gesellschaft verbreitet sind, nicht vor.[9-10]

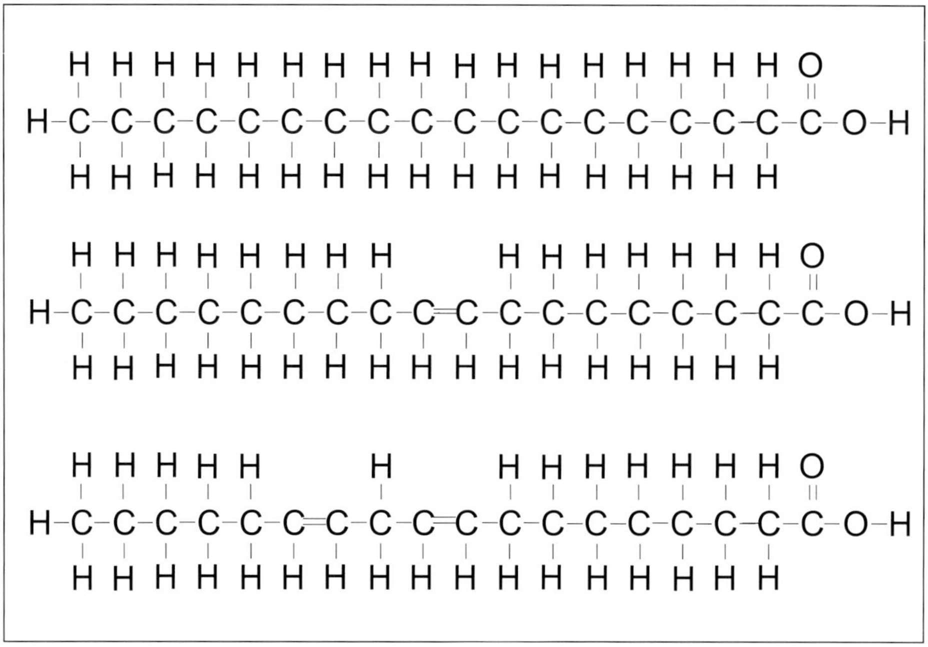

Oben: Gesättigte Fettsäure mit einer Kette aus 18 Kohlenstoffatomen.
Mitte: Einfach ungesättigte Fettsäure mit einer Kette aus 18 Kohlenstoffatomen.
Unten: Mehrfach ungesättigte Fettsäure mit einer Kette aus 18 Kohlenstoffatomen.

Schnellkurs Fette und Öle

Fettsäuren und Triglyzeride

Die Begriffe Fett und Öl werden oft synonym verwendet. Es gibt keinen wirklichen Unterschied; bei Fetten geht man allerdings im Allgemeinen davon aus, dass sie bei Zimmertemperatur fest sind, während Öle flüssig sind. Schmalz würde zum Beispiel als Fett bezeichnet, während flüssiges Maisöl als Öl bezeichnet würde.

Fette und Öle bestehen aus Fettmolekülen, sogenannten Fettsäuren. Fettsäuren werden, abhängig von ihrem jeweiligen Sättigungsgrad, in drei Kategorien unterteilt. Es gibt gesättigte, einfach ungesättigte und mehrfach ungesättigte Fettsäuren. Man hört diese Begriffe ständig, aber was heißt es, dass eine Fettsäure ungesättigt ist? Und mit was sind gesättigte Fettsäuren gesättigt?

Fettsäuren bestehen fast ausschließlich aus zwei Elementen – Kohlenstoff (C) und Wasserstoff (H). Die Kohlenstoffatome sind wie die Glieder einer langen Kette miteinander verbunden. An jedes Kohlenstoffatom sind zwei Wasserstoffatome gebunden. Bei einer gesättigten Fettsäure ist jedes Kohlenstoffatom an ein Paar Wasserstoffatome gebunden (siehe Abbildung). Mit anderen Worten, es ist »gesättigt mit« oder hält so viele Wasserstoffatome wie möglich. Wasserstoffatome werden immer paarweise gebunden. Wenn ein Paar Wasserstoffatome fehlt, hätte man eine einfach ungesättigte Fettsäure. »Einfach« bedeutet, dass ein Paar Wasserstoffatome fehlt, während »ungesättigt« bedeutet, dass die Fettsäure nicht ganz mit Wasserstoffatomen gesättigt ist. Wenn zwei, drei oder mehr Paare Wasserstoffatome fehlen, hat man eine mehrfach ungesättigte Fettsäure. Die Fettsäuren des Öls, das Sie zum Abendessen über Ihren Salat gießen, und in dem Fleisch und Gemüse, das Sie essen – sogar das Fett in Ihrem eigenem Körper – bestehen aus Trigylzeriden. Bei einem Triglyzerid handelt es sich um nichts anderes als um drei Fettsäuren, die durch ein Glyzerinmolekül miteinander verbunden sind. Also kann man gesättigte Triglyzeride, einfach ungesättigte Triglyzeride oder mehrfach ungesättigte Triglyzeride haben.

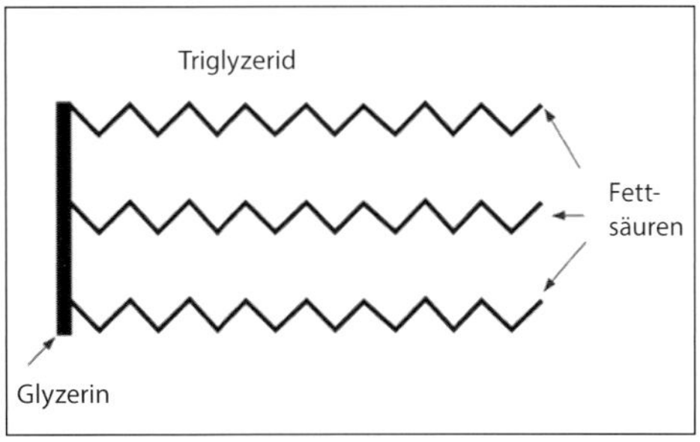

Alle pflanzlichen Öle und tierischen Fette enthalten eine Mischung aus gesättigten, einfach ungesättigten und mehrfach ungesättigten Fettsäuren. Zu sagen, ein bestimmtes Öl sei gesättigt oder einfach ungesättigt ist eine allzu grobe Vereinfachung. Kein Öl ist nur gesättigt oder mehrfach ungesättigt. Olivenöl wird oft als »einfach ungesättigtes« Öl bezeichnet, weil es überwiegend aus einfach ungesättigten Fettsäuren besteht, aber wie alle pflanzlichen Öle enthält es auch einige mehrfach ungesättigten und gesättigten Fettsäuren.

Tierische Fette enthalten im Allgemeinen den höchsten Gehalt an gesättigten Fettsäuren. Pflanzliche Öle enthalten den höchsten Gehalt an mehrfach ungesättigten Fettsäuren. Palmöl und Kokosöl sind Ausnahmen: Obwohl es pflanzliche Öle sind, weisen Sie einen hohen Anteil an gesättigten Fettsäuren auf.

Mittelkettige Triglyzeride

Die verschiedenen Arten von Fettsäuren können, abhängig von ihrer Größe oder, präziser, der Länge ihrer Kohlenstoffketten, ebenfalls in drei Hauptkategorien unterteilt werden. Es gibt langkettige Fettsäuren (13 bis 22 Kohlenstoffatome), mittelkettige Fettsäuren (sechs bis zwölf Kohlenstoffatome) und kurzkettige Fettsäuren (drei bis fünf Kohlenstoffatome).

Besteht ein Triglyzerid aus drei mittelkettigen Fettsäuren, wird es als mittelkettiges Triglyzerid (MCT) bezeichnet, und ebenso verhält es sich bei den langkettigen Triglyzeriden (LCT) und kurzkettigen Triglyzeriden (SCT, von engl. Short Chain Triglyceride).

LCTs sind mit Abstand die häufigsten in unserer Nahrung, sie machen 97 Prozent der Triglyzeride aus, die wir zu uns nehmen. MCTs stellen den Großteil der restlichen drei Prozent dar, und SCTs sind sehr selten. Fettsäuren mit einer Kettenlänge von zwölf Kohlenstoffatomen oder weniger werden im Stoffwechsel anders abgebaut als solche, die 14 oder mehr enthalten. Folglich werden viele der mittel- und kurzkettigen Triglyzeride in Ketonkörper umgewandelt, unabhängig von der Menge an Kohlenhydraten oder Glukose in der Nahrung. LCTs werden hingegen nur bei einer starken Glukoseeinschränkung wie etwa beim Fasten oder bei einer ketogenen Diät in Ketonkörper umgewandelt.

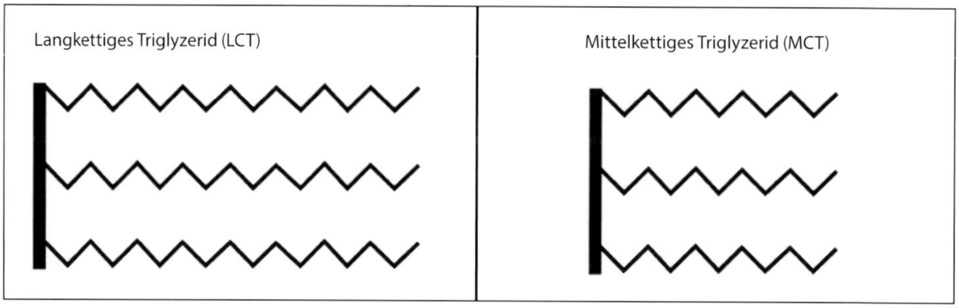

Die meisten Fette und Öle bestehen zu 100 Prozent aus langkettigen Triglyzeriden. Es gibt nur sehr wenige Nahrungsquellen für mittelkettige Triglyzeride. Die mit Abstand reichste natürliche Quelle für MCT ist Kokosöl, das zu 63 Prozent aus mittelkettigen Triglyzeriden besteht. Die nächst größte Quelle für MCT ist Palmkernöl, das zu 53 Prozent aus mittelkettigen Triglyzeriden besteht. Mit etwas Abstand folgt an dritter Stelle Butter, [die 17 Prozent MCT und zwölf Prozent kurzkettige Fettsäuren enthält]. Die Milch aller Säugetierarten enthält MCTs. Ketone, die aus MCTs gebildet werden, sind bei Kleinkindern für die Entwicklung des Gehirns von entscheidender Bedeutung und liefern 25 Prozent des Energiebedarfs des Gehirns.

Mehrfach ungesättigte Fettsäuren

Die essenziellen Fettsäuren

Mehrfach ungesättigte Fettsäuren sind am reichlichsten in Pflanzen zu finden. Pflanzliche Öle wie Sojaöl, Distelöl, Sonnenblumenöl, Baumwollsamenöl, Maisöl und Leinsamenöl bestehen überwiegend aus mehrfach ungesättigten Fettsäuren und werden somit üblicherweise als mehrfach ungesättigte Öle bezeichnet.

Einige Fettsäuren werden als essenziell klassifiziert. Dies bedeutet, dass unser Körper sie nicht aus anderen Nährstoffen bilden kann, sodass wir sie in unserer Nahrung haben müssen, um gesund zu werden oder zu bleiben. Unser Körper kann gesättigte und einfach ungesättigte Fettsäuren aus anderen Nahrungsmitteln herstellen. Wir haben jedoch nicht die Fähigkeit, mehrfach ungesättigte Fettsäuren zu produzieren. Somit ist es essenziell, dass sie in unserer Nahrung enthalten sind. Wenn wir über gesättigte, einfach ungesättigte oder mehrfach ungesättigte Fettsäuren sprechen, beziehen wir uns nicht nur auf drei Fettsäuretypen, sondern auf drei Fettsäurefamilien. Es gibt viele verschiedene Arten von gesättigten Fettsäuren wie auch viele verschiedene einfach und mehrfach ungesättigte Fettsäuren.

Zwei Familien der mehrfach ungesättigten Fettsäuren sind für unsere Gesundheit wichtig: die mehrfach ungesättigten Omega-6- und Omega-3-Fettsäuren. Es gibt mehrere Omega-6- und Omega-3-Fettsäuren. Zwei werden als essenziell angesehen, weil der Körper diese beiden nutzen kann, um alle restlichen herzustellen – Linolsäure und Alpha-Linolensäure. Das

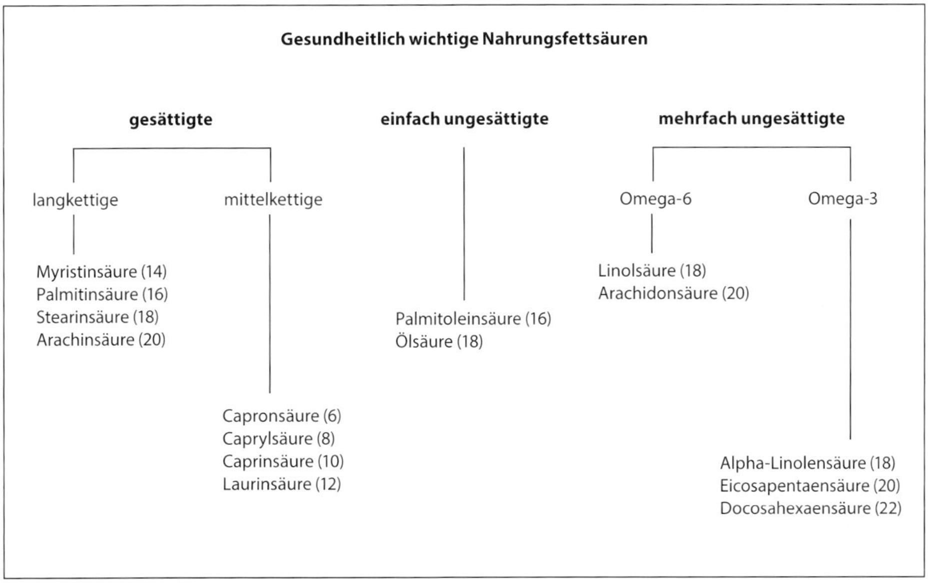

Die Zahlen in Klammern geben die Anzahl der Kohlenstoffatome in jeder Fettsäure an. Bitte beachten: Alle mittelkettigen Fettsäuren, die für die menschliche Gesundheit wichtig sind, sind gesättigt.

sind die essenziellen Fettsäuren (EFS), von denen Ernährungsspezialisten oft sprechen. Linolsäure gehört zur Omega-6-Familie, Alpha-Linolensäure zur Omega-3-Familie.

Wenn Sie mit dem Essen reichlich Linolsäure aufnehmen, kann Ihr Körper theoretisch alle anderen Omega-6-Fettsäuren bilden, die er braucht. Ebenso kann er, wenn Sie ausreichend Alpha-Linolensäure im Essen haben, alle anderen Omega-3-Fettsäuren herstellen.

Ernährungsstudien weisen darauf hin, dass etwa drei Prozent unserer Gesamtkalorien auf essenzielle Fettsäuren entfallen sollten. Bei einer typischen Ernährung mit 2.000 Kalorien täglich entspricht dies etwa sieben Gramm, was nicht sehr viel ist. Ein Teelöffel fasst fünf Gramm. Das heißt, mit anderthalb Teelöffeln oder einem halben Esslöffel ist der tägliche Mindestbedarf an EFS gedeckt.

Da diese Fettsäuren als »essenziell« angesehen werden, haben viele Menschen den Eindruck, dass sie besondere gesundheitsfördernde Eigenschaften besitzen und dass es umso besser sei, je mehr sie davon essen. Dies ist jedoch nicht unbedingt der Fall. Wir müssen zwar einige in unserer Nahrung haben, zu viel kann jedoch schädlich sein. Wissenschaftler haben festgestellt, dass der Verzehr von mehrfach ungesättigten Fetten, vor allem vom Omega-6-Typ, zu Erkrankungen des Blutes, Krebs, Leberschädigung und Vitaminmangelerscheinungen führen kann, sofern er gerade einmal zehn Prozent der Gesamtkalorien übersteigt.[11]

Lipidperoxidation

Einer der Gründe, warum mehrfach ungesättigte Fettsäuren gesundheitliche Probleme verursachen können, ist ihre Oxidationsanfälligkeit. Wenn mehrfach ungesättigte Fettsäuren oxidieren, werden sie toxisch. Oxidierte Fette sind ranzige Fette. Freie Radikale sind ein Produkt der Oxidation.

Reagiert Sauerstoff mit einer Verbindung, wird die Verbindung »oxidiert«. Dieser Prozess wird als Oxidation bezeichnet. Mehrfach ungesättigte Fettsäuren oxidieren leicht bei einem Prozess, der von Biochemikern als Lipidperoxidation bezeichnet wird. »Lipid« ist der Begriff, mit dem Biochemiker Fett oder Öl bezeichnen und »Peroxidation« bezeichnet einen Oxidationsprozess im Zusammenhang mit ungesättigten Fettsäuren, bei dem Peroxide, freie Radikale, entstehen. Werden mehrfach ungesättigte Öle Wärme, Licht oder Sauerstoff ausgesetzt, oxidieren sie spontan und bilden zerstörerische freie Radikale. Einmal entstanden, attackieren freie Radikale ungesättigte Fettsäuren und Proteine, oxidieren sie, und es entstehen noch mehr freie Radikale. Es ist ein sich selbst unterhaltender Prozess.

Flüssige pflanzliche Öle können tückisch sein, weil sie unverfänglich aussehen und schmecken, selbst nachdem sie ranzig geworden sind. Das Öl riecht möglicherweise nicht schlecht und kann frisch aussehen, wie an dem Tag, an dem Sie es gekauft haben, kann aber voller »terroristischer« freier Radikale stecken.

Wird Öl aus Samen extrahiert, gerät der Oxidationsprozess in Gang. Je mehr das Öl Wärme, Licht und Sauerstoff ausgesetzt wird, desto stärker oxidiert es. Bis zu dem Zeitpunkt, an dem das Öl verarbeitet und in Flaschen abgefüllt wird, ist es bis zu einem gewissen Grad bereits oxidiert. Wenn es in einem Lagerhaus, auf einem Lkw, im Supermarkt und in Ihrem Küchenschrank steht, oxidiert es weiter. Wenn Sie ein Pflanzenöl im Geschäft kaufen, ist es bis zu einem gewissen Grad bereits ranzig geworden. In einer Studie wurden verschiedene Öle aus den Regalen örtlicher Geschäfte auf Oxidation der mehrfach ungesättigten Fettsäuren getestet.[12] Die Forscher stellten fest, dass in jeder untersuchten Probe bereits eine Oxidation stattgefunden hatte. Verwendet man diese Öle beim Kochen, wird die Oxidation stark beschleunigt. Das ist der Grund, warum man sein Essen nie mit mehrfach ungesättigten Ölen braten oder kochen sollte.

Unsere einzige Abwehr gegen freie Radikale sind Antioxidantien. Antioxidantien stoppen die Kettenreaktionen, die neue freie Radikale hervorbringen. Wenn wir zu viel raffinierte pflanzliche Öle konsumieren, erschöpfen die darin entstehenden freien Radikale unsere antioxidativen Nährstoffe, wie die Vitamine A, C und E sowie Zink und Selen, und können tatsächlich einen Nährstoffmangel fördern.

Mehrfach ungesättigte Fettsäuren sind in verschiedenen Mengen in allen unseren Zellen zu finden. Wird eine mehrfach ungesättigte Fettsäure in einer Zellmembran von freien Radikalen angegriffen, oxidiert sie und wird selbst zum Radikal, das in derselben Zelle ein benachbartes mehrfach ungesättigtes Molekül angreift. Die zerstörerische Kettenreaktion setzt sich fort, bis die Zelle schwer geschädigt oder völlig zerstört ist. Die ungesteuerten Reaktionen freier Radikale, die Tag für Tag, Jahr für Jahr in unserem Körper stattfinden, fordern ihren Tribut.

Verschiedene Studien haben einen Zusammenhang zwischen dem Verzehr raffinierter Pflanzenöle und Schädigungen des zentralen Nervensystems aufgezeigt. In einer Studie wurde die Lernfähigkeit von Ratten in einem Labyrinth analysiert. Dazu wurden dem Rattenfutter verschiedene Öle hinzugefügt. Nachdem genug Zeit vergangen war, um die Effekte der Öle messbar werden zu lassen und die Ratten deutlich gealtert waren, begannen die Tests im Labyrinth. Die Tiere, die am besten abschnitten und ihre geistigen Fähigkeiten am längsten behielten, waren mit gesättigten Fettsäuren gefüttert worden. Hatten sie mehrfach ungesättigte Öle bekommen, verloren die Tiere ihre geistigen Fähigkeiten am schnellsten.[13]

Eine altersbedingte Makuladegeneration [AMD, Augenerkrankung, bei der die Sehkraft von der Mitte her nachlässt] ist in den meisten industrialisierten Ländern die häufigste Ursache von Blindheit. Die Verbreitung dieser Erkrankung ist in den letzten 30 Jahre in die Höhe geschnellt. Mehrere Studien haben gezeigt, dass ein höherer Konsum ungesättigter Pflanzenöle die Hauptschuld am Anstieg der Makuladegeneration trägt.[14-16]

Im Unterschied dazu sind gesättigte Fettsäuren resistent gegenüber Oxidation. Sie bilden keine zerstörerischen freien Radikale. Sie verhalten sich sogar eher wie schützende Antioxidantien, weil sie eine Oxidation und die Bildung freier Radikale verhindern. Eine Ernährung, die reich an schützenden gesättigten Fettsäuren ist, kann helfen, einer Lipidperoxidation vorzubeugen.

Hitzegeschädigte Pflanzenöle

Die Lipidperoxidation wird stark beschleunigt, wenn Öle beim Kochen oder bei der Verarbeitung erhitzt werden. Am anfälligsten für Hitzeschäden sind Öle mit den höchsten Gehalten an mehrfach ungesättigten Fettsäuren. Einfach ungesättigte Fettsäuren sind chemisch stabiler und können höheren Temperaturen standhalten. Aber auch sie können oxidieren und freie Radikale bilden, wenn sie auf hohe Temperaturen erhitzt werden. Gesättigte Fettsäuren sind sehr hitzestabil und können relativ hohen Temperaturen ohne Oxidation standhalten. Somit sind gesättigte Fettsäuren zum täglichen Kochen und Backen die sichersten.

Wir brauchen ein paar mehrfach ungesättigte Fettsäuren in unserer Nahrung, aber wenn alle kommerziellen mehrfach ungesättigten Pflanzenöle bis zu einem gewissen Grad ranzig sind, bevor wir sie überhaupt kaufen, und wenn sie für die Gesundheit noch schädlicher werden, wenn wir sie beim Kochen verwenden, wie können wir dann unseren täglichen Bedarf an essenziellen Fettsäuren decken? Die Antwort ist einfach. Sie können Ihren Bedarf an essenziellen Fettsäuren genauso decken, wie Ihre Vorfahren es gemacht haben – mit Lebensmitteln! Sie brauchen keine raffinierten pflanzlichen Öle zu essen, um Ihren täglichen Bedarf an essenziellen Fettsäuren zu decken. Sie können alle Ihre essenziellen Fettsäuren aus Lebensmitteln beziehen. Dies ist bei Weitem der beste Weg, um den Bedarf zu decken. Denn solange sie noch originalverpackt in ihren Zellen stecken, sind sie vor den schädigenden Auswirkungen des Sauerstoffs abgeschirmt und durch natürlich vorkommende Antioxidantien geschützt, die sie frisch halten.

Die mehrfach ungesättigten Omega-6-Fettsäuren sind fast in allen pflanzlichen und tierischen Nahrungsmitteln zu finden – in Fleisch, Eiern, Nüssen, Körnern, Hülsenfrüchten und Gemüse. Omega-6-Fettsäuren sind in der Nahrung so reichlich vorhanden, dass ein Mangel unwahrscheinlich ist. Weniger verbreitet sind die Omega-3-Fettsäuren, die in Samen, grünem Blattgemüse, Algen, Eiern, Fisch sowie Krusten- und Schalentieren zu finden sind. Sie können sich mit allen nötigen Omega-3-Fettsäuren versorgen, wenn Sie darauf achten, etwas Fisch, Eier und grünes Blattgemüse zu einem festen Bestandteil Ihres wöchentlichen Speiseplans zu machen. Wildfleisch und Rindfleisch von Tieren, die Gras gefressen haben, liefern auch Omega-3-Fettsäuren. Vieh, das auf der Weide Omega-3-Fettsäure-reiches Gras frisst, nimmt diese Fettsäuren in sein eigenes Gewebe auf. Fleisch von Rindern, die mit Getreide gemästet wurden, sind dagegen eine schlechte Quelle für Omega-3-Fettsäuren.

Gehärtete pflanzliche Öle

Viele verpackte Lebensmittel werden mithilfe von teilgehärteten pflanzlichen Ölen hergestellt. Diese gehören zu den gesundheitsschädlichsten Fetten, die Sie essen können – genauso schlecht, wenn nicht schlechter als oxidierte mehrfach ungesättigte Fettsäuren.

Gehärtete Öle werden hergestellt, indem man das flüssige Pflanzenöl in Gegenwart eines Metallkatalysators mit Wasserstoffatomen bombardiert. Bei diesem Vorgang werden die mehrfach ungesättigten pflanzlichen Öle mit Wasserstoff gesättigt (hydrogeniert). Dadurch wird das flüssige Öl in eine gehärtete oder festere Form umgewandelt. Bei dieser Hydrogenierung entstehen sogenannte Transfettsäuren. Transfettsäuren sind künstliche, menschengemachte Fettsäuren. Diese giftigen Fettsäuren sind für unseren Körper fremd, sie können alle möglichen Probleme hervorrufen.

»Dies sind wahrscheinlich die giftigsten Fettsäuren, die überhaupt bekannt sind«, sagt Dr. med. Walter Willett, Professor für Epidemiologie und Ernährung an der Harvard School of Public Health.[17] Studien zeigen, dass Transfettsäuren zu Arteriosklerose und Herzkrankheiten beitragen können. Transfettsäuren erhöhen das LDL im Blut (schlechtes Cholesterin) und senken das HDL (gutes Cholesterin), beides gilt als unerwünscht.[18] Forscher sind inzwischen der Überzeugung, dass Transfettsäuren größeren Einfluss auf das Risiko für Herz- und Gefäßkrankheiten haben können als jedes andere Nahrungsfett.[19]

Transfettsäuren beeinflussen mehr als nur unsere Herz- und Gefäßgesundheit. Sie sind mit einer Vielzahl negativer gesundheitlicher Effekte in Verbindung gebracht worden, unter anderem mit Krebs, Multipler Sklerose, Divertikulitis [entzündete Aussackungen des Darms], Diabetes und anderen degenerativen Krankheiten.[20] Transfettsäuren stören die Kommunikation im Gehirn. Studien zeigen, dass die Transfettsäuren, die wir essen, von Zellmembranen des Gehirns aufgenommen werden, einschließlich der Myelinschutzhülle, die Neuronen isoliert. Transfettsäuren verändern die elektrische Aktivität der Gehirnzellen, was zu Zelldegeneration und verminderter geistiger Leistungsfähigkeit führt.[21]

Unter dem Druck vieler Gesundheitsorganisationen und der Öffentlichkeit überprüfte das US-amerikanische Institute of Medicine drei Jahre lang alle veröffentlichten Studien über Transfettsäuren. Nachdem die Untersuchung abgeschlossen war, gab das Institut eine Erklärung heraus, wonach es keine unschädliche Zufuhr an Transfettsäuren gibt. Wenn Sie ein abgepacktes Lebensmittel sehen, das [teilweise] gehärtetes Öl enthält, sei es eine Margarine oder ein Bratfett, rühren Sie es nicht an. Wenn Sie auswärts essen gehen, fragen Sie den Restaurantmanager, welches Öl zum Kochen verwenden wird. Nennt man »Pflanzenöl«, ist es fast gewiss, dass es sich um ein [teil-]gehärtetes pflanzliches Öl handelt: Meiden Sie es. Der Grund, warum Sie mit Sicherheit davon ausgehen können, dass es sich um gehärtetes pflanzliches Öl handelt: Weil normales Pflanzenöl sich zu schnell zersetzt und ranzig wird. Restaurants verwenden ihre Öle gerne so lange wie möglich, bevor sie entsorgt werden. Die Lebensspanne von gewöhnlichen Pflanzenölen ist zu kurz.

Viele der Nahrungsmittel, die Sie im Geschäft und in Restaurants kaufen, sind mit gehärtetem Öl zubereitet worden. Frittierte Nahrungsmittel, die in Supermärkten und Restaurants verkauft werden, sind für gewöhnlich in gehärtetem Öl frittiert worden, weil sie dadurch knusprig werden, und weil es nicht so leicht verdirbt wie gewöhnliches Pflanzenöl. Viele tiefgefrorenen Fertigprodukte sind in gehärteten Ölen zubereitet oder gekocht worden. Gehärtete Öle werden bei der Herstellung von Pommes frites, Biskuits, Plätzchen, Crackern, Chips, gefrorenen Pasteten, Pizzen, Erdnussbutter, gefrorenem Kuchen und Eiscreme, insbesondere bei Softeiscreme, verwendet.

Gesättigte Fettsäuren - lebenswichtige Nährstoffe

In der gesamten Geschichte ist wahrscheinlich kein Nahrungsbestandteil so falsch verstanden und geschmäht worden wie gesättigte Fettsäuren. Sie werden als Ursache fast aller Gesundheitsprobleme unserer modernen Zivilisation angeführt. Wären sie wirklich so gefährlich, wie man es ihnen nachsagt, ist es wahrlich ein Wunder, wie unsere Vorfahren Tausende von Jahren überleben konnten, während ihre Nahrung von gesättigten Fettsäuren dominiert war. Tierkörperfette, Butter sowie Palm- und Kokosöl waren die in der ganzen Menschheitsgeschichte am häufigsten verwendeten Fette. Sie sind mit den einfachsten Werkzeugen leicht herzustellen. Pflanzliche Öle aus Samen, etwa von Sojabohnen, Baumwollsamen, der Färberdistel und Ähnlichem, sind hingegen sehr schwierig zu extrahieren. Folglich waren mehrfach ungesättigte Pflanzenöle bis zur Erfindung hydraulischer Ölpressen im 19. Jahrhundert nicht sehr verbreitet.

Es ist schon interessant, dass die sogenannten modernen Zivilisationskrankheiten – Herzerkrankungen, Diabetes und Ähnliches – selten waren, als die Menschen sich hauptsächlich von gesättigten Fettsäuren ernährten. Nachdem wir gesättigte Fettsäuren durch ungesättigte Öle ersetzt haben, sind diese Krankheiten wie eine Plage über uns gekommen. Vom historischen Standpunkt aus betrachtet, ist leicht einzusehen, dass gesättigte Fettsäuren diese Krankheiten nicht verursachen.

Tatsache ist, dass gesättigte Fettsäuren lebenswichtige Nährstoffe sind. Ja, gesättigte Fettsäuren sind Nährstoffe, kein Gift. Sie sind notwendig, um gesund zu werden und zu bleiben. Gesättigte Fettsäuren sind eine wichtige Energiequelle für den Körper und helfen bei der Aufnahme von Vitaminen und Mineralstoffen. Als Bestandteil der Nahrung hilft Fett, dass wir uns gesättigt fühlen, und es liefert Geschmack, Konsistenz und Stabilität. Gesättigte Fettsäuren sind für das ordnungsgemäße Wachstum, die Reparatur und den Erhalt der Körpergewebe notwendig. Sie sind für eine gute Lungenfunktion von entscheidender Bedeutung. Sie sind die bevorzugte Energiequelle des Herzmuskels und helfen auch, die ungesättigten Fettsäuren in unserem Körper vor der zerstörerischen Wirkung freier Radikale zu schützen.

Wir hören sehr viel über die Bedeutung der essenziellen Fettsäuren. Weil sie als »essenziell« bezeichnet werden, meinen wir fälschlicherweise, es seien die wichtigsten Fettsäuren. Der Grund, warum sie »essenziell« sind, ist jedoch, dass sie die am wenigsten wichtigen Fettsäuren sind. Glauben Sie es oder nicht, gesättigte Fettsäuren sind weit wichtiger für Ihre Gesundheit als die essenziellen Fettsäuren! Lassen Sie mich erklären, warum.

Gesättigte Fettsäuren sind so notwendig für unsere Gesundheit, dass unser Körper darauf programmiert ist, sie aus anderen Nährstoffen herzustellen. Eine ausreichende Menge an gesättigten Fettsäuren zu bekommen, ist so wichtig, dass dies nicht dem Zufall überlassen worden ist. Die Konsequenzen eines Mangels an gesättigten Fettsäuren sind so schwerwiegend, dass der Körper in der Lage ist, sie selbst herzustellen.

Die mehrfach ungesättigten Fettsäuren sind demgegenüber für unsere Gesundheit weitaus weniger wichtig, sodass der Körper keine Möglichkeit entwickelt hat, sie selbst herzustellen. Er verlässt sich dabei voll und ganz auf das, was in der Nahrung steckt.

Die Lebensmittel, die wir essen, liefern die Bausteine für unsere Zellen und Gewebe. Dies gilt auch für die Fette, die wir zu uns nehmen. Das Fett in unserem Körper besteht zu 45 Prozent aus gesättigten, zu 50 Prozent aus einfach ungesättigten und nur zu 5 Prozent aus mehrfach gesättigten Fettsäuren. Das stimmt. Nur bei 5 Prozent des Fettes in Ihrem Körper handelt es sich um mehrfach ungesättigte Fettsäuren. Das heißt, dass der Bedarf des Körpers an mehrfach ungesättigten Fettsäuren oder essenziellen Fettsäuren sehr klein ist. Ihr Körper benötigt jedoch fast zehnmal so viel an gesättigten Fettsäuren sowie an einfach ungesättigten Fettsäuren wie an essenziellen Fettsäuren. Welche sind also wichtiger?

Der Körper kann gesättigte und einfach ungesättigte Fettsäuren zwar selbst herstellen, doch für eine optimale Gesundheit reicht das nicht. Um Nährstoffmängel zu vermeiden, müssen wir auch sie in unserer Nahrung haben.[22-23]

Gesättigte Fettsäuren führen nicht zu Herzkrankheiten

Es wird im Allgemeinen angenommen, dass eine Reduzierung der gesättigten Fettsäuren im Essen die Gesundheit des Herz-Kreislauf-Systems verbessert und vor Herzinfarkten und Schlaganfällen schützt. Diese Annahme beruht auf dem Glauben, dass gesättigte Fettsäuren in unserer Nahrung den Cholesterinspiegel im Blut erhöhen und damit Herz- und Gefäßkrankheiten fördern.

In Kapitel 12 haben Sie erfahren, dass der Cholesterinspiegel im Blut wenig mit Herzkrankheiten zu tun hat; selbst wenn gesättigte Fettsäuren den Gesamtcholesterinspiegel erhöhten, würde dies somit nicht das Risiko für Herzkrankheiten erhöhen. In der medizinischen Fachwelt wird seit Jahrzehnten über diese Frage debattiert. Eine unlängst im American Journal of Clinical Nutrition veröffentlichte Metaanalyse hat jetzt abschließend den Nachweis erbracht, dass gesättigte Fettsäuren nicht schädlich sind und keine Herzkrankheiten verursachen.[24]

Im Laufe der Jahre haben viele Studien versucht, die Lipidhypothese der Herzkrankheiten zu beweisen, wonach eine Ernährung, die reich an gesättigten Fettsäuren und Cholesterin ist, Herzkrankheiten fördere. Die Ergebnisse waren gemischt. Manche schienen sie zu stützen, andere nicht. Die medizinische Fachwelt steht jedoch zusammen mit der Pharmaindustrie (die sehr von der gesättigte-Fettsäuren-Herzkrankheiten-Idee profitiert) mehrheitlich hinter der Lipidhypothese. Jene Studien, die die Theorie unterstützen, finden landesweit ihren Niederschlag in der Presse, während diejenigen, die sie nicht unterstützen, allgemein ignoriert werden. Die Belege zugunsten der Lipidhypothese sind nicht aussagekräftiger als die, die ihr widersprechen. Tatsache ist, dass eine erhebliche Menge an Belegen die Hypothese infrage stellen. Die Anzahl der Studien, die dafür oder dagegen sprechen, ist nicht das Problem; einige der Studien basieren auf relativ wenig Teilnehmern, während bei anderen ein weitaus größerer Personenkreis beteiligt war. Es liegt auf der Hand, dass die Ergebnisse einer Studie mit 50.000 Testpersonen mehr Gewicht haben als eine mit nur 1.000 Personen. Eine große Studie mit 50.000 Teilnehmern liefert zuverlässigere Ergebnisse als zehn kleine Studien mit zusammengerechnet 10.000 Teilnehmern. Das heißt, die Gesamtzahl der Studien ist nicht so wichtig wie die Anzahl der an den Studien beteiligten Personen. Wenn alle Versuchspersonen, die an diesen vielen verschiedenen Studien beteiligt waren, zusammengenommen und gleich bewertet würden, wie würde das Endergebnis aussehen? Würde die Lipidhypothese dabei bewiesen oder widerlegt?

Forscher des Children's Hospital Oakland Research Institute in Kalifornien und der Harvard School of Public Health taten sich zusammen, um dies herauszufinden. Sie analysierten alle früheren Studien, die Daten über die Zufuhr gesättigter Fettsäuren und das Risiko für kardiovaskuläre Krankheiten enthielten. Die Studien mussten zudem eine hohe Qualität aufweisen und zuverlässig sein. Sie identifizierten 21 Studien, die ihre Kriterien erfüllten. Diese Metaanalyse umfasste die Daten von fast 350.000 Teilnehmern. Bei einer derart großen Personendatenbank würden die Ergebnisse weitaus zuverlässiger sein als bei einer Studie, die sich nur auf 10.000 oder auch 100.000 Personen bezieht.

Die Wissenschaftler konzentrierten sich darauf, ob es ausreichende Belege für eine Verbindung zwischen dem Konsum gesättigter Fettsäuren und Herz- und Gefäßkrankheiten gab. Ihre Ergebnisse lauten: »Nein.« Der Verzehr gesättigter Fettsäuren war nicht mit einem erhöhten Risiko für Herz- und Gefäßkrankheiten verbunden. Wer am meisten gesättigte Fettsäuren zu sich nahmen, hatte kein größeres Risiko einen Herzinfarkt oder Schlaganfall zu erleiden, als jemand, die am wenigsten gesättigte Fettsäuren aß. Es spielte keine Rolle, wie viel gesättigte Fettsäuren jemand zu sich nahm, dies hatte keinen Einfluss auf das Auftreten von Herzkrankheiten.[24] Diese Studie zeigt, dass die aus allen in der medizinischen Literatur verfügbaren Studien zusammengefassten Daten die Lipidhypothese widerlegen. Es ist allerdings unwahrscheinlich, dass diese neue Studie in absehbarer Zeit etwas an den Richtlinien und Empfehlungen zum Verzehr gesättigter Fettsäuren ändern wird. Die Ärzte warnen uns seit so vielen Jahren vor den Gefahren gesättigter Fettsäuren, dass dies fest in ihren Köpfen verankert ist, und sie werden diesen überholten Rat trotz der Fakten, die das Gegenteil beweisen, weiterhin geben. Mit anderen Worten: Viele Ärzte und Gesundheitsexperten werden diese Studien weiterhin ignorieren und versuchen, Sie davon zu überzeugen, ihre Meinung zu akzeptieren, die auf nicht mehr als einem seit Langem bestehenden Vorurteil gegenüber gesättigten Fettsäuren beruht.

Die Quintessenz ist, dass Sie sich nicht fürchten müssen, gesättigte Fettsäuren oder Cholesterin zu essen, selbst wenn Sie Kritik dazu in den Medien oder von Ihrem Arzt hören.

15

»Brainfood« – Nahrung fürs Gehirn

Kokosöl – die ultimative Hirnnahrung

Wenn irgendein Nahrungsmittel als »Brainfood« [Nahrung fürs Gehirn] bezeichnet werden könnte, dann wäre es Kokosöl. Die mittelkettigen Triglyzeride (MCTs) in Kokosöl werden in Ketone umgewandelt, die als hoch potenter Brennstoff fürs Gehirn fungieren. Da dieser Superbrennstoff den Glukosestoffwechsel umgeht, können Defekte überwunden werden. Dabei kurbelt er den Energieausstoß an, normalisiert die Gehirnfunktion, stoppt sprunghafte und unberechenbare Signalübermittlungen, die zu Krampfanfällen führen, verbessert die kognitiven Fähigkeiten und das Erinnerungsvermögen, verbessert die motorischen Funktionen und liefert die Bausteine für die Reparatur, den Erhalt und das Wachstum von neuem Gehirngewebe. Ketone reduzieren den Sauerstoffbedarf des Gehirns, sodass es vor Verletzungen geschützt ist, die durch physische Traumata, mangelnde Durchblutung oder mangelnde Sauerstoffversorgung infolge eines Schlaganfalls, Atmungsaussetzern oder anderen Ursachen entstehen. Ketone haben sich als hilfreich erwiesen, das Fortschreiten degenerativer Krankheiten zu stoppen und die Symptome sogar rückgängig zu machen.

Die MCTs der Kokosnuss werden auch in mittelkettige Fettsäuren (MKFS) aufgespalten, die das Gehirn zusätzlich unterstützen. Anders als langkettige Fettsäuren können mittelkettige Fettsäuren die Blut-Hirn-Schranke passieren. Sie stellen dem Gehirn eine dritte Energiequelle zur Verfügung. Auch wenn MKFS nicht so potent wie Ketone sind, liefern sie dennoch mehr Energie als Glukose und werden von den Gehirnzellen als Brennstoff gegenüber Glukose bevorzugt. Die energieerzeugenden, antioxidativen, entzündungshemmenden, antimikrobiellen und antitoxischen Eigenschaften der MKFS schützen das Gehirn vor einer Vielzahl von Angriffen. Eine Insulinresistenz ist das Hauptcharakteristikum des Typ-2-Diabetes, und es wird davon ausgegangen, dass sie auch ein grundlegendes Problem bei der Alzheimerkrankheit darstellt. Sie erhöht auch das Risiko für Parkinson und verschiedene Formen von Demenz.

Untersuchungen haben gezeigt, dass bei Alzheimerpatienten deutliche kognitive Verbesserungen zu verzeichnen sind, wenn Insulin direkt zum Gehirn geliefert wird. Kokosöl erweist sich als hilfreich bei der Behandlung der Insulinresistenz und der damit verbundenen Krankheiten durch eine Verbesserung der Insulinausschüttung und der Insulinempfindlichkeit.[1] Kokosöl kann somit dazu beitragen, eine Insulinresistenz im Gehirn rückgängig zu machen und kognitive Funktionen zu verbessern. Wird Kokosöl ins Essen gegeben, verlangsamt es die Verdauung von Kohlenhydraten, sodass Glukose in einer steten, gleichmäßigen Geschwindigkeit in die Blutbahn freigesetzt und der Blutzuckerspiegel gebremst wird. Dies alles verbessert die Insulin- und Blutzuckerkontrolle, was sowohl für den Körper als auch für das Gehirn wichtig ist.

Mittelkettige Triglyzeride sind für das Wachstum und die Entwicklung des fetalen Gehirns und des Gehirns von Neugeborenen essenziell. Forschungen der letzten Jahre ergaben zudem, dass sie die Gehirnfunktion aufrechterhalten und vor degenerativen Krankheiten schützen. In diesem Kapitel werden Sie erfahren, wie Kokosöl vor Infektionen und Giften schützen kann, die die Neurodegeneration fördern.

Natürlicher Infektionsschutz

Im Mutterleib sind Ungeborene auf Ketone als wichtige Energiequelle und als eine essenzielle Quelle für Rohmaterial zum Aufbau von Gehirngewebe angewiesen. Nach der Geburt sind Ketone immer noch eine Zeitlang notwendig, um eben diesen Bedarf zu decken. Babys bekommen ihre Nährstoffe über die Muttermilch. Ketone werden in der Milch zwar nicht geliefert, aber ihre Vorläufer, die MCTs. Im Zuge der Verdauung werden die mittelkettigen Triglyzeride der Milch in mittelkettige Fettsäuren aufgespalten. Einige dieser Fettsäuren werden in Ketone umgewandelt, während andere als freie Fettsäuren in die Blutbahn freigesetzt werden.

Im Hungerzustand, bei einer kalorieneingeschränkten Diät oder auch zwischen den Mahlzeiten, wenn der Glukosespiegel niedrig ist, wird Körperfett in Fettsäuren aufgespalten, um unsere Zellen mit Energie zu versorgen. Bei den Fettsäuren aus den Körperfettspeichern handelt es sich fast ausschließlich um langkettige Fettsäuren (LKFS), die die Blut-Hirn-Schranke nicht passieren können. Hätte das Gehirn Zugang zu den LKFS, würde es sie zur Energiegewinnung nutzen, genau wie andere Körperzellen dies tun. Da es jedoch keinen Zugang zu den LKFS hat, ist es auf Ketone angewiesen, die die Blut-Hirn-Schranke leicht passieren können. Auch mittelkettige Fettsäuren (MKFS) werden durch die Blut-Hirn-Schranke gelassen und stellen somit eine dritte Energiequelle für das Gehirn dar.

Die Tatsache, dass mittelkettige Fettsäuren ins Gehirn gelangen können, ist sehr wichtig, insbesondere für Personen mit neurodegenerativen Krankheiten. Neben der Energie und den Bausteinen, die sie wie die Ketone liefern können, bewirken MKFS noch etwas, was Ketone nicht können. MKFS können das Gehirn vor Infektionen schützen. Diese einzigartigen Fettsäuren besitzen starke antimikrobielle Eigenschaften, die krankheitserregende Bakterien, Viren und Pilze abtöten können.[2] Dies ist offensichtlich ein weiterer Grund, warum die Natur mittelkettige Triglyzeride in die Muttermilch gepackt hat. Die MKFS der Muttermilch sind die Hauptabwehr des Säuglings gegen Infektionen in den ersten Lebensmonaten, während das Immunsystem sich noch entwickelt.[3]

Außer der Muttermilch gibt es nur sehr wenige gute Nahrungsquellen für MCTs. Die mit Abstand reichhaltigste natürliche Quelle ist die Kokosnuss. In Kokosöl sind sogar mehr MCTs als in der Muttermilch, viel mehr. Aus diesem Grund kann Kokosöl deutliche Auswirkungen auf unsere Gesundheit haben, genau wie die Muttermilch bei Neugeborenen. Die mittelkettigen Triglyzeride in Kokosöl sind identisch mit denen der Muttermilch, und sie besitzen das gleiche antimikrobielle Potenzial. Lebensmittelhersteller mischen seit Jahren Kokosöl oder aus Kokosöl gewonnene MCTs in Babynahrung, um dem Produkt die gleichen Qualitäten wie natürliche Muttermilch zu geben.[4]

Aus Kokosöl gewonnene mittelkettige Fettsäuren sind intensiv als potenzielle antimikrobielle Wirkstoffe untersucht worden, die in Nahrungsmitteln, Kosmetika und Medikamenten eingesetzt werden können. Untersuchungen zeigen, dass diese MKFS wirksam Bakterien abtöten, die gesundheitliche Probleme wie Magengeschwüre, Nasennebenhöhleninfektionen, Blaseninfektionen, Zahnfleischerkrankungen und Karies, Lungenentzündungen, Gonorrhö und viele andere Krankheiten verursachen.[5-10] Sie töten Pilze und Hefepilze ab, die Kopfhautflechte, Fußpilz, Tinea cruris (Pilzinfektion im Leistenbereich) und Candidiasis verursachen.[11-13] Sie töten Viren ab, die Grippe, Masern, Herpes, Mononukleose (Pfeiffer'sches Drüsenfieber) und Hepatitis C hervorrufen.[14-18] Sie sind so potent, dass sie sogar das HI-Virus – das AIDS-Virus – abtöten können.[19-21] Es gibt zahlreiche veröffentlichte Studien und sogar ganze Bücher, die die antimikrobiellen Effekte der mittelkettigen Fettsäuren aus Kokosöl beschreiben.[22-24]

Die Tatsache, dass Kokosöl zur Bekämpfung von Infektionen verwendet werden kann, ist von großer Tragweite für diejenigen, die an neurodegenerativen Krankheiten leiden. Bei 90 Prozent der untersuchten Alzheimerfälle ist im Gehirn eine Infektion festgestellt worden. Im Unterschied zu den meisten Medikamenten, einschließlich Antibiotika, können mittelkettige Fettsäuren die Blut-Hirn-Schranke passieren und Infektionserreger aktiv abtöten. Alle wichtigen Mikroorganismen, die mit Neurodegeneration assoziiert werden, einschließlich Treponema Spirochäten, Herpesvirus, Chlamydia pneumoniae, Helicobacter pylori und Cytomegalovirus, werden von mittelkettigen Fettsäuren abgetötet. Darüber hinaus töten mittelkettige Fettsäuren auch viele andere Mikroorganismen ab, wie Candida, Streptokokken und Staphylokokken, die alle systemische Infektionen hervorrufen, die wiederum neuronale Entzündungen auslösen können.

MKFS sind zwar tödlich für viele Krankheitserreger, für uns sind sie jedoch absolut harmlos. Sie sind so sicher, dass die Natur sie in die Muttermilch gibt, um Neugeborene zu ernähren.

Aber so sicher und wirksam sie auch sind, sie töten nicht alle Mikroorganismen ab. Folglich haben sie auf einige krankheitserregende Organismen keinen Einfluss. Das Rhinovirus, der Erreger der gewöhnlichen Erkältung, und das Hepatitis-A-Virus sind zwei solcher Organismen. Die Tatsache, dass mittelkettige Fettsäuren nicht alle Mikroorganismen abtöten, ist in Wirklichkeit etwas Gutes. Unser Verdauungstrakt ist voller hilfreicher Organismen, die bei der Verdauung und der Aufnahme der Nährstoffe helfen. Die gutartigen Darmbakterien werden von den mittelkettigen Fettsäuren nicht abgetötet – sie töten die bösen ab, lassen die guten aber in Ruhe.

Infektionen der Mundhöhle

Bei über 90 Prozent der Bevölkerung ist ein gewisses Maß an Zahnverfall oder Zahnfleischerkrankung zu verzeichnen. Ein strahlendes weißes Lächeln ohne offensichtliche Probleme garantiert aber nicht, dass man frei von Infektionen ist. Egal, wie sauber Ihr Mund jetzt erscheint, Sie könnten eine aktive Infektion haben und sich dessen völlig unbewusst sein. Mit mehr Zähneputzen, Zahnreinigung mit Zahnseide oder Mundspülungen wird sie nicht gestoppt. Auch Antibiotika werden sie nicht stoppen.

Es gibt jedoch etwas, das wirkt. Glauben Sie es oder nicht, ein Esslöffel Kokosöl reinigt Ihre Zähne gründlicher als jedes Zähneputzen, Reinigen mit Zahnseide und Gurgeln mit einer antiseptischen Mundspülung. Das Öl wird nicht beim Zähneputzen verwendet, obwohl auch das möglich ist. Es wird in einer ganz anderen Weise verwendet. Die Methode wird als Ölziehen bezeichnet.

Beim Ölziehen handelt es sich um eine modifizierte Version des Ölgurgelns, das aus der ayurvedischen Medizin kommt und auf eine Jahrtausende alte Tradition zurückgeht. Die verschiedensten Öle wurden schon zum Ölgurgeln verwendet, aber beim Ölziehen wirkt Kokosöl am besten.

Das Ölziehen funktioniert ganz einfach. Sie nehmen einen Esslöffel Kokosöl in den Mund und bewegen das Öl 15 bis 20 Minuten lang im Mund hin und her (nicht gurgeln). Mit dem Kokosöl wird im Mund »gearbeitet«, indem es hin und her geschoben, zwischen den Zähnen durchgezogen und durchgesaugt wird. Während Sie das Öl bewegen, saugt es Bakterien, Giftstoffe, Eiter und Schleim auf. Das Öl nicht schlucken! Wenn Sie mit dem Ziehen fertig sind, spucken Sie es in den Mülleimer. Sie sollten es nicht ins Waschbecken spucken und auch nicht die Toilette hinunterspülen, weil das Öl sich mit der Zeit ansammeln und die Rohre verstopfen könnte. Nachdem Sie es ausgespuckt haben, spülen Sie den Mund mit Wasser aus. 20 Minuten klingen zwar wie eine lange Zeit, aber wenn Sie sich inzwischen mit anderen Dingen beschäftigen, wie Ankleiden, Frühstück vorbereiten, Zeitung lesen oder Ähnlichem, gehen sie schnell vorbei.

Das Ölziehen wird am besten als Erstes am Morgen vor dem Frühstück gemacht. Nach dem Frühstück putzen Sie sich die Zähne, wie Sie es normalerweise tun würden. Ölziehen kann ein- bis dreimal am Tag auf leeren Magen gemacht werden. Vor den Mahlzeiten ist ein guter Zeitpunkt. Das Kokosöl wirkt wie ein Reiniger. Wenn Sie es in den Mund nehmen und damit um Ihre Zähne und das Zahnfleisch herum arbeiten, »zieht« es Bakterien und andere Rückstände heraus. Es wirkt ähnlich wie das Motoröl, das Sie in den Motor Ihres Wagens füllen. Das Motoröl nimmt den Schmutz und Dreck auf. Wenn Sie das Öl ablassen, werden der Schmutz und der Dreck mit herausgezogen, sodass der Motor relativ sauber zurückbleibt. In der Folge läuft der Motor reibungsloser und hält länger. Genauso gilt, dass unsere Zähne und unser Zahnfleisch besser funktionieren und länger halten, wenn wir schädliche Substanzen aus unserem Mund entfernen.

Eine im Journal of Oral Health and Community Dentistry veröffentlichte Studie zeigt die Wirksamkeit des Ölziehens im Vergleich zu anderen Formen der Mundhygiene.[25] Die an der Studie beteiligten Versuchspersonen hatten leichte bis moderate Zahnfleischerkrankungen und Zahnbeläge, wie sie typisch für die Bevölkerung insgesamt sind. Sie wurden angewiesen, neben dem Ölziehen zu Hause weiterhin ihre normale Mundhygiene zu praktizieren. Das Ölziehen wurde einmal jeden Morgen über einen Zeitraum von 45 Tagen durchgeführt. Während der Studie wurden die Zahnbeläge und die Schwere der Zahnfleischerkrankung in periodischen Abständen begutachtet. Die Versuchspersonen wurden angewiesen, das Öl jeweils acht bis zehn Minuten lang täglich zwischen den Zähnen durchzusaugen und durchzuziehen. Nach den 45 Tagen wurde keine negativen Reaktionen an den Zähnen oder weichen Geweben im Mund festgestellt, was ein Zeichen dafür war, dass das Verfahren nicht schadet. Die meisten vermuteten dies, die Studie lieferte jedoch die Bestätigung. Die Zahnbeläge waren erheblich zurückgegangen, wobei der Rückgang meistenteils in der letzten Hälfte der Studie eingetreten war, was darauf anweist, dass eine längere Behandlung besser Ergebnisse erzielt. Auch Zahnfleischentzündungen (Gingivitis) waren bei allen Versuchspersonen erheblich zurückgegangen, und zwar um mehr als 50 Prozent. Die Forscher bewerteten die Veränderungen als »hoch« signifikant.

Mundspülungen haben gezeigt, dass sie den Zahnbelag um 20 bis 26 Prozent und Gingivitis um etwa 13 Prozent reduzieren. Zähneputzen reduziert den Zahnbelag um 11 bis 27 Prozent und Gingivitis um 8 bis 23 Prozent.[26] Ölziehen schlägt beides. Die Daten aus dieser Studie belegen, dass Ölziehen den Zahnbelag um 18 bis 30 Prozent und Gingivitis um erstaunliche 52 bis 60 Prozent reduzierte. Die Reduzierung beim Zahnbelag durch Ölziehen ist nur etwas besser als durch Mundspülungen und Zähneputzen, aber die Reduzierung bei Gingivitis ist um das Zwei- bis Siebenfache besser. Das heißt, Ölziehen übertrifft Zähneputzen und Mundspülungen als Mittel der Mundreinigung erheblich. Hätten die Versuchspersonen 15 bis 20 Minuten lang täglich Öl gezogen, wie es normalerweise empfohlen wird, und dies über einen längeren Zeitraum gemacht, wären die Ergebnisse zweifellos noch besser gewesen.

Auch wenn Ölziehen Zahnbeläge und Gingivitis erheblich reduzieren kann, sollte es nicht anstelle des Zähneputzens verwendet werden, sondern als effektive Ergänzung der täglichen Mundhygiene. Ölziehen ist nicht nur gut, um oralen Infektionen vorzubeugen, sie können damit auch aktiv bekämpft werden. Das Öl zieht die Infektion aus dem Gewebe, sodass der Körper sich selbst heilen kann. Die Entzündung wird beruhigt, das Zahnfleisch hört auf zu bluten, lockere Zähne werden fester und Schmerzen sowie Empfindlichkeiten verschwinden. Die Zähne werden weißer, und das Zahnfleisch bekommt eine gesündere Farbe und sieht gesünder aus. Die Infektion dringt nicht mehr in die Blutbahn ein. […]

Schutz vor Umweltgiften

Wie Sie bereits gelesen haben, können Umweltgifte neurodegenerative Krankheiten auslösen und verschlimmern. Jeder ist in gewissem Maße chemischen Giftstoffen ausgesetzt. Belege lassen darauf schließen, dass die Zunahme von Alzheimer, Krebs und anderen chronischen Krankheiten in den letzten Jahrzehnten zum Teil möglicherweise darauf zurückzuführen ist, dass sich diese Chemikalien in unserem Körper angesammelt haben.

Die beste Lösung für dieses Problem ist, die Giftstoffe aus unserem Körper zu beseitigen. Bestimmte Nahrungsmittel haben eine entgiftende Wirkung und können Umweltchemikalien, die sich in unserem Körper ansammeln, absorbieren oder neutralisieren. [...] Kokosöl ist besonders interessant, weil es sich als hoch wirksam erwiesen hat, die toxischen Effekte einer Vielzahl von Chemikalien zunichte zu machen.

Ein interessanter Fallbericht, der in der Zeitschrift Human and Experimental Toxicology veröffentlicht wurde, verdeutlicht die Wirksamkeit von Kokosöl, Aluminiumphosphid zu neutralisieren, ein Gift, das gegen Nagetiere (Rodentizid) eingesetzt wird.[27] Der Artikel beschreibt einen Vorfall, bei dem ein 28-jähriger Mann in suizidaler Absicht eine tödliche Menge der Chemikalie geschluckt hatte. Es ist kein Gegenmittel für eine Vergiftung mit Aluminiumphosphid bekannt. Die Ärzte hatten wenig Hoffnung, ihn zu retten. Ihm wurde neben der Standardbehandlung bei einer akuten Vergiftung auch Kokosöl gegeben. Zur Überraschung der Ärzte überlebte der Patient. Aufgrund des Erfolgs in diesem Fall empfehlen die Autoren des Berichtes, Kokosöl in die reguläre Behandlung aller Fälle einer akuten Aluminiumphosphidvergiftung einzubeziehen.

Die Verwendung von Kokosöl zur Entgiftung ist nicht so seltsam, wie es klingen mag. Forschern sind die entgiftenden Eigenschaften von Kokosöl seit einiger Zeit bekannt. Zahlreiche Tierversuche haben gezeigt, dass Kokosöl die verheerende Wirkung einer Reihe chemischer Giftstoffe blockiert. Auch wenn die genauen Mechanismen, die dabei im Spiel sind, noch nicht ganz verstanden worden sind, können die schützenden Wirkungen von Kokosöl zum Teil auf seine antioxidativen, entzündungshemmenden und immunfördernden Eigenschaften zurückgeführt werden wie auch auf seine Fähigkeit, die Sauerstoffzirkulation im ganzen Körper zu verbessern. Aus diesen Gründen werden die MCTs aus Kokosöl als Möglichkeit untersucht, Krebspatienten zu helfen und die verheerenden Nebenwirkungen der Chemotherapiemedikamente zu blockieren.[28-29]

Studien zeigen, dass Kokosöl oder MCTs Tiere vor einer Vielzahl krebsfördernder Chemikalien schützen können.[30-32] Dr. C. Lim-Sylianco und seine Kollegen wiesen die antimutagenen Wirkungen von Kokosöl bei sechs potenten erbgutverändernden, krebsfördernden Substanzen nach: Benzpyren, Azaserin, Dimethylhydrazin, Dimethylnitrosamin, Methylmethansulfonat und Tetracyclin. Die Verabreichung von Kokosöl entweder in Form einer Pille oder als Bestandteil der Nahrung schützte die Tiere vor den toxischen Effekten aller sechs Mutagene [erbgutverändernde Substanzen]. In Furchtbarkeitstests wurde nachgewiesen, dass Kokosöl tragende Mäuseweibchen vor den sterilisierenden und abtreibenden Wirkungen der Krebsauslöser schützte. Dr. Lim-Sylianco berichtete, dass Kokosöl »stark schützend« gegenüber allen sechs Chemikalien war.[33-34]

Aflatoxin ist ein potentes Karzinogen aus einem Schimmelpilz, der häufig Getreide, insbesondere Mais befällt. In Asien und Afrika ist Aflatoxin ein ernstes Problem. Mais, so wurde festgestellt, ist das auf den Philippinen am häufigsten verzehrte, mit Aflatoxin belastete Nahrungsmittel. In bestimmten Regionen des Landes ist der Maiskonsum hoch. Es besteht eine Korrelation zwischen dem Vorkommen von Leberkrebs, der durch Aflatoxin verursacht wird, und der Höhe des Maiskonsums. Bei Menschen, die den meisten Mais essen, sind auch die höchsten Leberkrebsraten zu verzeichnen. Der Verzehr von Kokosöl scheint die Leber vor den krebserzeugenden Wirkungen der Aflatoxine zu schützen. In der Region Bicol auf den

Philippinen ist der Verzehr von aflatoxinverseuchtem Mais außergewöhnlich hoch, dennoch ist Leberkrebs wenig verbreitet. Der Grund für die niedrige Leberkrebsrate ist, so glaubt man, auf den hohen Kokosnusskonsum in der Region zurückzuführen.[35]

Studien haben gezeigt, dass die schädlichen Wirkungen von Exotoxinen [...] und Endotoxinen – die von krankheitserregenden Bakterien produzierten Gifte – durch die Verwendung von Kokosöl und seinen Monoglyzeriden ebenfalls neutralisiert oder reduziert werden können. Bei den Monoglyzeriden des Kokosöls handelt es sich um einzelne mittelkettige Fettsäuren, die an ein Glyzerinmolekül gebunden sind. Sie wirken im Wesentlichen wie mittelkettige Fettsäuren und besitzen die gleichen antimikrobiellen und entgiftenden Eigenschaften. Monoglyzeride werden gemeinhin in der Nahrungsmittel- und Kosmetikindustrie eingesetzt, um die Entstehung von Exotoxinen durch Streptokokken und Staphylokokken zu hemmen.[36-37]

Sowohl Monoglyzeride als auch mittelkettige Fettsäuren entschärfen die Effekte dieser Giftstoffe im Körper. In einer Studie wurden beispielsweise Meerschweinchen in zwei Gruppen eingeteilt. Einer Gruppe wurde eine Mischung aus mittelkettigen Triglyzeriden und Fischöl mit dem Futter verabreicht. Die andere Gruppe erhielt Distelöl. Nachdem sie sechs Wochen auf diese Weise ernährt worden waren, injizierte man den Tieren ein Endotoxin. Die mit Distelöl gefütterte Gruppe entwickelte einen schweren Schock unter Beteiligung des Stoffwechsels und der Atmung. Die Gruppe, die mittelkettige Triglyzeride erhalten hatte, zeigte nur leichte Symptome.[38]

In einer anderen Studie wurde die schützende Wirkung von Kokosöl mithilfe eines E.-coli-Endotoxinschocks an Ratten getestet.[39] Insgesamt wurde der Versuch mit 180 Ratten durchgeführt. Die Tiere wurden in drei gleich große Gruppen unterteilt. Die erste Gruppe wurde mit Kokosöl gefüttert, das fünf Prozent der täglichen Futterkalorien ausmachte, in der zweiten Gruppe lag der Anteil bei 20 Prozent, und die dritte erhielt kein Kokosöl, sie diente als Kontrollgruppe. Nachdem sie einen Monat auf diese Weise ernährt worden waren, bekamen die Ratten über eine Magensonde eine Dosis E.-coli-Endotoxin [Gift, das E.-coli-Bakterien bilden] verabreicht. Die Anzahl der Überlebenden wurde in Intervallen von bis zu 96 Stunden kontrolliert. Die Ergebnisse zeigten, dass die Überlebensrate der Ratten in der Kontrollgruppe nur bei 48 Prozent lag. Bei Tieren, die 5 und 20 Prozent ihrer Kalorien in Form von Kokosöl erhalten hatten, lagen die Überlebensraten bei 77 Prozent und 72 Prozent. In beiden Kokosölgruppen war die Zahl der Überlebenden in etwa gleich. Dies zeigte, dass selbst eine kleine Menge Kokosöl (fünf Prozent der Kalorien) das gleiche Maß an Schutz gegenüber E.-coli-Endotoxin bot wie eine größere Menge (20 Prozent der Kalorien). Beim Menschen mit einer Ernährung von in der Regel 2.000 Kalorien würden fünf Prozent der Kalorien in etwa einem Esslöffel Kokosöl entsprechen.

Glutaminsäure, ein potenzielles Nervengift, das Einfluss auf die Funktion des Gehirns und der Nerven hat, wird durch die Monoglyzeride aus Kokosöl in Schranken gehalten.[40] Glutaminsäure ist der Hauptbestandteil von Natriumglutamat, einem verbreiteten Lebensmittelzusatzstoff. Bei Tieren führt Glutaminsäure zu Gehirnläsionen und neuroendokrinen Störungen. Beim Menschen kann sie das Gleiche bewirken. Einige der Symptome, die damit assoziiert werden, sind unter anderem Krampfanfälle, Schlaganfälle und Herzrhythmusstörungen.

Viele Umweltgifte können schädliche Auswirkungen auf das Gehirn haben. Die antitoxischen Wirkungen der mittelkettigen Fettsäuren sind ein weiterer Grund, unsere Nahrung mit Kokosöl zu ergänzen.

Wenn wir uns anschauen, was Kokosöl alles bewirken kann, so kann es definitiv als das ultimative »Brainfood« bezeichnet werden. Es gibt aber noch weitere nutzbringende Effekte von Kokosöl und mittelkettigen Fettsäuren. Sie bieten auch einen gewissen Schutz gegenüber einer Reihe gesundheitlicher Probleme, die den ganzen Körper betreffen können, einschließlich Krebs, Diabetes, Leberkrankheiten, Nierenerkrankungen, Herzkrankheiten, Colitis [Darmentzündung] und einer Reihe infektiöser Krankheiten. [...]

Kokosöl und Diabetes

Da Diabetes ein bedeutender Risikofaktor für Alzheimer darstellt, ist es wichtig, den Blutzucker unter Kontrolle zu bekommen. Kokosöl wirkt Wunder bei der Linderung der Symptome, die mit Diabetes und einer Insulinresistenz verbunden sind. Studien zeigen, dass mittelkettige Fettsäuren (MKFS) die Insulinausschüttung und die Insulinempfindlichkeit verbessern. Die Fette in einer Mahlzeit, und insbesondere Kokosöl, verlangsamen die Zuckeraufnahme in die Blutbahn und »glätten« so den Blutzuckerspiegel. Kokosöl, das mit den Mahlzeiten eingenommen wird, kann sehr wirksam den Blutzucker unter Kontrolle halten. Selbst wenn es nach oder zwischen den Mahlzeiten genommen wird, kann es hohen Blutzucker senken.

Kokosöl bewirkt jedoch mehr, als nur den Blutzucker im Gleichgewicht zu halten. Es kann Schädigungen, die durch eine Insulinresistenz verursacht wurden, in der Tat rückgängig machen. Die diabetische Neuropathie [durch Diabetes verursachte Nervenschäden] ist ein Krankheitsbild, bei dem die Nerven im ganzen Körper degenerieren. Die Folgen äußern sich oft als Schmerzen oder Taubheit in den Füßen und Beinen. Weitere Symptome sind unter anderem Verdauungsprobleme, Muskelschwäche und -krämpfe, Verlust der Blasenkontrolle, Benommenheit, Beeinträchtigung des Sprechens, Veränderungen der Sehkraft und Verlust des Gefühls für Wärme oder Kälte. Etwa 50 Prozent der Menschen mit Diabetes entwickeln am Ende Nervenschädigungen.

Neuropathie geht oft mit einer mangelhaften Durchblutung einher, was die Heilung verzögert. Schlechte Blutzirkulation zu den Extremitäten ist eine häufige Ursache diabetischer Fußgeschwüre, die zu Gewebebrand (Gangrän) und Amputation führen können. Aufgrund der schlechten Durchblutung können relativ geringfügige Schnitte oder Verletzungen an den Füßen oder Beinen bei einem Diabetiker monatelang bestehen bleiben oder gangränös werden. Sofern die betroffenen Gliedmaßen taub sind, bleiben die Verletzungen und die damit einhergehende Infektion und der Verfall schmerzlos. Kokosöl kann diese Krankheiten rückgängig machen. Viele Diabetiker haben erlebt, wie fast tote Gliedmaßen wieder zum Leben erweckt wurden, nachdem sie begonnen hatten, Kokosöl ihrer Ernährung hinzuzufügen.

»Ich hatte eine kleinere Schramme an meinem rechten Unterschenkel, die monatelang nicht richtig heilte«, sagt Edward K. »Meine Frau meinte, es sei eine hässliche Wunde. Vor sechs Jahren fingen meine Füße an, taub zu werden, es begann mit dem großen Zeh, und mit den Jahren wurden die Füße zunehmend tauber. Ich fing schließlich an, drei bis vier Esslöffel Kokosöl täglich zu nehmen. Innerhalb von zehn Tagen war die Verletzung an meinem Bein ganz geheilt. Ich bin so glücklich, weil ich jetzt spüre, dass das Gefühl zurückkommt. Die Taubheit verschwindet.«

Bei Edward bestand die ernste Gefahr, dass seine Wunde sich infizierte und der Unterschenkel schließlich operiert oder amputiert werden müsste. In nur zehn Tagen verbesserte sich mit dem Kokosöl seine Durchblutung, sodass der Schnitt vollständig heilen konnte und wieder Leben in seine Beine und Gefühl in seine Füße gebracht wurde, die sechs Jahre taub gewesen waren. Edwards Geschichte ist nichts Außergewöhnliches. Viele Diabetiker erleben die gleiche Reaktion, wenn sie anfangen, regelmäßig Kokosöl zu verwenden.

Kokosöl verbessert die Durchblutung und macht Nervenschädigungen in den Extremitäten rückgängig. Man darf wohl annehmen, dass es das Gleiche im Gehirn bewirkt. Jeder Diabetiker und jeder, der eine Insulinresistenz hat, sollte regelmäßig Kokosöl verwenden.

Kokosöl zu einem Bestandteil Ihres Lebens machen

Nachdem Sie erfahren haben, wie viele nutzbringende Effekte Kokosöl hat, dürfte klar sein, dass dieses außergewöhnliche »Brainfood« eine zentrale Rolle im Kampf gegen Alzheimer und andere neurodegenerativen Krankheiten spielt. Es ist somit wichtig, zu verstehen, wie Sie Kokosöl zu einem festen Bestandteil Ihres täglichen Lebens machen können. Der einfachste Weg ist, Ihre Mahlzeiten damit zuzubereiten. Kokosöl ist sehr hitzestabil, sodass es sich ausgezeichnet für den Gebrauch in der Küche eignet. Sie können es zum Backen und Braten verwenden. Für Rezepte, die nach Margarine, Butter, Bratfett oder Pflanzenöl verlangen, verwenden Sie stattdessen Kokosöl. Nehmen Sie die gleiche Menge oder etwas mehr, um sicherzugehen, dass Sie die empfohlene Menge in Ihre Mahlzeiten bekommen.

Nicht alle Nahrungsmittel werden mit Öl zubereitet, aber Sie können das Öl dennoch in Ihr Essen integrieren. Sie können Kokosöl auch Lebensmitteln zufügen, die normalerweise nicht mit Öl zubereitet werden. Fügen Sie zum Beispiel einen Esslöffel Kokosöl heißen Getränken, warmem Haferbrei oder Müsli, Suppen, Saucen und Schmorgerichten hinzu und träufeln Sie es auf gekochtes Gemüse.

Auch wenn ich empfehle, dass Sie Ihr Kokosöl mit dem Essen zu sich nehmen, müssen Sie nicht Ihre Mahlzeiten damit zubereiten oder es den Lebensmitteln hinzufügen. Sie können es auch esslöffelweise wie ein Nahrungsergänzungsmittel einnehmen. Viele Menschen ziehen es vor, ihre tägliche Dosis Kokosöl auf diese Weise einzunehmen. Wenn Sie ein qualitativ hochweriges Kokosöl verwenden, schmeckt es gut. Vielen behagt jedoch der Gedanke nicht, einen Esslöffel Öl in den Mund zu nehmen, welches Öl auch immer. Bei manchen braucht es vielleicht etwas Zeit, um sich daran zu gewöhnen.

Es gibt im Handel im Grunde zwei Arten von Kokosöl. Eines ist das sogenannte »jungfräuliche« [kalt gepresste] Kokosöl; bei dem anderen handelt es sich um ein raffiniertes, gebleichtes und desodoriertes (RBD) Kokosöl [in Deutschland schlicht als Kokos- oder Plattenfett bekannt]. Kalt gepresstes Kokosöl wird aus minimal verarbeiteten frischen Kokosnüssen hergestellt. Das Öl kommt im Grunde direkt aus der Kokosnuss. Da es nur wenig verarbeitet worden ist, behält es den delikaten Geschmack und das Aroma der Kokosnuss. Es ist köstlich.

RBD-Kokosöl wird aus Kopra (dem luftgetrockneten Fleisch der Kokosnuss) hergestellt und ist intensiver verarbeitet worden. Bei der Verarbeitung gehen der ganze Geschmack und das Aroma verloren. Für diejenigen, die keinen Kokosgeschmack in ihrem Essen mögen, ist dies eine gute Option. RBD-Kokosöl wird mit mechanischen Mitteln und bei hohen Temperaturen erzeugt. Chemische Stoffe werden im Allgemeinen nicht verwendet. Im Geschäft können Sie den Unterschied zwischen einem kalt gepressten Kokosöl und RBD-Kokosfett schon am Etikett erkennen. Alle kalt gepressten Kokosöle werden als »kalt gepresst« oder »virgin« ausgewiesen. Bei RBD-Kokosöl fehlt diese Angabe. [...]

Viele Menschen bevorzugen das kalt gepresste Kokosöl, weil es weniger verarbeitet worden ist und weil es mehr Nährstoffe und den Geschmack behält, den die Natur ihm gegeben hat. Deshalb behält es sein Kokosnussaroma. Da die Herstellung von kalt gepresstem Kokosöl aufwendiger ist, ist es teurer als das RBD-Kokosfett.

Die meisten RBD-Marken sind im Allgemeinen geschmacks- und geruchsneutral und unterscheiden sich wenig voneinander. Bei der Qualität der verschiedenen kalt gepressten Kokosölmarken kann es jedoch große Unterschiede geben. Es gibt viele verschiedene Verarbeitungsmethoden, die für die Herstellung von kalt gepresstem Kokosöl verwendet werden. Einige sind besser als andere. Zusätzlich hat die Sorgfalt, die bei der Verarbeitung aufgewendet wird, auch Einfluss auf die Qualität. Einige Unternehmen stellen ein qualitativ exzellentes Kokosöl her, das so gut schmeckt, dass man es problemlos mit dem Löffel essen kann. Andere Marken haben hingegen einen strengen Geschmack und sind pur möglicherweise kaum genießbar. Der Unterschied ist rein äußerlich an der Flasche im Allgemeinen nicht zu erkennen. Man muss es probieren. Wenn das Öl einen leichten Kokosnussgeschmack mit einem leichten Kokosnussduft hat und Ihnen gut schmeckt, dann ist das die Marke, die Sie nehmen sollten. Sofern der Geschmack für Sie zu stark ist oder das Öl rauchig riecht, sollten Sie vielleicht eine andere Marke versuchen.

Kokosöl ist im Naturkosthandel, in vielen Supermärkten oder auch im Internet erhältlich. Es gibt viele verschiedene Marken, aus denen Sie auswählen können. Die teureren Marken bieten im Allgemeinen die beste Qualität. Die billigeren Marken kalt gepresster Öle sind fast immer von minderwertiger Qualität. Alle Marken haben jedoch im Grunde die gleichen kulinarischen und therapeutischen Effekte und sind hilfreich.

Wenn Sie Kokosöl im Geschäft kaufen, sieht es möglicherweise wie Bratfett aus, fest und schneeweiß. Wenn Sie es mit nach Hause nehmen und in Ihr Küchenregal stellen, verwandelt es sich [bei entsprechenden Temperaturen] nach wenigen Tagen in eine farblose Flüssigkeit. Keine Sorge. Das ist natürlich. Eines der besonderen Merkmale von Kokosöl ist sein hoher Schmelzpunkt. Bei Temperaturen über 24 °C ist das Öl flüssig wie jedes andere Pflanzenöl. Bei niedrigeren Temperaturen wird es fest. Es ist ähnlich wie bei Butter.

Wird ein Stück Butter im Kühlschrank gelagert, ist es fest, aber lässt man es an einem heißen Tag auf der Anrichte stehen, dann schmilzt es und verläuft. Eine Flasche Kokosöl kann flüssig oder fest sein, abhängig von der Temperatur, bei der sie gelagert wird. Sie können das Öl sowohl in der einen wie in der anderen Form verwenden.

Kokosöl ist sehr stabil und muss deshalb nicht im Kühlschrank gelagert werden. Sie können es im Regal aufbewahren. Die Haltbarkeit eines qualitativ guten Kokosöls beträgt ein bis drei Jahre. Sie werden es hoffentlich lange vorher aufgebraucht haben.

MCT-Öl

Die gesundheitlich nutzbringenden Effekte des Kokosöls kommen von den mittelkettigen Triglyzeriden. Wenn MCTs so gut sind, könnte man meinen, dass eine bessere Quelle als Kokosöl vielleicht noch nützlicher ist. Kokosöl ist die reichhaltigste »natürliche« MCT-Quelle, aber es gibt noch eine andere Quelle, die mehr enthält: MCT-Öl.

Kokosöl besteht zu 63 Prozent aus mittelkettigen Triglyzeriden, MCT-Öl hingegen zu 100 Prozent. MCT-Öl, das manchmal als fraktioniertes Kokosöl bezeichnet wird, wird aus Kokosöl hergestellt. Die zehn Fettsäuren, aus denen das Kokosöl besteht, werden herausgetrennt, zwei der mittelkettigen Fettsäuren (Caprin- und Caprylsäure) werden neu miteinander verbunden und stellen das MCT-Öl dar.

Der Vorteil von MCT-Öl ist, dass es mehr mittelkettige Triglyzeride pro Mengeneinheit liefert als Kokosöl. Es ist geschmacksneutral, bei Zimmertemperatur flüssig und kann zum Kochen oder als Salatdressing verwendet werden. Der Nachteil von MCT-Öl ist, dass es eher als Kokosöl zu Erbrechen oder Durchfall führt. Das heißt, eine begrenzte Menge kann verwendet werden, ohne dass man diese Nebenwirkung erlebt. Es enthält darüber hinaus auch keine Laurinsäure – die Wichtigste der mittelkettigen Fettsäuren.

Im Gegensatz dazu besteht Kokosöl etwa zu 50 Prozent aus Laurinsäure. Laurinsäure besitzt die stärksten antimikrobiellen Eigenschaften. In Kombination mit den anderen Fettsäuren im Öl wird ihr antimikrobielles Potenzial noch verstärkt. Folglich hat Kokosöl ein weitaus größeres Potenzial Keime zu bekämpfen als MCT-Öl.

Die mittelkettigen Fettsäuren in MCT-Öl werden schnell in Ketone umgewandelt. Der Ketonspiegel im Blut erreicht anderthalb Stunden nach dem Verzehr des Öls seinen Höhepunkt und ist nach drei Stunden verschwunden. Die Umwandlung der Laurinsäure in Ketone erfolgt langsamer. Der Ketonspiegel im Blut erreicht drei Stunden nach dem Verzehr des Kokosöls seinen Höhepunkt, bleibt aber etwa acht Stunden erhalten. Mit MCT-Öl mag eine höhere und schnellere Ketose zu erreichen sein, sie verliert sich jedoch wesentlich schneller wieder. Dies ist wichtig, weil ein Gehirn, das an Neurodegeneration leidet, eine konstante Versorgung mit Ketonen braucht. Ohne sie kämpfen die Gehirnzellen und sterben.

MCT-Öl müsste etwa alle zwei Stunden Tag und Nacht verabreicht werden, um den Ketonspiegel im Blut aufrechtzuerhalten. Während des Schlafes bleibt die Gehirnfunktion voll aktiv und verbraucht ebenso Energie wie im Wachzustand. Der Patient müsste in der Nacht ständig geweckt werden, um seine Dosis MCT-Öl zu bekommen. Solche Mengen an MCT-Öl sind überdies unrealistisch, wegen der unliebsamen Verdauungsstörungen, die sie verursachen würden.

Kokosöl muss nur drei- oder viermal am Tag genommen werden und kann während der ganzen Nacht vorhalten. Wenn zur Behandlung von Alzheimer von Kokosöl zu MCT-Öl gewechselt wurde, kam es bei manchen Patienten zu einem Rückgang der Fortschritte.

Daraus kann geschlossen werden, dass MCT-Öl kein geeigneter Ersatz für Kokosöl in der Behandlung der Neurodegeneration darstellt. Es kann jedoch dem Kokosöl hinzugefügt werden, was möglicherweise zu einem schnelleren Anstieg der Ketose führt, aber das ist wirklich nicht erforderlich. Kokosöl hält, was die Wirkung angeht, länger vor, es hat weniger Nebenwirkungen und ist wirksamer bei der Behandlung chronischer Infektionen.

16

Fehlernährung und Neurodegeneration

Zucker und Stärke – keine versüßten Erinnerungen

Einer der wesentlichen Vorteile eines verringerten Zuckerkonsums ist ein besseres Gedächtnis. Übermäßiger Zuckerkonsum kann verhindern, dass Sie sich daran erinnern, welcher Tag ist, wo Sie leben oder wie Ihr Ehemann oder Ihre Ehefrau heißt. Es gibt überzeugende Belege, die darauf schließen lassen, dass ein übermäßiger Konsum von zuckerhaltigen Nahrungsmitteln und Getränken zu Alzheimer führen kann. Lesen Sie es noch einmal: Es ist möglich, dass Zucker Alzheimer verursacht.

Zucker ist ein wichtiger Bestandteil der modernen Ernährung geworden. Untersuchungen zeigen, dass ein übermäßiger Konsum süßer Nahrungsmittel, insbesondere von zuckergesüßten Getränken, eine wichtige Rolle bei der epidemischen Ausbreitung von Fettleibigkeit und Diabetes spielt.[1] Es gibt einen deutlichen Zusammenhang zwischen Diabetes und einem erhöhten Alzheimerrisiko. Es gibt inzwischen Belege, die einen Zusammenhang zwischen hohem Zuckerkonsum und dem Rückgang geistiger Fähigkeiten, Lernschwierigkeiten und Gedächtnisverlust aufzeigen.[2]

Forscher der University of Alabama in Birmingham haben gezeigt, dass Mäuse, die mit einer zuckerreichen Nahrung gefüttert wurden, die gleichen Amyloidablagerungen und Gedächtnisdefizite entwickeln, die typisch für die Alzheimerkrankheit sind. Eine Gruppe von Mäusen bekam 25 Wochen lang übliches Mäusefutter und Wasser. Die andere Gruppe bekam das gleiche Futter, aber Zuckerwasser zu trinken. Die mit Zucker gefütterten Mäuse nahmen im Laufe der Studie etwa 17 Prozent an Gewicht zu. Bei ihnen war die Wahrscheinlichkeit einer Insulinresistenz größer, einem Kennzeichen von Diabetes. Diese Mäuse schnitten auch bei Tests schlechter ab, mit denen die Lern- und Gedächtnisleistung gemessen werden sollte. Das Gehirn der mit Zucker gefütterten Mäuse wies erheblich mehr Plaqueablagerungen auf, ein allgemeines Merkmal der Alzheimerkrankheit.[3]

Die Menge Zuckerwasser, die von den Mäusen konsumiert wurde, entsprach bei einem Menschen dem Konsum von täglich fünf 0,3-l-Dosen Limonade. Fünf Dosen Limonade enthalten etwa 210 Gramm Zucker. Die meisten Menschen trinken zwar nicht jeden Tag fünf Dosen Limonade, sie bekommen jedoch auch noch Zucker aus anderen Quellen – aus Fruchtsäften, Süßigkeiten, Donuts, Pfannkuchen, Kaffee, Gebäck, Eiscreme und selbst aus alltäglichen Nahrungsmitteln wie Spaghetti, Ketchup, Barbequesauce, Brot und Obst – mit denen die 210 Gramm leicht überschritten werden können. Es ist in etwa die Menge, die jeder Mann, jede Frau und jedes Kind [in den USA] täglich konsumiert. Ein Kleinkind oder ein Kind verzehrt natürlich weniger, und manche Leute essen fast überhaupt keinen Zucker. Das heißt, dass die Erwachsenen, die Zucker essen, gut und gerne mehr als 210 Gramm täglich konsumieren.

Interessant ist, dass die Gedächtnisdefizite und Plaqueablagerungen bei den mit Zucker gefütterten Mäusen erst nach 25 Wochen auftraten. Was passiert in unserem Gehirn nach einer jahrelangen zuckerreichen Ernährung?

Wie in Kapitel 4 beschrieben, fördert ein hoher Blutzuckerspiegel die Bildung von AGEs (Advanced Glycation Endproducts), die das Gehirn zerstören. Zucker im Blut neigt dazu, sich an Proteine und Fette zu »kleben«, sie zu glykieren, was zu einer dauerhaften Gewebeschädigung führt und zerstörerische freie Radikale erzeugt. Die Anhäufung von AGEs im Körper korreliert mit dem Alterungsprozess. Je mehr Sie anhäufen, desto schneller altern Sie und altert Ihr Gehirn. Die Anhäufung von AGEs wird mit neurodegenerativen Krankheiten in Verbindung gebracht. Genau wie eine übermäßige Oxidation ist dies eines der Merkmale der Neurodegeneration. AGEs entstehen im Körper, wann immer Zucker oder Stärke konsumiert wird, unabhängig von der Menge. Aber je mehr Zucker und Stärke konsumiert werden, desto mehr AGEs werden gebildet. Der übermäßige Konsum von Zucker führt zu einem chronisch hohen Blutzuckerspiegel, der mit einer Insulinresistenz einhergeht. Man muss kein Diabetiker sein, um eine Insulinresistenz zu haben. Jeder, der einen Nüchternblutzuckerwert von mehr als 90 mg/dl (5,0 mmol/l) hat, ist in gewissem Maße insulinresistent. Dazu gehören die meisten Menschen, die sich nach typisch westlicher Art mit viel Zucker und raffiniertem Mehl ernähren.

Manche der geschädigten glykierten Proteine und Fette können ein Leben lang kleben bleiben und zu schlaffer Haut, Katarakten (grauem Star) und verkalkten Blutgefäßen beitragen. Wir sind gegenüber den AGEs jedoch nicht völlig wehrlos; die weißen Blutkörperchen unseres Immunsystems können einen Teil dieser kleinen Übeltäter beseitigen. Sie tun dies, indem sie sie in einem Prozess, den Biologen als Phagozytose bezeichnen, auffressen. Die AGEs werden von den weißen Blutkörperchen eingeschlossen, aufgespalten oder verdaut und schadlos gemacht. Der gleiche Prozess findet bei eindringenden Bakterien statt.

Die Fähigkeiten der weißen Blutkörperchen, giftige Partikel und Bakterien zu fressen, wird jedoch stark durch den Zuckerkonsum beeinflusst. Zucker unterdrückt die Fähigkeit der weißen Blutkörperchen, schädliche Substanzen zu phagozytieren. Studien haben gezeigt, dass die Phagozytose nach einer einzigen Zuckerdosis um fast 50 Prozent sinkt und mindestens fünf Stunden lang unterdrückt bleibt.[4] Wenn Sie eine zuckerhaltige Mahlzeit zu sich nehmen, wird Ihr Immunsystem gravierend unterdrückt und bleibt mindestens bis zu Ihrer nächsten Mahlzeit so. Wenn Sie also morgens ein zuckerhaltiges Müsli oder Cornflakes zu sich nehmen, eine zuckerhaltige Limonade zum Mittagessen trinken und Ihr Abendessen mit einer Portion Eiscreme beenden, wird Ihr Immunsystem den ganzen Tag über gravierend unterdrückt sein. Das heißt, dass Sie weniger gut in der Lage sind, AGEs zu beseitigen und dass Sie anfälliger für Infektionen und Entzündungen sind. Dies alles kann negative Auswirkungen auf das Gehirn haben.

Da Zucker die Immunfunktion unterdrückt, erhöht er das Risiko für jede Art von Infektion, einschließlich oraler Infektionen, die sich bis zum Gehirn ausbreiten können. Er reduziert die Fähigkeit des Körpers, Umweltgifte zu neutralisieren und zu entsorgen und erhöht das Krebsrisiko. Krebszellen ernähren sich von Zucker. Je mehr Zucker man ihnen gibt, desto besser wachsen sie.[5]

Zucker gibt es in einer Vielzahl von Formen. Saccharose, allgemein als weißer Haushalts- oder Kristallzucker bekannt, ist die häufigste Sorte. Andere Sorten sind unter anderem brauner Zucker, Honig, Maissirup, Ahornsirup, Sucanat [Vollrohrzucker] (unraffinierter, gehärteter Saft des Zuckerrohrs), Melasse, Palmzucker, Fruchtsaftkonzentrat, Gerstenmalz, Agavennektar und brauner Reissirup.

Zusätzlich zu diesen Zuckersorten werden Sie auf den Zutatenlisten möglicherweise noch andere finden, etwa Dextrin, Dextrose, Fruktose, Fruktose-Glukose-Sirup, Glukose und Maltodextrin. Sogenannte »natürliche« Zucker wie Fruchtsaftkonzentrat oder Agavennektar sind nicht besser als raffinierte Saccharose. Die Auswirkungen sind die gleichen. Ob Sie Haushaltszucker, Honig oder Melasse essen, macht wenig Unterschied. Zucker, auch wenn er anders genannt wird, ist immer noch Zucker.

Stärke ist auch ein Zucker

Raffinierter Zucker ist nicht das einzige Problem. Stärke kann fast genauso schlecht sein. Bei Stärke handelt es sich um die Kohlenhydrate, die in Körnern, Knollen, Bohnen und anderen stärkehaltigen Gemüsesorten zu finden sind. Stärke ist Zucker. Sie besteht aus reiner Glukose. Der einzige Unterschied ist, dass die Glukosemoleküle in der Stärke alle in einer langen Kette miteinander verbunden sind. Aber sobald wir sie essen, werden die Verbindungen von den Verdauungsenzymen in einzelne Zuckermoleküle aufgespalten.

Wie jede andere Zuckerquelle bewirkt Stärke, dass der Blutzuckerwert schnell steigt, die Bildung von AGEs erhöht und die Immunfunktion unterdrückt. Sie hat alle schädlichen Effekte, die mit Zucker verbunden werden. Eine Scheibe Weißbrot zu essen, entspricht im Wesentlichen dem Verzehr von drei Teelöffeln Zucker. Das Weißbrot verwandelt sich bereits in unserem Mund in Zucker, sobald wir mit dem Kauen beginnen. Der Speichel enthält Verdauungsenzyme, die sofort beginnen, die Stärke in Zucker umzuwandeln.

Wer nicht viele Süßigkeiten isst oder wenig Zucker verwendet, glaubt vielleicht, er sei vor den schädlichen Auswirkungen des Zuckers gefeit. Aber wer Weißbrot, weißen Reis, weiße Kartoffeln und Produkte isst, die aus Weißmehl hergestellt sind, bekommt genauso viel Zucker wie jeder andere und vielleicht sogar mehr. Weißbrot kann eine Insulinresistenz und Diabetes hervorrufen, die Widerstandskraft gegen Krebs reduzieren und die Bühne für eine Alzheimerkrankheit bereiten.

Weißmehl wird durch »Verfeinerung« aus Weizenvollkornmehl hergestellt. Bei diesem Prozess werden viele Nährstoffe zusammen mit den meisten Ballaststoffen beseitigt. Die Hersteller [in den USA] fügen nachträglich wieder ein paar Nährstoffe, aber keine Ballaststoffe hinzu. Ballaststoffe spielen bei der Verdauung der Stärke jedoch eine wichtige Rolle, indem sie die Freisetzung von Glukose in die Blutbahn verlangsamen. Dies ist sehr wichtig, weil dadurch die Zuckeraufnahme verlangsamt wird und besser zu bewältigen ist.

Stärke als solche ist nicht unbedingt etwas Schlechtes. Schließlich wird die Glukose der Stärke als Brennstoff für unsere Zellen genutzt. Das Problem ist der übermäßige Konsum von Stärke oder der unverhältnismäßig hohe Stärkeanteil in der Ernährung im Vergleich zu Fett, Eiweiß und Ballaststoffen. Mit einer moderaten Menge an Stärke und sogar Zucker kann der Körper fertig werden, solange auch ausreichend Fett, Eiweiß und Ballaststoffe verzehrt werden.

Eine [für die USA] typische Ernährung mit 2.000 Kilokalorien täglich umfasst im Durchschnitt etwa 300 Gramm Kohlenhydrate. Davon stammen 200 Gramm aus Zuckerzusätzen, 15 Gramm aus Ballaststoffen und die restlichen 85 Gramm überwiegend aus Stärke. Diese 285 Gramm Zucker und Stärke entsprechen 1.140 Kilokalorien – das sind fast 60 Prozent der gesamten Tagesmenge! [Nach Angaben der Deutschen Gesellschaft für Ernährung tragen Kohlenhydrate bei Frauen im Mittel 41 bis 48 Prozent und bei Männern 37 bis 46 Prozent zur Kalorienzufuhr bei. Zwischen 19 und 24 Prozent der Kalorien stammen aus Stärke, 16 bis 22 Prozent aus verschiedenen Zuckerarten. Bei 45 Prozent Kohlenhydratkalorien und einer Kalorienzufuhr von 2.000 Kilokalorien entspricht dies 225 Gramm Kohlenhydraten täglich.] Es ist kein Wunder, dass Diabetes, Alzheimer und andere degenerativen Krankheiten zunehmen.

Künstliche Süßstoffe

Wenn richtiger Zucker noch nicht schlimm genug war, können wir jetzt auch noch künstlichen Zucker – Aspartam, Saccharin und Ähnliches – »genießen«. Die menschengemachten Produkte sind so süß wie Zucker, haben aber weniger Kalorien. Genau wie Zucker wirken auch diese kristallinen Pulver suchterzeugend, aber sie sind noch schädlicher für die Gesundheit. Ja, sie enthalten weniger Kalorien als Zucker, aber wie jedes Medikament haben sie unerwünschte Nebenwirkungen, die von Kopfschmerzen bis zum Tod reichen.

Künstliche Süßstoffe sehen wie Zucker aus, schmecken wie Zucker und können genau wie Zucker zum Süßen von Speisen verwendet werden, jedoch ohne die Kalorien oder Kohlenhydrate des Zuckers. Für jemanden, der versucht, den Konsum von Kohlenhydraten zu reduzieren, klingen künstliche Süßstoffe wie eine ideale Lösung. Künstliche Süßstoffe haben jedoch eine Schattenseite, die wesentlich problematischer als bei Zucker ist.

Zucker, selbst wenn er raffiniert ist, ist immer noch ein Produkt, das der Körper erkennt und verarbeiten kann, auch wenn die Verarbeitung für ihn sehr viel Stress bedeutet und ihm Nährstoffe entzieht. Künstliche Süßstoffe sind demgegenüber neue Fremdstoffe, denen der Körper vorher noch nicht begegnet ist und für die er nicht programmiert ist, um sicher oder effizient damit umzugehen. Dadurch entstehen Probleme.

Auch wenn die Ausgangsstoffe für die Synthese künstlicher Süßstoffe möglicherweise aus »natürlichen« Quellen stammen, so werden sie doch in einer Weise miteinander kombiniert, bei der einzigartige chemische Stoffe entstehen, die schädlich sind und alle möglichen Probleme verursachen.

Einer der am häufigsten verwendeten Süßstoffe ist Aspartam. [...] Weitere künstliche Süßstoffe sind unter anderem Saccharin, Cyclamat, Acefulfam-K und Sucralose.

Nährstoffmangel und Neurodegeneration

Das Gehirn braucht, genau wie der restliche Körper, eine gute Ernährung, um sich ordnungsgemäß zu entwickeln und zu funktionieren. Ein Mangel bei nur einem Nährstoff kann ernste Konsequenzen haben.

Von Folat, einem der B-Vitamine, ist seit Langem bekannt, dass es wichtig für die Entwicklung des fetalen Gehirns und Rückenmarks ist. Babys, die von Müttern mit Folatmangel geboren werden, weisen oft eine Fehlbildung des Rückenmarks auf, die sogenannte Spina bifida. Folat ist auch für das Gehirn und die Nervenfunktion von Erwachsenen wichtig, und ein Mangel an diesem Vitamin wird mit neurodegenerativen Krankheiten in Verbindung gebracht. Bei einer Studie mit 575 Personen im Alter von über 50 Jahren stellten Wissenschaftler Folgendes fest: Wer mindestens 400 Mikrogramm Folat täglich bekam, die empfohlene Tagesdosis für dieses Vitamin, hatte im Vergleich zu jenen, die weniger zuführten, ein um 55 Prozent geringeres Alzheimerrisiko.[6]

Ein Charakteristikum der Alzheimerkrankheit ist der Verlust von Gehirnmasse, indem das Gehirn schrumpft. Unser Gehirn verkleinert sich normalerweise ein wenig mit dem Alter, bei Alzheimer schrumpft es jedoch schneller. Mängel an Folat und anderen B-Vitaminen wie Vitamin B_6 und B_{12} scheinen das Altern und Schrumpfen des Gehirns zu beschleunigen. Forscher der University of Oxford stellten fest, dass hohe Dosen dieser Vitamine bei älteren Menschen mit kognitiven Beeinträchtigungen (aber ohne Alzheimerdiagnose) das Schrumpfen des Gehirns um fast die Hälfte verminderte, wodurch das Einsetzen einer Demenz hinausgezögert oder ganz verhindert werden konnte.

Die Einnahme von Folat und anderen B-Vitaminen kann Alzheimer nicht heilen, aber ein Mangel scheint die Anfälligkeit für diese Krankheit erheblich zu erhöhen. Ausreichend Folat zu bekommen, ist wichtig, um dieses Risiko zu reduzieren. Gute Nahrungsquellen für Folat sind Spinat, Senfkohl, Brokkoli, Hähnchen sowie Fisch. Eine Ernährung mit viel Gemüse und frischem Fleisch liefert das erforderliche Folat.

Der Mineralstoff Magnesium wirkt als Cofaktor bei über 300 enzymatischen Reaktionen im Energiestoffwechsel und bei der Eiweiß- und DNA-Synthese mit. Ein Magnesiummangel kann zu Muskelschwäche, Zittern, Krampfanfällen sowie Herz- und Kreislaufstörungen führen. Es gibt Belege, die darauf hinweisen, dass er auch das Risiko für Alzheimer erhöhen kann. Die meisten von uns nehmen zu wenig Magnesium zu sich [in Deutschland etwa ein Viertel der Bevölkerung, gemessen an den Empfehlungen]. Um das Ganze noch zu verschlimmern, wird das bisschen Magnesium, das wir zu uns nehmen, von einigen gängigen Nahrungsmitteln unserem Körper auch noch entzogen. Der Magnesiumspiegel im Blut wird durch übermäßigen Konsum von Alkohol, Koffein und Phosphorsäure (in Limonaden) gesenkt. Gute Nahrungsquellen sind Spinat, Rucola, Rüben, Spargel, Sesamsamen, Sonnenblumenkerne und Garnelen.

Es gibt Dutzende von Spurenelementen, die die Gesundheit des Gehirns unterstützen. Der Mineralstoff Lithium ist seit Langem als wirksames Mittel zur Behandlung von bipolaren Störungen (früher als manische Depression bezeichnet) bekannt. Lithium stimuliert die Freisetzung von Proteinen, die Gehirnzellen vor Schädigungen schützen, es verbessert ihr Überleben und fördert das Wachstum und die Reparatur von Nervenzellen. Nach einer vierwöchigen Lithiumergänzung zeigten dreidimensionale Magnetresonanzaufnahmen zum Beispiel, dass sich bei Patienten mit einer bipolaren Störung das Volumen der grauen Substanz im Gehirn erhöht hatte.[8] Tierversuche zeigen, dass Lithium die nach einem Schlaganfall geschädigten Hirnareale um 56 Prozent reduzieren kann. Da es die Regeneration von Gehirnzellen fördert, kann Lithium im Gehirn als Anti-Aging-Nährstoff fungieren.

Es ist auch nachgewiesen worden, dass Lithium die zerstörerischen Effekte von Nervengiften wie Natriumglutamat, Koffein und krampflösenden Medikamenten blockiert.[9] Bestimmte toxische Metalle wie Aluminium werden von Lithium gebunden und aus dem Körper entfernt.[10] Nahrungsquellen für Lithium sind unter anderem Eier, Milchprodukte, Vollkornprodukte und Gemüse.

Ein weiteres wichtiges Spurenelement ist Zink. Ein Viertel der älteren Frauen nimmt weniger als die Hälfte der empfohlenen Tagesdosis an Zink zu sich. Eine Studie in England zeigte, dass Personen mit seniler Demenz wesentlich niedrigere Zinkspiegel aufweisen als nicht demente.[11] Gute Quellen für Zink sind Meeresfrüchte, Fisch, Fleisch, Milch, Vollkornweizen und grünes Blattgemüse.

Die höchsten Vitamin-C-Konzentrationen im Körper sind im Gehirn und in neuroendokrinen Geweben [Gewebe, die Hormone abgeben und mit dem Nervensystem in Verbindung stehen] wie den Nebennieren zu finden.[12] Vitamin C wirkt als schützendes Antioxidans, ist als Cofaktor an verschiedenen Enzymreaktionen beteiligt und moduliert im Nervensystem die Wirkung verschiedener Neurotransmitter, einschließlich Glutamat, Dopamin und Cholin. Vitamin C wird durch übermäßigen oxidativen Stress, Verletzungen und Infektionen erschöpft – ein wichtiges Thema, wenn es um Neurodegeneration geht. Nahrungsquellen sind unter anderem dunkelgrüne Blattgemüse, Brokkoli, Blumenkohl, Paprika, Tomaten, Zitrusfrüchte, Mangos und Papayas.

Eine Gruppe von Wissenschaftlern untersuchte den Zusammenhang zwischen dem Ernährungsstatus und der kognitiven Funktionsfähigkeit bei 260 gesunden, allein lebenden Männern und Frauen von über 60 Jahren.[13] Die Forscher bewerteten die Nährstoffzufuhr anhand von Ernährungsprotokollen und den Ernährungsstatus mittels biochemischer Tests. Die Studienteilnehmer hatten zwei Tests zur Bewertung ihrer kognitiven Funktionsfähigkeit zu durchlaufen. Ein Test bezog sich auf das Kurzzeitgedächtnis, der andere auf ihre Problemlösungsfähigkeiten. Teilnehmer mit niedrigen Vitamin-C- oder Vitamin-B_{12}-Konzentrationen im Blut schnitten bei beiden Tests schlechter als die besser ernährten Teilnehmer ab. Bei niedrigen Vitamin-B_2- oder Folsäurespiegeln im Blut fielen die Problemlösungstests schlechter aus. Die Forscher schlussfolgerten, dass eine subklinische [ohne Anzeichen von Mangelsymptomen] Fehlernährung beim Rückgang kognitiver Fähigkeiten mancher älteren Menschen eine Rolle spielen kann.

Eine Beeinträchtigung des Erinnerungsvermögens aufgrund eines Vitamin-B_{12}-Mangels kann den im Blut zutage tretenden Mangelsymptomen um Jahre vorausgehen. Belege, dass ein B_{12}-Mangel für manche kognitiven Defizite älterer Menschen verantwortlich ist, kommen von einer Studie, die bei mehr als zwei Dritteln der Patienten mit perniziöser Anämie [durch Vitamin-B_{12}-Mangel ausgelöste Form der Blutarmut] ein abnormales Kurzzeitgedächtnis feststellte.[14] Durch eine Behandlung mit Vitamin B_{12} wurde das Gedächtnis bei drei Vierteln der Patienten innerhalb eines Monats wieder hergestellt. Gute Quellen für Vitamin B_{12} sind unter anderem Fleisch, Fisch, Geflügel, Milchprodukte und Eier. Gemüse, Obst und Körner liefern dieses wichtige Vitamin nicht. Folglich ist ein Vitamin-B_{12}-Mangel bei strengen Vegetariern ein ernstes Problem.

Zu den klassischen Merkmalen der Alzheimerkrankheit gehören überschießender oxidativer Stress und die Zerstörung durch freie Radikale. Aufgrund seines hohen Gehalts an mehrfach ungesättigten Fettsäuren ist das Gehirn besonders empfindlich gegenüber Lipidperoxidationen.[15] Chronischer oxidativer Stress führt zu einer Verarmung an schützenden Antioxidantien. Der einzige Weg, den Antioxidantienspiegel im Gehirn zu erhöhen, ist, Nahrungsmittel zu essen, die reich an antioxidativen Nährstoffen sind. Zu den wichtigen Antioxidantien, die wir aus der Nahrung beziehen, gehören unter anderem die Vitamine A, C, D, E und K sowie die Mineralstoffe Zink und Selen, Alpha-Liponsäure, Coenzym Q10 und Flavonoide wie Beta-Karotin, Alpha-Karotin, Lutein und Lycopin. Bei Alzheimerpatienten ist der Spiegel vieler dieser Antioxidantien im Blut niedriger als bei gesunden Individuen, was auf eine unzulängliche Ernährung hinsichtlich dieser wichtigen antioxidativen Nährstoffe hinweist.[16-17]

Studien ergaben, dass Menschen, die regelmäßig Obst und Gemüse essen, im Vergleich zu solchen, die wenig essen, ein geringeres Risiko tragen, einen altersbedingten Rückgang ihrer geistigen Fähigkeiten und neurodegenerative Erkrankungen zu erleiden.[18,19]

Der Verzehr von Gemüse scheint den Alterungsprozess zu verzögern. Am Rush Institute for Healthy Aging haben Forscher die Essgewohnheiten und die kognitiven Funktionen von fast 2.000 über 65-Jährigen analysiert. Bei denjenigen, die das meiste Gemüse aßen, war der altersbedingte geistige Rückgang um etwa 40 Prozent verlangsamt. Der größte Nutzen zeigte sich bei Personen, die jeden Tag drei oder mehr Gemüseportionen aßen. Der Verzehr von Obst schien interessanterweise nicht vor dem Rückgang der geistigen Fähigkeiten zu schützen. Der langsamere geistige Rückgang, so die Forscher, »entsprach etwa einem um fünf Jahre jüngeren Alter«. Grünes Blattgemüse, das reich an Antioxidantien und Folat ist, schützte am meisten.[20]

Blutuntersuchungen der Antioxidantienspiegel zeigten, dass Personen jeden Alters mit hohen Beta-Karotin-, Lycopin- und Vitamin-E-Spiegeln bei kognitiven Tests besser abschneiden als jene mit niedrigen Werten.[21] Hohe Antioxidantienspiegel im Blut gingen mit einem hohen täglichen Gemüse- und Obstverzehr einher.

Multivitamin- und Mineralstoffergänzungen mögen helfen, einen Teil der fehlenden Nährstoffe in der Ernährung zu ersetzen, sie bieten jedoch keine echte Lösung. Studien haben wiederholt gezeigt, dass Nahrungsergänzungsmittel nicht den gleichen Schutz erzielen wie der Verzehr »richtiger«, intakter Lebensmittel.[22] Weitgehend unverarbeitete Lebensmittel haben offenbar Vorteile, die über ihren Gehalt an Vitaminen und Mineralstoffen hinausgehen.

Beachten Sie bitte, dass Pizza, Donuts, Weißbrot, Limonade und andere verpackte, verarbeitete Nahrungsmittel nicht als gute Quellen für die gesundheitlich besonders relevanten Vitamine und Mineralstoffe genannt wurden. Eine gute Ernährung ist nur mit frischen, intakten Lebensmitteln möglich.

17

»Brainbooster« – Gehirnstimulanzien

Gemüse essen

Fast jeder kennt diesen Satz von seiner Mutter: »Iss dein Gemüse!« Sie wusste, dass Gemüse wichtig für eine gute Gesundheit ist. Fast instinktiv. Die Wissenschaft hat das bestätigt. Eine Studie nach der anderen zeigt, dass eine gemüse- und obstreiche Ernährung Krankheiten abwehrt und eine gute Gesundheit fördert. Beachten Sie bitte, dass Gemüse hier vor dem Obst genannt wird, weil es für Ihre Gesundheit weitaus wichtiger ist. Reichlich Gemüse und Obst zu essen kann helfen, vor Herzkrankheiten und Schlaganfällen zu schützen, den Blutdruck zu kontrollieren, bestimmten Arten von Krebs vorzubeugen, schmerzhafte Verdauungsbeschwerden zu vermeiden, vor Katarakt (grauem Star) und einer Makuladegeneration zu bewahren und das Gehirn vor Demenz zu schützen.

Eigentlich könnte man meinen, dass Gemüse- und Obstsäfte genauso gut wie unverarbeitetes Gemüse und Obst seien. Fruchtsäfte haben jedoch einen sehr hohen Zuckergehalt und keine Ballaststoffe, die normalerweise die Zuckeraufnahme verlangsamen würden. Der Zuckergehalt von reinem Fruchtsaft ist genauso hoch wie bei Cola – etwa zehn Teelöffel pro 0,3 Liter Fruchtsaft. [Reiner Fruchtsaft enthält in Deutschland rund zehn Prozent Zucker – etwa 30 Gramm pro 0,3 Liter, das entspricht sechs Teelöffeln oder zehn Stück Würfelzucker.] Der Saft mag zwar auch einige Vitamine und Mineralstoffe enthalten, in Wirklichkeit ist er jedoch kaum mehr als Zuckerwasser mit Fruchtgeschmack.

Eine Insulinresistenz ist einer der wesentlichen Risikofaktoren für Alzheimer. Studien haben gezeigt, dass das Risiko, eine Insulinresistenz und folglich Diabetes zu entwickeln, durch nur eine zusätzliche Portion vitaminreicher grüner Blattgemüse oder drei zusätzliche Obstportionen täglich erheblich gesenkt werden kann. Eine Extraportion von einer halben Tasse Gemüse senkt das Risiko um fast zehn Prozent. [Das in den USA übliche Maß der Tasse entspricht der Lebensmittelmenge, die in einen großen Kaffeebecher (240 ml) passt.] Mit zusätzlichen 1,5 Tassen Obst wird das Risiko etwa im gleichen Maße gesenkt. Interessant ist, dass das Risiko nur mit unverarbeitetem Obst sinkt. Fruchtsäfte erhöhen das Risiko sogar. Nur ein zusätzliches Glas Fruchtsaft am Tag erhöht das Diabetesrisiko um 18 Prozent. Der hohe Zuckergehalt des Fruchtsaftes und die fehlenden Ballaststoffe heben offenbar die positiven Effekte der Vitamine und Mineralstoffe auf.[1]

Ernährungsspezialisten empfehlen, dass wir fünf bis 13 Portionen Gemüse und Obst täglich zu uns nehmen sollten. [Eine Portion entspricht in den USA einer halben Tasse voll. In Deutschland werden fünf Portionen täglich empfohlen, womit fünf Handvoll gemeint sind.] Die meisten kommen nicht einmal annähernd an diese Menge heran. Drei oder weniger Portionen am Tag zu essen, ist eher die Regel. Wenn die Menschen kein Gemüse und Obst essen, was essen sie dann? Höchst wahrscheinlich jede Menge verarbeitete, verpackte Lebensmittel voller Zucker und raffinierter Kohlenhydrate, die ihrer Nährstoffe beraubt worden sind.

Untersuchungen haben durchgehend gezeigt, dass eine Ernährung, die reich an Gemüse, Obst und Vollkornprodukten ist, vor degenerativen Krankheiten schützt. Weniger Kohlenhydrate zu essen, indem man sie durch Gemüse sowie Fett und Eiweiß ersetzt, verbessert die Gesundheit und schützt vor Krankheiten.[2]

»Sonnen« Sie sich in Vitamin D

Von Vitamin D ist seit Langem bekannt, dass es wichtig für die ordnungsgemäße Entwicklung der Knochen ist. Ein Mangel an diesem Vitamin kann zu Osteomalazie [Knochenerweichung] oder Rachitis, wie es bei Kindern heißt, sowie zu Osteoporose bei Erwachsenen führen. Vitamin D spielt auch eine schützende Rolle bei vielen Arten von Krebs, bakteriellen und viralen Infektionen (einschließlich Karies und Erkrankung des Zahnfleisches), Arthritis, entzündlichen Darmerkrankungen, Diabetes, Herz- und Gefäßkrankheiten, Makuladegeneration, Bluthochdruck und Depression. Neue Untersuchungen zeigen, dass dieses Vitamin auch für die Gehirnfunktion wichtig ist. Nach Aussage von Forschern der Cambridge University ist ein niedriger Vitamin-D-Spiegel im Blut mit einem erhöhten Demenzrisiko verbunden. Die Wissenschaftler maßen bei 1.766 Personen über 65 Jahren den Vitaminspiegel im Blut und begutachteten ihre geistige Funktionsfähigkeit. Bei den niedrigsten Vitamin-D-Spiegeln war die Wahrscheinlichkeit einer kognitiven Beeinträchtigung 2,3-mal höher.[3]

Forscher der Emory Unviersity School of Medicine in Atlanta, Georgia, haben einen ähnlichen Zusammenhang festgestellt. An der Studie nahmen 99 gesunde Erwachsene teil, die als Kontrollgruppe zu 97 Alzheimer- und 100 Parkinsonpatienten dienten. Unter den gesunden Versuchspersonen hatten 36 Prozent einen niedrigen Vitamin-D-Spiegel im Vergleich zu 41 Prozent bei den Alzheimer- und 55 Prozent bei den Parkinsonpatienten. Bei zehn Prozent der Gesunden lag ein gravierender Vitamin-D-Mangel vor, während 16 Prozent der Alzheimerpatienten und 23 Prozent der Parkinsonpatienten einen schweren Mangel aufwiesen.[4] Eine Reihe anderer Studie führte zu ähnlichen Ergebnissen.[5-6]

Ein Vitamin-D-Mangel ist nicht ursächlich für Alzheimer, er erhöht jedoch das Risiko. Neuronen im Gehirn besitzen Vitamin-D-Rezeptoren, was darauf schließen lässt, dass dieses Vitamin bei der Entwicklung und zum Schutz des Gehirns eine Rolle spielen kann. Vitamin D fungiert als molekularer Schalter und aktiviert mehr als 200 Gene. Dies mag einer der Gründe sein, warum es so großen Einfluss auf die Gesundheit haben kann.

Die Fähigkeit des Körpers, Infektionen abzuwehren und die Geschwindigkeit, mit der er eine Infektion überwinden kann, hängt direkt mit dem Vitamin-D-Spiegel zusammen. Für die Aktivierung weißer Blutkörperchen zur Bekämpfung einer Infektion ist Vitamin D erforderlich. Ohne ausreichend Vitamin D ist das Immunsystem geschwächt. Schwächt ein Mangel an Vitamin D das Immunsystem, können Infektionen häufiger auftreten, länger dauern und sogar unendlich fortbestehen. Dies gilt auch für Infektionen im Gehirn. Entzündungen durch Infektionen anderswo im Körper können auch eine Entzündung im Gehirn auslösen. Somit kann ein Vitamin-D-Mangel erhebliche Auswirkungen auf die Hirngesundheit haben.

Vitamin D ist als das Sonnenschein-Vitamin bekannt, weil es unter dem Einfluss des Sonnenlichts gebildet wird. Die ultravioletten (UV) Strahlen der Sonne dringen in die Haut ein und lösen chemische Reaktionen aus, die Cholesterin in Vitamin D umwandeln. Schätzungsweise 85 Prozent der Bevölkerung in Nordamerika haben einen suboptimalen Vitamin-D-Spiegel. [In Deutschland ist die Lage ähnlich prekär.] Vitamin-D-Mangel entsteht durch zu geringe Sonnenexposition. Das beste Mittel dagegen ist, öfter nach draußen in die Sonne zu gehen.

Die Haut ohne Sonnenschutz direkt dem Sonnenlicht auszusetzen ist der effektivste und natürlichste Weg, Vitamin D zu bekommen. Sie sollten keine Sonnenschutzcreme verwenden, weil sie die UV-Strahlen blockiert, die die Vitaminsynthese auslösen. Entgegen den übervorsichtigen Empfehlungen, wonach wir die Sonne um jeden Preis meiden sollten, brauchen wir in Wirklichkeit eine gewisse Sonnenexposition, um Vitamin D zu produzieren. Bei einer hellhäutigen Person genügen in der Regel etwa 15 Minuten am Tag. Sofern die Sonne nicht direkt über uns steht, wie am frühen Morgen, späten Nachmittag, oder wenn es wolkig ist, ist mehr Zeit erforderlich, weil die Intensität der Sonne dann gemindert ist. Dunkelhäutige Menschen brauchen möglicherweise zwei- oder dreimal so viel Sonnenexposition, um die gleiche Menge an Vitamin D zu produzieren. [...]

In Regionen nördlich des 35. Breitengrades (wozu ganz Europa gehört), ist die Sonnenexposition im Winter stark reduziert. Es ist unmöglich, genug Sonne abzubekommen, um ausreichende Mengen an Vitamin D zu produzieren. In diesen Regionen hat fast jeder im Winter einen chronischen Vitamin-D-Mangel, egal, wie oft er in die Sonne geht. In dem Fall müssen Sie Ihr Vitamin auf andere Weise bekommen. Eine Option ist, eine sichere Sonnenbank zu benutzen. Eine andere Möglichkeit ist, Vitamin-D-reiche Lebensmittel zu essen. Allerdings sind selbst jene mit den höchsten Vitamin-D-Gehalten im Allgemeinen unzureichend. Am meisten Vitamin D findet sich in Milch [sie wird den USA mit Vitamin D angereichert], Fisch, Eiern, Shiitake-Pilzen und Leber. Das Schmalz von Schweinen, die reichlich der Sonne ausgesetzt waren, liefert mäßige Mengen an Vitamin D. Schweine bekommen ihr Vitamin D, genau wie der Mensch, von der Sonne. Schweine haben kein dickes Fell. Ist ihre Haut der Sonne ausgesetzt, bilden sie das Vitamin und speichern es in ihrem Fett. Die beste Nahrungsquelle für Vitamin D ist jedoch Dorschlebertran. Ein Löffel täglich deckt Ihren Mindestbedarf. [Lebertran wird in Deutschland nicht generell empfohlen, weil er neben Vitamin D sehr viel Vitamin A enthält, was zu Problemen führen kann.]

Eine weitere Quelle sind Nahrungsergänzungsmittel. Wenn Sie eine Ergänzung nehmen, achten Sie darauf, dass sie Vitamin D_3 (Cholecalciferol) enthält, das Vitamin D, das wir benötigen. Nehmen Sie nicht das synthetische und minderwertige D_2. Die empfohlene Tagesdosis für Vitamin D sind fünf Mikrogramm (200 IU)[= Internationale Einheiten] pro Tag. [Die Empfehlung für Deutschland wurde Ende 2011 auf 20 Mikrogramm beziehungsweise 800 IU vervierfacht.] Nach den neuesten Forschungen scheinen jedoch 2.000 bis 5.000 IU pro Tag den besten gesundheitlichen Nutzen insgesamt zu bringen.[7]

Die Bildung von Vitamin D aus Cholesterin durch das Sonnenlicht ist weitaus produktiver als das, was man aus der Nahrung beziehen kann. Eine 30-minütige Sonnenexposition des ganzen Körpers im Sommer kann etwa 20.000 IU Vitamin D produzieren, was der Menge entspräche, die man mit 200 Gläsern [angereicherter] Milch (100 IU/0,2-l-Glas) oder der Einnahme von 50 Standard-Multivitamintabletten (400 IU/Tablette) bekommen würde. Der beste Weg, Vitamin-D-Reserven aufzubauen, ist, nach draußen in die Sonne zu gehen.

[Lesen Sie zu diesem Thema auch »Heilkraft D – wie das Sonnenvitamin vor Herzinfarkt, Krebs und anderen Zivilisationskrankheiten schützt« von Dr. Nicolai Worm, systemed Verlag, Lünen.]

Natürlicher Entzündungsschutz

Ein allgemeines Merkmal der Alzheimererkrankung ist eine chronische Entzündung. Die Entzündung fördert ein Gutteil des zerstörerischen Prozesses im Gehirn. Da müsste eine Beruhigung der Entzündung doch logischerweise einen Großteil des Stresses und der Symptome lindern. Mit diesem Ansatz sind einige Erfolge erzielt worden. Entzündungshemmende Medikamente sind jedoch mit dem Risiko von Nebenwirkungen verbunden, von denen einige die Neurodegeneration fördern können.

Eine Alternative zu Medikamenten sind natürliche entzündungshemmende Phytonährstoffe [Pflanzenstoffe], die in Gemüse, Obst, Kräutern und Gewürzen zu finden sind. Der Verzehr von Lebensmitteln, die reich an diesen Substanzen sind, kann helfen, die zerstörerischen freien Radikale zu bekämpfen und der mit der Neurodegeneration verbundenen Entzündung den Garaus zu machen. Im Gegensatz zu Medikamenten handelt es sich bei diesen Verbindungen um Bestandteile alltäglicher Nahrungsmittel, die den Körper ernähren, ohne unerwünschte Nebenwirkungen hervorzurufen.

Luteolin, ein Pflanzenflavonoid, das in einer Reihe von Gemüse- und Obstarten vorkommt, insbesondere in Sellerie und Paprikaschoten, hat nachweislich starke entzündungshemmende Wirkungen im zentralen Nervensystem.[8]

Viele entzündungshemmende Verbindungen sind nur in bestimmten Pflanzen zu finden. Einige der Kräuter und Gewürze, die wir jeden Tag verwenden, enthalten diese einzigartigen Substanzen. Eine davon ist Thymol, eine Hauptkomponente des Thymianöls. Eine andere ist Gingerol aus der Ingwerwurzel. Gingerol ist chemisch dem Capsaicin sehr ähnlich, dem Stoff, der Chilischoten ihre Schärfe gibt.

Einer der stärksten natürlichen Entzündungshemmer ist Kurkumin, das Pigment, das dem Gewürz Kurkuma seine charakteristische Gelbfärbung verleiht. Kurkuma ist in der asiatischen

Küche ein beliebtes Gewürz für Currygerichte. Die gelbe Farbe des Currypulvers kommt vom Kurkuma. Wegen der potenten antioxidativen und entzündungshemmenden Wirkung untersuchen Wissenschaftler die Wirkung von Kurkumin auf neurodegenerative Krankheiten.

Wie Forscher berichten, entwickeln Mäuse, die genetisch so gezüchtet wurden, dass sie das Äquivalent einer Alzheimerkrankheit bekommen, nur die Hälfte der Amyloidablagerungen, wenn sie Kurkuma im Futter hatten.[9]

Wenn Kurkuma vor Neurodegeneration schützt, wäre davon auszugehen, dass Menschen, die sehr viel Curry essen, seltener an Alzheimer leiden. Diese Idee war die Grundlage für eine Studie in Singapur. Für diese Studie mit mehr als 1.000 Einwohnern im Alter von über 60 Jahren ohne Demenzdiagnose wurde eine Ernährungserhebung durchgeführt, und sie wurden anhand der »Mini-Mental-State-Examination« auf Alzheimeranzeichen hin begutachtet. Teilnehmer, die angaben, »oft« Curry zu essen, wiesen ein um 49 Prozent geringeres Risiko für kognitive Probleme im Vergleich zu jenen auf, die »nie oder selten« Curry aßen. Bei »gelegentlichem« Curryverzehr war ein um 38 Prozent geringeres Risiko einer kognitiven Beeinträchtigung zu verzeichnen.[10]

Forscher der University of Pittsburgh führten eine ähnliche Studie durch. Currygerichte sind in ganz Indien äußerst beliebt. Die Forscher sammelten Daten über die Verbreitung von Alzheimer in einer Gemeinde in der Nähe von Neu Delhi, wo üblicherweise viele Currys gegessen werden, und verglichen sie mit einer Population in der Nähe von Pittsburgh, Pennsylvania, die selten Curry aß. Unter den 65-jährigen US-Amerikanern lag die Alzheimerrate bei 17,5 pro 1.000 Personen. Im Unterschied dazu lag sie in der indischen Gemeinde nur bei 4,7 pro 1.000 Personen. Die Rate in der indischen Bevölkerung gehört zu den niedrigsten auf der ganzen Welt und beträgt nur ein Viertel dessen, was aus den Vereinigten Staaten berichtet wird.[11] Die außergewöhnlich geringe Verbreitung von Alzheimer [in Indien] kann auf den Verzehr von Kurkuma in den Currys zurückzuführen sein. Aber hinzu kommt, dass Currygerichte häufig mit Kokosmilch zubereitet werden, die reich an mittelkettigen Triglyzeriden ist, sodass die Studienergebnisse auf die Kokosnuss, auf Kurkuma oder beides zurückzuführen sein könnten.

Es gibt Hunderte von Phytochemikalien, die entzündungshemmende und antioxidative Eigenschaften besitzen, von denen die meisten bisher noch nicht detailliert untersucht sind. Viele verschiedene pflanzliche Lebensmittel zu essen kann sehr viel Schutz vor neurodegenerativen Krankheiten bieten.

Pflanzliche Nahrungsmittel sind nicht die einzigen Quellen für entzündungshemmende Verbindungen. Fisch, und vor allem Fischöl, kann ebenfalls helfen, unkontrollierbare Entzündungen zu lindern. Fischöl ist eine reiche Quelle für Omega-3-Fettsäuren. Diese Fettsäuren werden vom Körper in hormonähnliche Substanzen, sogenannte Prostaglandine, umgewandelt, die potente entzündungshemmende Eigenschaften haben. Die beste Quelle für Fischöl ist der Verzehr von frischem Fisch. […]

Studien weisen darauf hin, dass der Verzehr von Fisch das Alzheimerrisiko reduzieren kann.[12] Eine Studie zeigte, dass der Verzehr von mindestens einer Portion Fisch pro Woche das Risiko, Alzheimer zu entwickeln, um 60 Prozent senkt – verglichen mit Probanden, die selten oder nie Fisch aßen.[13]

Manche Menschen äußern bezüglich des Fischverzehrs Bedenken wegen möglicher Belastungen durch Quecksilber und andere Schadstoffe. Dies ist eine legitime Sorge. Infolge der Anreicherung von Umweltschadstoffen in der Nahrungskette können sich giftige Quecksilbermengen in Fisch ansammeln (siehe Kapitel 9 bezüglich der Liste der Fische, die am unbedenklichsten verzehrt werden können). Aus diesem Grund bevorzugen manche Menschen es, ihre Omega-3-Fettsäuren aus Krillöl zu beziehen. Als Krill werden Kleinkrebse bezeichnet, die in arktischen Gewässern leben und sich von mikroskopisch kleinem Plankton ernähren. Sie stehen fast am Anfang der Nahrungskette, sodass eine Quecksilberbelastung kein Thema ist. Krillöl enthält auch eine Reihe von Antioxidantien, einschließlich der Vitamine E, A und D sowie ein Super-Antioxidans, das Astaxanthin. Es hat eine 48-mal höhere antioxidative Potenz als gewöhnliches Fischöl. Krillöl finden Sie im Naturkosthandel oder im Internet.

Fischöle enthalten zwei wichtige Omega-3-Fettsäuren: Docosahexaensäure (DHA) und Eicosapentaensäure (EPA). Beide können in entzündungshemmende Prostaglandine umgewandelt werden und helfen, überschießende Entzündungen zu reduzieren. DHA ist die wichtigere von den beiden, weil sie in manchen Gehirngeweben auch als struktureller Baustein verwendet wird.

Während Studien zeigen, dass Alzheimerpatienten vom Fischverzehr profitieren können, haben sich Nahrungsergänzungsmittel mit Fischöl als Enttäuschung erwiesen. Zwar zeigen einige Studien einen möglichen Nutzen einer Fischölsupplementierung zur Alzheimerbehandlung, in anderen wurde jedoch kein günstiger Effekt festgestellt.

Zu den Bedenken, die bezüglich Fischölergänzungen geäußert werden, gehört die Frage der Qualität. Fischöl ist äußerst anfällig für Oxidation. Wenn es nicht ordnungsgemäß verarbeitet, behandelt oder gelagert wird, kann es leicht oxidieren (ranzig werden) und völlig nutzlos und sogar schädlich werden. Viele Fischölpräparate auf dem Markt sind teilweise bereits ranzig, bevor sie im Geschäft verkauft werden, andere werden nach dem Öffnen schnell ranzig. Fischöl sollte immer im Kühlschrank gelagert und innerhalb weniger Wochen nach dem Kauf aufgebraucht werden, unabhängig vom jeweils angegebenen Mindesthaltbarkeitsdatum. Ranzige Öle können Entzündungen fördern. Dies mag der Grund sein, warum sich Fischölergänzungen zur Behandlung von Alzheimer nicht als effektiv erwiesen haben. Krillöl ist anderen Fischölen vorzuziehen, weil es einen wesentlich höheren Gehalt an Antioxidantien hat, die es vor Oxidation schützen.

Eine weitere beliebte Quelle für Omega-3-Fettsäuren ist Leinöl. Manche bevorzugen Leinöl, weil es pflanzlichen Ursprungs ist. Die in Leinsamen wie auch in anderen pflanzlichen Quellen enthaltene Omega-3-Fettsäure ist die sogenannte Alpha-Linolensäure (ALA). Im Unterschied zur DHA wird ALA nicht im Gehirngewebe benötigt oder direkt in Prostaglandine umgewandelt. Der Körper kann jedoch durch eine lange Reihe chemischer Schritte ALA in EPA umwandeln. Der Prozess ist allerdings nicht sehr effizient und nur etwa zehn Prozent der ALA werden schließlich in EPA umgewandelt. Wenig, wenn überhaupt, wird in DHA umgewandelt. Selbst bei einem sehr hohen Verzehr von ALA wird der DHA-Spiegel im Gehirn nicht verändert.[14] Deshalb ist es wichtig, dass Sie Ihre Omega-3-Fettsäuren aus Fisch oder anderen tierischen Quellen bekommen (zum Beispiel Eier, Rindfleisch von Weidetieren), statt sich auf Leinsamen oder andere pflanzlichen Quellen zu verlassen.

Die tägliche Antioxidantiendosis im Speiseöl

In den letzten Jahren sind eine Fülle spannender Untersuchungen über eine relativ unbekannte Gruppe von Nährstoffen, die sogenannten Tocotrienole, durchgeführt worden. Tocotrienole sind superpotente Vitamin-E-Formen, die eine bis zu 60-mal stärkere antioxidative Wirkung als normales Vitamin E besitzen. Ihre Auswirkungen auf die Gesundheit gehen weit über die des normalen Vitamin E hinaus. Die Ergebnisse der Untersuchungen zeigen, dass Tocotrienole hohen Blutdruck senken, Arterienablagerungen auflösen, das Leben von Schlaganfall- und Herzinfarktpatienten verlängern, starke Antikrebseigenschaften besitzen und das Gehirn vor Demenz schützen.

Gewöhnliches Vitamin E ist in vielen Nahrungsmitteln zu finden. Tocotrienole sind dagegen nicht so verbreitet. Sie sind in kleinen Mengen in manchen Nüssen, Samen und Körnern zu finden. Die mit Abstand reichhaltigste Quelle für diese Super-Antioxidantien ist Palmöl. Palmöl gehört zu den reichsten natürlichen Vitamin-E-Quellen und ist bei Weitem die reichste Quelle für Tocotrienole.

Da Tocotrienole wirksame Antioxidantien sind, werden sie im Zusammenhang mit Herzkrankheiten untersucht. Deren typisches Merkmal ist die Arteriosklerose – eine Anhäufung von Ablagerungen in den Arterien. In einer Reihe von Studien ist die Fähigkeit von Antioxidantien nachgewiesen worden, eine Oxidation von Fett und Cholesterin zu verhindern und damit der Entwicklung von Arteriosklerose Einhalt zu gebieten. Gewöhnliches Vitamin E ist zwar ein potentes Antioxidans, in dieser Hinsicht hat es sich jedoch nur als mäßig nutzbringend erwiesen. Tocotrienole aus Palmöl haben sich indes als sehr effektiv erwiesen, Arteriosklerose zu stoppen und sogar rückgängig zu machen und somit vor Herzinfarkten und Schlaganfällen zu schützen.

Studien zeigen, dass Tocotrienole Ablagerungen, die sich in den Arterien angehäuft haben, aktiv entfernen und das Fortschreiten der Arteriosklerose umkehren können. Dies ist sowohl in Tierversuchen als auch in Studien am Menschen nachgewiesen worden. Für eine Studie wurden zum Beispiel 50 Versuchspersonen in zwei gleich große Gruppen aufgeteilt. Bei allen Teilnehmern war eine Arteriosklerose diagnostiziert worden, und sie hatten alle mindestens einen Schlaganfall erlitten. Zu Beginn der Studie waren die Halsarterien – die Blutgefäße, die das Gehirn versorgen – zu 15 bis 79 Prozent blockiert.

Ohne sonstige Veränderungen der Ernährung oder der Medikation begann die Hälfte der Versuchspersonen täglich ein tocotrienolhaltiges Palmölpräparat zu nehmen. Die andere Hälfte erhielt Placebos und diente als Kontrollgruppe. Das Ausmaß der Arteriosklerose wurde mithilfe von Ultraschallscans über einen Zeitraum von 18 Monaten überwacht. In der Tocotrienolgruppe kam die Arteriosklerose bei 23 von 25 Versuchspersonen zum Stillstand. Bei sieben Personen ging sie zurück. Im Vergleich dazu zeigte sich bei niemandem in der Kontrollgruppe eine Verbesserung; in zehn Fällen hatte sich das Krankheitsbild sogar verschlimmert.[15] Diese Studie zeigte, dass Tocotrienole das Fortschreiten der Arteriosklerose nicht nur stoppen, sondern auch umkehren können.

Tocotrienole helfen auch, vor Herzkrankheiten und Schlaganfällen zu schützen, indem der Blutdruck auf einem ordentlichen Niveau gehalten wird. Dieses wirksame Antioxidans hemmt das Verklumpen von Blutplättchen, sodass das Blut »verdünnt« wird. Es reduziert zudem Entzündungen und sorgt dafür, dass die Blutgefäße ordnungsgemäß erweitert bleiben, sodass die Blutzirkulation normal und der Blutdruck unter Kontrolle bleibt.

Für eine Studie haben Forscher in den Arterien von Versuchstieren eine Entzündung induziert. Eine Entzündung lässt die arteriellen Blutgefäße schwellen und verengt sie, was den Blutfluss zu lebenswichtigen Organen wie dem Herzen einschränkt. Die Hälfte der Tiere erhielt Tocotrienole in ihrem Futter, während die andere Hälfte als Kontrollgruppe diente. Bei der Kontrollgruppe waren die Arterien stark verengt, und 42 Prozent der Tiere starben. In der mit Tocotrienolen gefütterten Gruppe war das Ausmaß der Entzündung und Verengung hingegen weitaus geringer, was zu einer Überlebensrate von 100 Prozent führte.

Tocotrienole stärken das Herz, sodass es Stress besser standhalten kann. Forscher können bei Versuchstieren gezielt Herzinfarkte induzieren, indem sie den Blutfluss zum Herzen unterbinden. Dies führt zu schweren Verletzungen und zum Tod. Werden die Tiere vorher jedoch mit tocotrienolreichem Palmöl gefüttert, ist die Überlebensrate erheblich höher, die Verletzungen sind minimal und die Genesungszeit wird reduziert.[16]

Tocotrienole scheinen zwar wirksam bei der Prävention von Herzkrankheiten zu helfen, noch mehr Beachtung haben sie jedoch bei der Bekämpfung von Krebs gewonnen. Es ist seit Langem bekannt, dass Antioxidantien Schutz vor verschiedenen Formen von Krebs bieten. Bei Tocotrienolen, die hoch potente Antioxidantien sind, sind bemerkenswerte Antikrebseigenschaften nachgewiesen worden, die denen der meisten anderen Antioxidantien weit überlegen sind, wozu auch ihre verbreiteteren Vitamin-E-Verwandten gehören.

Studien zeigen, dass Tocotrienole das Wachstum von Haut-, Magen-, Bauchspeicheldrüsen-, Leber-, Lungen-, Darm-, Prostata-, Brust- und anderen Krebsformen hemmen. Die meisten Forschungen sind bis heute zu Brustkrebs durchgeführt worden, wo Tocotrienole sich als sehr vielversprechend erwiesen haben. Die ersten Forschungsergebnisse waren so beeindruckend, dass Krebsforscher Tocotrienole als die wirksamsten natürlichen Antikrebssubstanzen bezeichnet haben, die der Wissenschaft bekannt sind.[17] Das ist eine ziemlich kühne Aussage, aber sie veranschaulicht das Potenzial der Tocotrienole zur Prävention und Behandlung von Krebs.

Die antioxidative Wirkung von Palmöl hat sich auch zum Schutz vor einer neurologischen Degeneration als nützlich erwiesen. Zwei der wesentlichsten Faktoren, die negative Auswirkungen auf die Gehirnfunktion haben, sind oxidativer Stress und schlechte Durchblutung. Oxidativer Stress erzeugt freie Radikale, die das Gehirn- und Nervengewebe schädigen. Mangelnde Durchblutung schädigt das Gehirn, weil sie die Sauerstoff- und Glukoseversorgung einschränkt. Forscher fanden einen Zusammenhang zwischen oxidativem Stress und reduziertem Blutfluss zum Gehirn bei seniler Demenz, Alzheimer, Parkinson und sogar bei Schizophrenie. Bei allen diesen Krankheiten geht es um den Tod von Gehirnzellen. Tocotrienole helfen dem Gehirn, oxidativen Stress zu reduzieren und den Blutfluss zu verbessern.

Wissenschaftler können die Zerstörung, die bei den vorgenannten neurologischen Störungen zu sehen ist, im Wesentlichen nachahmen, wenn sie Versuchstiere mit Glutamat füttern – eine Aminosäure, die in großen Mengen Gehirnzellen abtötet. Den Hauptanteil am Zelltod haben die freien Radikale. Gewöhnliches Vitamin E ist nicht stark genug, um den durch Glutamat induzierten Zelltod zu verhindern, aber die Tocotrienole aus Palmöl sind in der Lage, die zerstörerische Wirkung des Glutamats abzufangen. In Laborstudien hielten mit Tocotrienol behandelte Neuronen gesundes Wachstum und ihre Beweglichkeit aufrecht, selbst bei übermäßig hohen Glutamatspiegeln.[18]

Die Forschung zeigt, dass Tocotrienole bei einer Reihe verbreiteter gesundheitlicher Probleme hilfreich sein können, einschließlich Osteoporose, Asthma, Katarakte, Makuladegeneration, Arthritis und Lebererkrankungen, und dass sie Prozesse hemmen können, die eine vorzeitige Alterung fördern.

Palmöl wird aus den Früchten der Ölpalme gewonnen. Die Früchte haben in etwa die Größe einer Pflaume. Das Öl wird aus der Frucht beziehungsweise aus dem Fruchtfleisch um den Kern herum gepresst. Die Früchte sind dunkelrot, und das Öl, das aus ihnen gewonnen wird, hat eine orangerote Farbe. Dieses rohe oder kalt gepresste Öl wird als rotes Palmöl bezeichnet. Rotes Palmöl wird nur einem minimalen Verarbeitungsprozess unterzogen, sodass die meisten der natürlich vorkommenden fettlöslichen Vitamine und anderen Nährstoffe erhalten bleiben. Die rote Farbe kommt von dem in der Frucht reichlich enthaltenen Beta-Karotin und anderen Karotinen.

Rotes Palmöl ist ein regelrechtes Nährstoffwarenhaus. Es enthält weitaus mehr Nährstoffe als jedes andere Öl. Nicht nur, dass es die reichhaltigste natürliche Quelle für Tocotrienole ist, es liefert auch am meisten Beta-Karotin, ein Vorläufer des Vitamin A. Es hat 15-mal mehr Beta-Karotin als Karotten und 300-mal mehr als Tomaten. Darüber hinaus enthält es Lycopin, Alpha-Karotin und mindestens 20 weitere Karotine sowie Vitamin E, Vitamin K, Coenzym Q10, Squalen, Phytosterol, Flavonoide, Phenolsäure und Glykolipide. Es gibt vier Tocotrienole, die alle in Palmöl enthalten sind. Die Kombination von Vitamin E, Tocotrienolen, Karotinen und anderen Antioxidantien macht rotes Palmöl zu einer natürlichen super-antioxidativen Nahrungsergänzung. Rotes Palmöl ist jetzt auch in Kapselform erhältlich und wird als Vitaminpräparat verkauft. Das Öl ist wie jedes andere Speiseöl in Flaschen für den Gebrauch in der Küche erhältlich. Ein Esslöffel deckt mehr als den täglichen Bedarf an den Vitaminen E und A. Am besten ist es, rotes Palmöl in die tägliche Essenszubereitung zu integrieren und es so zu verwenden, wie Sie jedes andere Speiseöl verwenden würden. Es ist sehr hitzetolerant und ein ausgezeichnetes Speiseöl.

Wegen seiner auffälligen orangeroten Farbe ist das rote Palmöl leicht in den Regalen im Geschäft zu erkennen. Bei Zimmertemperatur ist es halbfest, in etwa wie weiche Butter. Im Kühlschrank gelagert wird es hart. Bleibt es an einem warmen Tag auf der Anrichte stehen, wird es flüssig. Rotes Palmöl muss nicht im Kühlschrank aufbewahrt werden, es ist sehr oxidationsresistent. Man kann das Öl verwenden, wenn es hart ist, und ebenso, wenn es weich ist. Von den Nährstoffen her macht es keinen Unterschied.

Rotes Palmöl hat einen unverwechselbaren Geschmack und ein unverwechselbares Aroma. In den Ländern, in denen Palmöl hergestellt wird, ist es ein wichtiger Bestandteil der Mahlzeiten. Es gibt dem Essen einen charakteristischen, angenehmen, etwas pikanten Geschmack, der die natürlichen Fleisch- und Gemüsearomen verstärkt. Er ergänzt Suppen, Saucen, gedünstetes Gemüse, Eier und Fleisch. Bei Rezepten, die ein pflanzliches Öl, Butter oder Margarine verlangen, können Sie diese in der Regel durch rotes Palmöl ersetzen.

Beachten Sie bitte, dass rotes Palmöl nicht das Gleiche wie Kokosöl ist. Neben dem augenscheinlichen Farbunterschied enthält rotes Palmöl auch keine mittelkettigen Triglyzeride. Somit vermag es nicht, die Ketone zu produzieren, die vom Gehirn benötigt werden. Die Vorzüge von rotem Palmöl sind seine ausgezeichneten Kocheigenschaften und sein reicher Gehalt an Vitaminen und Antioxidantien.

Aus der Palmfrucht werden zwei Arten von Öl gewonnen: eines aus dem Fruchtfleisch und das andere aus dem Kern. Das rote Palmöl stammt aus dem weichen Fruchtfleisch. Palmkernöl wird aus den Kernen gewonnen. Die beiden ähneln sich nicht. Palmkernöl ist fast identisch mit Kokosöl, enthält etwa 53 Prozent mittelkettige Fettsäuren und ist, wie Kokosöl, farblos. Rotes Palmöl ist in den meisten gut sortierten Naturkostläden und im Internet erhältlich. […]

Sport schärft den Geist

»Könnte Sport in Pillenform verpackt werden, wäre diese Pille auf Anhieb das Anti-Aging-Mittel Nummer eins und die meistverschriebene Pille weltweit«, sagt Dr. Robert Butler vom International Longevity Center am Manhattan's Mt. Sinai Hospital. Sport hält die Muskeln fit, stärkt die Knochen, verbessert den Kreislauf, erhöht die Energie und schärft den Geist.

Genau wie Sport die Muskeln aufbauen kann, kann er auch das Gehirn aufbauen – im wahrsten Sinne des Wortes! Regelmäßige sportliche Betätigung stimuliert das Wachstum und die Reparatur der Hirnzellen, genau wie bei den Muskeln. Ob mit Gewichtheben oder Laufen auf dem Laufband, Sport hält das Gehirn fit und verlangsamt den Alterungsprozess.

In dem Maße, wie Neuronen altern und sterben, schrumpft das Gehirn und die kognitiven Fähigkeiten lassen nach. Die meisten Menschen würden annehmen, dass die Gehirnschrumpfung beginnt, wenn wir die mittleren Lebensjahre erreichen. Sie beginnt in Wirklichkeit jedoch schon ab dem 30. Lebensjahr und schreitet normalerweise mit einer Geschwindigkeit von etwa 0,5 bis 1 Prozent pro Jahr fort. Infolge einer Verletzung, einer Exposition gegenüber Giftstoffen oder einer Infektion kann sich die Geschwindigkeit erheblich erhöhen.

Einer Studie von Dr. Arthur Kramer und seinen Kollegen an der University of Illinois-Urbana zufolge kann die Geschwindigkeit, mit der das Gehirn altert (d. h. schrumpft) mit nur drei Stunden aeroben Übungen pro Woche drastisch verlangsamt werden. Kramer teilte eine Gruppe von 59 Erwachsenen im Alter zwischen 60 und 79 Jahren in zwei Gruppen auf und verfolgte ihre Entwicklung sechs Monate lang. Eine Gruppe nahm dreimal wöchentlich jeweils eine Stunde an Aerobicübungen teil, bei moderaten 60 bis 70 Prozent der maximalen Herzfrequenz. Das Programm der Vergleichsgruppe bestand aus Dehnungs- und Straffungsübungen.

Zu Beginn und am Ende der Studie wurden dreidimensionale Magnetresonanzaufnahmen vom Gehirn der Teilnehmer gemacht. Dies ermöglichte es den Forschern, die Vorher- und

Nachherbilder optisch miteinander zu vergleichen. Kramer stellte fest, dass nach nur sechs Monaten die Teilnehmer, die Aerobicübungen absolviert hatten, das Gehirnvolumen von drei Jahre jüngeren Personen hatten. Die sportliche Betätigung verhinderte nicht nur ein Schrumpfen des Gehirns, sondern stimulierte auch das Neuronenwachstum. Die Sportler konnten verlorene Gehirnmasse wiedergewinnen. Das deutlichste Wachstum war im Frontallappen des Gehirns zu verzeichnen, der beim Gedächtnis und logischen Denken involviert ist. Bei der Gruppe, die nur Stretching und Straffungsübungen gemacht hatte, war keine Verbesserung im Gehirn festzustellen.[19]

Warum eine derart bemerkenswerte Verbesserung? Sport verbessert die Gesundheit des Gehirns zum Teil durch eine Verbesserung der Blutzirkulation. Mehr Blut, das Sauerstoff und Nährstoffe befördert, gelangt ins Gehirn, um es zu versorgen und zu nähren. Sport reduziert die Insulinresistenz und verbessert den Glukosestoffwechsel, sodass das Gehirn besser funktionieren kann. Darüber hinaus stimuliert Sport die Aktivierung bestimmter nervenschützender Eiweiße, wie der neurotrophen Faktoren (BDNF) und des insulinähnlichen Wachstumsfaktors 1 (IGF-1), die beide das Gehirn gegen oxidativen Stress verteidigen und das neuronale Wachstum sowie die Reparatur des Nervengewebes fördern.

Sport verlangsamt nicht nur den normalen Alterungsprozess, sondern schützt auch vor Alzheimer. Dr. E. B. Larson und seine Kollegen am Center for Health Studies in Seattle, Washington, stellten fest, dass über 65-Jährige, die mindestens dreimal wöchentlich Sport treiben, wesentlich seltener an Alzheimer erkranken als Senioren, die weniger oder gar nicht sportlich aktiv sind.[20]

In einer anderen Studie mit älteren Personen, die einem hohen Alzheimerrisiko ausgesetzt waren, wurde festgestellt, dass schnelles Gehen das Gedächtnis verbessert. An der Studie nahmen 138 Männer im Alter von mindestens 50 Jahren teil, die über Gedächtnisprobleme berichtet hatten, aber die Kriterien für Demenz noch nicht erfüllten. Die Teilnehmer wurden in zwei Gruppen unterteilt. Eine Gruppe walkte über 24 Wochen dreimal wöchentlich für 50 Minuten, die andere blieb bei ihrem normalen Aktivitätsniveau. Nach den 24 Wochen schnitten die Teilnehmer des Übungsprogramms bei Gedächtnis- und kognitiven Tests besser ab, ebenso im Demenztest. In der Kontrollgruppe war dagegen ein Rückgang zu verzeichnen, wie er im Rahmen des normalen Alterungsprozesses und der fortgesetzten Verkleinerung des Gehirns zu erwarten war. Die positiven Effekte des Übungsprogramms waren 18 Monate später immer noch sichtbar.[21] Die Forscher erklärten, die körperliche Betätigung wirke mindestens so gut, tatsächlich sogar besser als jene Medikamente, die zur Unterstützung der geistigen Funktion bei Alzheimer zugelassen sind.

Selbst bei Alzheimerpatienten mit schwerwiegender Hirnschrumpfung verbessert körperliche Betätigung das Gehirnvolumen. Der Hippocampus, die Region des Gehirns, die am meisten in das Speichern und Abrufen von Erinnerungen involviert ist, wird vor einer Verkleinerung geschützt..[22]

Forscher am St. Jude Children's Research Hospital in Memphis, Tennessee, haben nachgewiesen, dass Sport die Fähigkeit des Gehirns zur Selbstreparatur erhöht. Sie zeigten, dass nervenzellschädigende Drogen oder Medikamente, die bestimmte Hirnregionen angreifen, durch regelmäßigen Sport völlig harmlos wurden.[23]

Viele Studien haben einen klaren Nutzen aerober Übungen gezeigt – Übungen, bei denen es um anhaltende anstrengende Bewegungen wie Joggen, Bahnenschwimmen oder Wandern geht. Doch auch Gewichtheben, eine nicht aerobe Übung, kann nützlich sein.

Forscher der University of British Columbia in Kanada haben festgestellt, dass ältere Frauen, die jede Woche ein bis zwei Stunden Krafttraining absolvierten, ein Jahr später über verbesserte kognitive Fähigkeiten verfügten.[24]

Die Forscher teilten 155 Frauen im Alter zwischen 65 und 75 Jahren willkürlich in zwei Gruppen auf: Die eine trainierte ein- oder zweimal wöchentlich mit Hanteln und an Kraftmaschinen, während die andere Gleichgewichts- und Straffungsübungen durchführte. Die Krafttrainingsstunden waren ziemlich intensiv. Alle Hauptmuskeln, von den Schultern und Armen bis zu den Unterschenkeln und Füßen, wurden einbezogen, sodass die Teilnehmerinnen ein ordentliches Workout absolvierten. Die Gleichgewichts- und Muskeltrainingsstunden bestanden aus lockeren Dehnübungen, einer Reihe Bewegungsübungen, Übungen zur Stärkung der Beckenbodenmuskeln, Gleichgewichtsübungen und Entspannungstechniken.

Ein Jahr später hatten die Frauen mit Krafttraining ihre Leistungsfähigkeit bei Tests der sogenannten exekutiven Funktion um 10,9 Prozent bis 12,6 Prozent verbessert, während in der Gymnastikgruppe eine leichte Verschlechterung von 0,5 Prozent zu verzeichnen war. Zu den Vorteilen der Krafttrainingsgruppe gehörte eine verbesserte Fähigkeit, Entscheidungen zu treffen, Konflikte zu lösen und sich auf Themen zu konzentrieren, ohne sich durch konkurrierende Reize ablenken zu lassen.

Wie Krafttraining im Vergleich zu aeroben Übungen abschneidet, muss erst noch ermittelt werden. Aber wie es scheint, könnte ein Übungsprogramm, das aerobe Übungen mit etwas Krafttraining kombiniert, dem Gehirn den größten Auftrieb geben.

Wie bei einigen der vorgenannten Studien bereits angemerkt, sind leichte Übungen, die nur aus Straffungs- und Dehnübungen bestehen, nicht besonders wirksam. Offensichtlich müssen Übungen, wenn sie wirklich nützen sollen, anstrengend genug sein, um die Herzfrequenz zu erhöhen, den Kreislauf anzuregen und die neuroprotektiven Proteine im Gehirn zu aktivieren. Um dies zu erreichen, müssen Sie glücklicherweise nicht jeden Tag einen Marathon laufen. Ein moderates Übungsprogramm genügt. Signifikante Effekte können mit nur ein bis drei Stunden Sport pro Woche erzielt werden.

Eine Studie erbrachte, dass es genügte, nur 209 zusätzliche Kalorien pro Woche zu verbrennen, um das Risiko einer vaskulären Demenz um 27 Prozent zu reduzieren.[25] Eine Stunde Walking bei moderater Geschwindigkeit (4,8 Kilometer pro Stunde) verbrennt leicht 209 Kalorien in einer einzigen Stunde. Diese Studie zeigte, dass nur eine zusätzliche Stunde Sport pro Woche dem Gehirn nutzte.

Für eine andere Studie füllten die Teilnehmer im Alter von über 55 Jahren einen Fragebogen aus, nach dem sie in drei Aktivitätskategorien unterteilt wurden: keine, moderat oder hoch. Ein moderates Niveau hieß, sich weniger als dreimal pro Woche sportlich zu betätigen. Ein hohes Niveau wurde als mindestens dreimal wöchentlich definiert. Zu den sportlichen Betätigungen gehörten Walking, Wandern, Radfahren, Schwimmen und ähnliche Aktivitäten.

Nach zwei Jahren stellten die Forscher fest, dass 13,9 Prozent der körperlich inaktiven Teilnehmer kognitive Beeinträchtigungen aufwiesen, von den moderat und hoch aktiven hingegen nur 6,7 und 5,1 Prozent.[26] Die Forscher waren erstaunt über das Ausmaß der Ergebnisse. »Körperliche Aktivitäten haben die Wahrscheinlichkeit halbiert, kognitive Beeinträchtigungen zu bekommen. Wir waren auch überrascht, dass moderate körperliche Aktivitäten fast den gleichen Effekt haben wie ein hohes Maß an Bewegung «, erklärte Dr. med. Thorleif Etgen, Leiter und Autor der Studie. »Die Botschaft, die wir mit nach Hause nehmen sollten, lautet: Bleiben Sie in Bewegung«, so Etgen.

Körperliche Bewegung muss nicht anstrengend sein oder lange dauern. Walken genügt, wenn es bei moderatem Tempo geschieht. Das Minimum sind dreimal wöchentlich 30 Minuten, 60 Minuten dreimal die Woche sind besser und an fünf bis sechs Tagen am besten. Achten Sie jedoch darauf, es nicht zu übertreiben. Sich zu sehr anzustrengen, kann zu Verletzungen führen.

Sport hat sich als effektiver erwiesen als alle Medikamente, die zur Alzheimerbehandlung eingesetzt werden.

»Dieses Buch ist eine Pflichtlektüre für jeden, der sich mit der Alzheimerkrankheit beschäftigt.«

— Dr. med. Edmond Devroey

18

Die kohlenhydratarme Therapie

Ketogene Therapie

In Form der ketogenen Diät wird die ketogene Therapie seit 90 Jahren erfolgreich zur Behandlung von Epilepsien genutzt. In jüngerer Vergangenheit haben Forschungen gezeigt, dass die ketogene Therapie auch zur Behandlung von Alzheimer, Parkinson, der Huntington-Krankheit und einer Reihe anderer neurologischer Störungen nützlich sein kann.

Bei neurodegenerativen Störungen ist die Fähigkeit des Gehirns, Glukose zu verstoffwechseln und Energie zu gewinnen, gestört. Ketone sind der Schlüssel, um diesen Defekt zu umgehen, die Energieversorgung aufrechtzuerhalten und die Gehirnfunktion zu normalisieren. Die ketogene Therapie, sei es eine ketogene Diät, die Gabe mittelkettiger Triglyzeride (MCTs) oder Ketone produzierender Medikamente, zielt darauf ab, das Gehirn mit dem nötigen Brennstoff zu versorgen, um eine normale, gesunde Funktion zu erreichen und aufrechtzuerhalten.

Vor diesem Hintergrund meinten einige Forscher, je höher der Ketonspiegel im Blut sei, desto besser. Es wird geforscht, um Medikamente zu entwickeln, die den Ketonspiegel zehnmal mehr erhöhen können, als es durch den Verzehr von Kokosnuss oder MCT-Ölen möglich ist. Während ein gewisser Ketonspiegel notwendig ist, um das Gehirn mit der notwendigen Energie zu versorgen, hat sich ein hoher Ketonspiegel im Blut nicht als wirksamer erwiesen. Die Idee, wonach »mehr besser ist«, stimmt nicht unbedingt, wenn es um Ketone geht. Dies wird bei der Epilepsiebehandlung deutlich. Es gibt keinen Zusammenhang zwischen den Ketonspiegeln und dem Maß an Schutz vor epileptischen Anfällen oder der Anfallshäufigkeit.[1]

Wir haben immer messbare Konzentrationen von Ketonen in unserem Blut und Urin, unabhängig von unserer Ernährung. Die Konzentration von Beta-Hydroxybutyrat (BHB), dem wichtigsten Ketonkörper, liegt in der Regel bei 0,1 mmol/l (Millimol pro Liter). Beim Hungern oder bei längerem Fasten erhöht sich der BHB-Spiegel auf 2 bis 7 mmol/l, der gleiche Spiegel, der bei der klassischen ketogenen Diät erreicht wird. Therapeutische Ketonspiegel, die wirksam bei der Behandlung der Alzheimerkrankheit sind, können mit einem BHB-Spiegel im Blut von weniger als 0,5 mmol/l erreicht werden.[2] Dieser Wert ist mit zwei Esslöffeln Kokosöl leicht zu erzielen. Blutketonspiegel auf etwa diesem Niveau haben sich als genauso effektiv erwiesen wie jene vielfach höheren, die in der Regel mit einer ketogenen Diät erreicht werden.[3] Hohe Ketonspiegel sind nicht notwendig.

Sie können es sich vorstellen wie beim Auftanken Ihres Wagens. Der Tank kann bis oben hin gefüllt sein, aber der Motor kann immer nur ein wenig verbrennen. Die Menge Benzin, die im Tank ist, hat keine Auswirkungen auf die Geschwindigkeit, in der der Motor das Benzin verbrennen kann. Solange genug Benzin da ist, um den Motor am Laufen zu halten, spielt es keine Rolle, wie voll der Tank ist. Das Gleiche gilt für die Ketone. Den Körper mit mehr Ketonen vollzupumpen als er braucht, hat keinen zusätzlichen Nutzen. Überschüssige Ketone werden nicht gespeichert wie das Benzin im Tank oder wie Glukose (die als Glykogen oder Fett gespeichert wird). Ketone haben eine kurze Lebensdauer im Blut. Werden sie nicht innerhalb weniger Minuten genutzt, spült sie der Körper mit dem Urin aus. Gelangen sehr viele Ketone ins Blut, werden sie vom Körper beseitigt, und sie bewirken absolut nichts Gutes.

Selbst bei hohen Ketonspiegeln im Blut können Kohlenhydratzulagen zur Nahrung epileptische Anfälle auslösen. Der Blutzuckerspiegel hat offensichtlich ebenfalls Einfluss auf die Gehirnfunktion. Eine ketogene Therapie allein ist nicht die ganze Antwort. Den Blutzuckerspiegel zu kontrollieren, ist von ebenso entscheidender Bedeutung.

Während ein übermäßig hoher Ketonspiegel nicht nötig ist, sollte doch während des Tages und in der Nacht konstant ein therapeutischer Spiegel aufrechterhalten werden. Medikamente oder Ergänzungen, die den Ketonspiegel in die Höhe schnellen lassen, halten nur wenige Stunden und müssen immer wieder neu genommen werden. Tagsüber ist das kein großes Problem, aber nachts kann es das durchaus sein. Nachts sinkt der Ketonspiegel und ist am Morgen gleich null. Die ketogene Therapie verhindert während des Tages, dass das Gehirn stirbt, aber wenn die Ketone dann erschöpft sind, hungert das Gehirn, und das Sterben und die Degeneration werden fortgesetzt.

Es ist in etwa so, als könnte man tagsüber 16 Stunden atmen und nachts wird einem dann acht Stunden lang der Sauerstoff vorenthalten. Solange wir Sauerstoff haben, leben wir und zwar gut. Nimmt man uns aber den Sauerstoff weg, dann ersticken wir langsam und sterben. Wir brauchen Sauerstoff 24 Stunden am Tag, nicht nur 16. Das Gleiche gilt für das Gehirn. Es braucht Energie, Ketone, 24 Stunden am Tag.

Eine ketogene Therapie, die nur einige Stunden am Tag vorhält, mag das Fortschreiten der Krankheit verlangsamen und mag auch eine gewisse Verbesserung erzielen, aber solange Ketone nicht Tag und Nacht vorhanden sind, wird das Gehirn allmählich degenerieren.

Kokosöl ist besser als die derzeitigen Ketonmedikamente oder als MCT-Öl, da es über einen wesentlich längeren Zeitraum, bis zu acht Stunden, Ketone produziert. Wird das Kokosöl kurz vor dem Zubettgehen genommen, bleibt der Ketonspiegel während der ganzen Nacht erhöht. Ein Nachteil dabei ist, dass Kokosöl auch den Stoffwechsel anregt. Nach der Einnahme kann so viel Energie vorhanden sein, dass das Einschlafen schwer fällt.

Die Lösung für dieses Problem ist, die ketogene Therapie mit einer kohlenhydratarmen, ketogenen Diät zu kombinieren. Die Diät ermöglicht es dem Körper, kontinuierlich, 24 Stunden am Tag, Ketone zu produzieren. Selbst eine leichte ketogene Diät kann, wenn sie mit

Kokosöl kombiniert wird, einen therapeutischen Ketonspiegel aufrechterhalten. Kokosöl wird nur zu den Mahlzeiten genommen, das heißt, dass der Schlaf dadurch nicht beeinträchtigt wird. Dem Gehirn wird nie die Energie vorenthalten, die es braucht. Die Heilung wird Tag und Nacht fortgesetzt.

Die kohlenhydratarme Diät

Eine Insulinresistenz scheint bei allen Formen der Neurodegeneration ein verbreitetes Problem zu sein. Alle wesentlichen neurodegenerativen Krankheiten verbessern sich, wenn der Blutzuckerwert unter Kontrolle gebracht wird. Somit ist die Blutzuckerkontrolle bei der Behandlung der Alzheimerkrankheit und ähnlicher Erkrankungen von entscheidender Bedeutung.

Ein übermäßiger Verzehr kohlenhydratreicher Nahrungsmitteln ist der Kern des Problems. Kohlenhydrate erhöhen den Blutglukosespiegel. Insulin wird in die Blutbahn gepumpt, um die Glukose aus dem Blut in die Zellen zu transportieren. Bei einem hohen Konsum an Kohlenhydraten ist auch der Blutzuckerspiegel hoch – und der Insulinspiegel. Zellen, die über längere Zeiträume einem hohen Insulinspiegel ausgesetzt sind, werden gegenüber der Wirkung des Insulins desensibilisiert. Das heißt, sie werden insulinresistent. Dies bedeutet, dass die Glukose nicht mehr gut in die Zellen gelangen kann und lange im Blut bleibt. Die Folge ist, dass mehr Insulin freigesetzt wird, um die Glukose aus dem Blut zu entfernen, somit steigt der Insulinspiegel. Steigt der Insulinspiegel, werden die Zellen insulinresistenter. Damit wird ein Teufelskreis in Gang gesetzt, der die Insulinresistenz immer weiter vorantreibt.

Eine Insulinresistenz hat negative Auswirkungen auf die Fähigkeit des Gehirns, Glukose zu verwerten […] und fördert die Zelldegeneration im Gehirn. Aus diesem Grund wird Alzheimer auch als Typ-3-Diabetes bezeichnet. Das Gehirn einfach mit Ketonen zu füttern, löst dieses Problem jedoch nicht. Eine ketogene Therapie ist nur eine Teillösung, die eine vorübergehende Linderung bringt, ohne jedoch das grundlegende Problem anzugehen, die Insulinresistenz.

Die Kontrolle des Blutzuckerspiegels ist der einzige Weg, eine Insulinresistenz zu kompensieren. Dies lässt sich durch eine Beschränkung der Kohlenhydratmenge im Essen erreichen. Vor der Entdeckung des Insulins in den 1920er-Jahren wurde eine kohlenhydratarme Diät, die zu 75 Prozent aus Fett, zu 17 Prozent aus Eiweiß und zu 8 Prozent aus Kohlenhydraten bestand, erfolgreich zur Behandlung von Diabetes genutzt. Das Problem bei dieser wie auch bei der klassischen ketogenen Diät (90 Prozent Fett, 8 Prozent Eiweiß und 2 Prozent Kohlenhydrate) ist, dass es für die meisten Menschen zu schwierig ist, sich über längere Zeit daran zu halten. Glücklicherweise ist eine derart strenge Diät nicht notwendig, um den Verzehr an Kohlenhydraten einzuschränken oder den Ketonspiegel zu erhöhen. Die Atkins- oder kohlenhydratarme Diät hat gezeigt, dass sie ein ähnliches Maß an Schutz bietet, bei weitaus größerer Vielfalt an Nahrungsmitteln und einem höheren, wenn auch eingeschränkten Verzehr an Kohlenhydraten.

Bei der in diesem Buch vorgeschlagenen Diät handelt es sich um eine modifizierte Form der Atkins-Diät, kombiniert mit der ketonproduzierenden, gehirnschützenden Wirkung mittelkettiger Triglyzeride (MCTs) aus Kokosöl. Dieses Ernährungsprogramm liefert genug Ketone, um das Gehirn mit dem Brennstoff zu versorgen, den es benötigt, um ordnungsgemäß zu funktionieren.

Darüber hinaus verbessert es die Insulinsensitivität, normalisiert die Stoffwechselwerte, neutralisiert Nervengifte, beruhigt Entzündungen, stoppt außer Kontrolle geratenen oxidativen Stress und eine zerstörerische Glykierung und bezwingt schädliche Mikroorganismen. Mit anderen Worten, es beseitigt die grundlegenden Faktoren, die zu Neurodegeneration führen und liefert die Energie und das Baumaterial, die für die Wiederbelebung des Gehirns notwendig sind.

Eine ketogene Therapie allein genügt nicht. Den Blutzucker durch einen kohlenhydratarmen Ernährungsplan zu kontrollieren, ist auch notwendig – für eine optimale Verbesserung sogar unerlässlich. Dieses Programm besteht aus drei Ernährungsplänen, die jeweils auf dem Grad der Insulinresistenz des Patienten aufgebaut sind, der durch den Nüchternblutzuckerwert ermittelt wird.

Kohlenhydratarme 25-Gramm-Diät

Bei einem Nüchternblutzuckerspiegel von 126 mg/dl (7 mmol/l) oder mehr wird der Konsum von Kohlenhydraten auf maximal 25 Gramm täglich beschränkt. Bei keiner einzigen Mahlzeit sollte die Hälfte der erlaubten Gesamtkohlenhydrate pro Tag (12,5 Gramm) überschritten werden.

Kohlenhydratarme 50-Gramm-Diät

Bei einem Nüchternblutzuckerspiegel von 101 bis 125 mg/dl (5,6 bis 6,9 mmol/l) wird der Konsum von Kohlenhydraten auf maximal 50 Gramm täglich beschränkt. Bei keiner einzigen Mahlzeit sollte die Hälfte der erlaubten Gesamtkohlenhydrate pro Tag (25 Gramm) überschritten werden.

Kohlenhydratarme 100-Gramm-Diät

Bei einem Nüchternblutzuckerspiegel von 91 bis 100 mg/dl (5,0 bis 5,5 mmol/l) wird der Konsum von Kohlenhydraten auf maximal 100 Gramm täglich beschränkt. Bei keiner einzigen Mahlzeit sollte die Hälfte der erlaubten Gesamtkohlenhydrate pro Tag (50 Gramm) überschritten werden.

Wenn Ihr Nüchternblutzuckerwert gesunken ist, nachdem Sie sich eine Zeitlang an die Ernährungsrichtlinien gehalten haben, sodass er in eine niedrigere Kategorie fällt, können Sie zur nächsten Ebene vorrücken und Ihren Verzehr an Kohlenhydraten erhöhen. Sofern Sie das Programm zum Beispiel mit der kohlenhydratarmen 25-Gramm-Diät begonnen haben und Ihr Nüchternblutzuckerspiegel jetzt durchgehend unter 126 mg/dl liegt, können Sie zur kohlenhydratarmen 50-Gramm-Diät übergehen. Steigt Ihr Nüchternblutzuckerspiegel dabei jedoch wieder auf über 126 mg/dl, müssen Sie zu der kohlenhydratarmen 25-Gramm-Diät zurückkehren. Ebenso gilt, wenn Ihr Nüchternblutzuckerspiegel konsistent unter 101 mg/dl liegt, dass Sie zur kohlenhydratarmen 100-Gramm-Diät übergehen können.

Bei einem Nüchternblutzuckerspiegel von unter 91 mg/dl (5,0 mmol/l) sind der Blutzuckerspiegel und die Insulinwirkung normal und funktionieren offenbar ordnungsgemäß. In dieser Phase sind neurodegenerative Störungen sehr unwahrscheinlich. Sofern jedoch nicht auf den Verzehr von Kohlenhydraten, insbesondere raffinierten Kohlenhydraten und vor allem Süßigkeiten, geachtet wird, kann dies im späteren Leben schließlich zu Problemen führen. Für jemanden mit normalem Nüchternblutzuckerspiegel wäre die kohlenhydratarme 100-Gramm-Diät oder sogar eine großzügigere 150-Gramm-Diät jedoch hilfreich, um den Konsequenzen einer Insulinresistenz und Neurodegeneration vorzubeugen oder diese gar zu vermeiden. Sofern ein Elternteil oder Ihr Partner beziehungsweise Ihre Partnerin an einer Insulinresistenz leidet, ist Ihr Risiko, selbst eine Insulinresistenz zu entwickeln, erhöht.

Dieses Buch wurde ebenso sehr für Menschen geschrieben, die sich um ihre eigene künftige geistige Gesundheit sorgen, wie für jene, die bereits einen messbaren Rückgang ihrer geistigen Fähigkeiten erleben. Sich schon jetzt, bevor Symptome sichtbar werden, um Ihr Gehirn zu kümmern ist Ihre beste Versicherung, um lange, bis ins hohe Alter geistig fit zu bleiben.

Grundlegende Richtlinien für die kohlenhydratarme Diät

Alle drei genannten kohlenhydratarmen Diäten sind ketogene Diäten, wenn sie mit Kokosöl kombiniert werden. Offensichtlich gilt, je niedriger der Verzehr von Kohlenhydraten, desto größer der ketogene Effekt und desto besser die Blutzuckerkontrolle. Deshalb müssen diejenigen, die das größte Problem mit einer Insulinresistenz und der Blutzuckerkontrolle haben, sich an eine stärker kohlenhydrateingeschränkte Diät halten. Die kohlenhydratarme 25-Gramm-Diät ist die ketogenste von den dreien, sie enthält so wenig Kohlenhydrate, dass sie sogar für die Kontrolle epileptischer Anfälle genutzt werden kann.

Die kohlenhydratarme Diät vollbringt viele Dinge. Zusätzlich zu den genannten Vorteilen wird diese Diät Ihren Körper auch darauf konditionieren, Fett anstelle von Zucker zu verbrennen. Zudem wird sie zerstörerische Essgewohnheiten verändern, eine unkontrollierbare Esssucht stoppen, mit Abhängigkeiten von Zucker, Limonade, Koffein, Weißbrot, Alkohol und anderem Junkfood brechen, Ihnen erlauben, ohne Schuldgefühle vollfette und vollmundige Nahrungsmittel zu genießen, Sie erleben lassen, wie köstlich richtige, natürliche Lebensmittel schmecken, Ihre Einstellung zu Nahrungsmitteln verändern, Ihren Blutzucker stabilisieren, Ihrem Körper eine Chance zur Heilung geben, Ihre Abhängigkeit von Medikamenten hinfällig machen und Sie das Leben mehr genießen lassen.

Abhängig von Ihren Nüchternblutzuckerwerten halten Sie sich an die 25-Gramm-, 50-Gramm- oder 100-Gramm-Diät. Das sind jeweils die Höchstmengen an Kohlenhydraten, die Ihnen für den ganzen Tag erlaubt sind. Sie brauchen keine Kalorien zu zählen, die Menge an Fett oder Eiweiß abzumessen, die Sie essen, oder sich bei dem, was Sie essen, zu beschränken, außer bei Kohlenhydraten. Essen Sie, bis Sie satt sind, aber ohne Völlegefühl.

Übermäßig viel zu essen, reduziert die Wirksamkeit der Diät. Bis zu 58 Prozent des Eiweißes, das Sie essen, kann in Glukose umgewandelt werden, sodass es auch nicht erstrebenswert ist, übermäßig viel eiweißhaltige Nahrungsmittel zu essen. Da Fett praktisch keine Glukose produziert, können Sie davon so viel essen, wie Sie möchten.

Ein Mensch kann von diesen Diäten, einschließlich der 25-Gramm-Diät, unbegrenzt lange leben. Es gibt dabei keinen Mangel an Nährstoffen. Sie liefern alle die Nährstoffe, die für eine gute Gesundheit notwendig sind. Bedenken Sie, dass Eskimos traditionell von einer Nahrung lebten und sogar gut lebten, die ausschließlich aus Fleisch und Fett bestand. Kohlenhydrate aus pflanzlichen Nahrungsmitteln machten weniger als ein Prozent ihrer Gesamtkalorien aus. Sie waren gesund, ohne Diabetes, Alzheimer, Parkinson, Krebs oder andere degenerative Krankheiten, die in unserer, von einer kohlenhydratreichen Ernährung geprägten Gesellschaft heute verbreitet sind. Diese neue Diät erlaubt viel mehr pflanzliche Nahrungsmittel, eine größere Vielfalt und mehr Nährstoffe als die traditionelle Ernährungsweise der Eskimos. Sie ist wahrscheinlich eine weitaus gesündere Ernährungsweise als die, die Sie bisher gepflegt haben.

Sie müssen nicht jedes Gramm Kohlenhydrate berechnen, das Sie essen. Dies ist wichtig. Mit zunehmender Erfahrung werden Sie Mahlzeiten zubereiten können, ohne tatsächlich jedes Gramm Kohlenhydrate zu berechnen. Nur die ersten Monate müssen sie besonders darauf achten, innerhalb Ihrer Kohlenhydratgrenze zu bleiben.

Die meisten Fleisch-, Fisch-, Geflügelarten und alle Fette sind »freie« Nahrungsmittel; das heißt, dass Sie sie in unbegrenzter Menge essen dürfen. Eier, Käse und Salat enthalten sehr kleine Mengen an Kohlenhydraten. Verwenden Sie die Kohlenhydrattabelle, [die im Buch von Dr. Bruce Fife »Stopp Alzheimer! Praxisbuch«, systemed Verlag, Lünen, 2012] enthalten ist, um die Menge der verwertbaren Kohlenhydrate der Nahrungsmittel zu berechnen. Die [...] vom Körper verwertbaren Kohlenhydrate sind verdaulich, liefern Kalorien und erhöhen den Blutzucker. [Die wichtigsten verwertbaren Kohlenhydrate sind Zucker und Stärke.] Ballaststoffe sind ebenfalls Kohlenhydrate, sie erhöhen jedoch nicht den Blutzuckerspiegel und liefern auch keine Kalorien, sodass sie in der Liste nicht enthalten sind. Die meisten pflanzlichen Nahrungsmittel enthalten sowohl verdauliche Kohlenhydrate als auch Ballaststoffe. Den Kohlenhydratgehalt von fertig verpackten Lebensmitteln können Sie [... in vielen Fällen der Kennzeichnung entnehmen.] Bei den Nährwertangaben auf dem Etikett wird die Menge an Kalorien, Fett, Kohlenhydraten, Eiweiß und anderen Nährstoffen pro Portion [und/oder pro 100 Gramm] angegeben. [Allerdings ist diese Kennzeichnung noch freiwillig. Erst ab Ende 2014 müssen EU-weit auf den meisten verpackten Lebensmittel unter anderem die Kohlenhydrat- und Zuckergehalte angegeben werden. Zusätzlich können die Ballaststoffe aufgeführt sein sowie Angaben zum Anteil der Stärke an den Kohlenhydraten.] Die Kohlenhydrattabelle listet die gängigsten Gemüse, Früchte, Milchprodukte, Körner, Nüsse und Samen auf. Um Nahrungsmittel zu finden, die in der Liste nicht enthalten sind, einschließlich der bei vielen beliebten Fertigprodukten und Restaurantgerichten, suchen Sie im Internet, [wo zahlreiche Kohlenhydrattabellen angeboten werden].

Um unter Ihrem täglichen Kohlenhydratlimit zu bleiben, ist es ratsam, alle kohlenhydratreichen Nahrungsmittel wegzulassen oder drastisch zu reduzieren. Eine Scheibe Weißbrot enthält zum Beispiel zwölf Gramm Kohlenhydrate. Wenn Sie eine kohlenhydratarme 25-Gramm-

Diät machen, kommen Sie mit nur zwei Scheiben bereits an Ihr Tageslimit. Da alle Gemüse- und Obstarten Kohlenhydrate enthalten, wären Sie den Rest des Tages darauf beschränkt, nur Fleisch und Fett zu essen, um unter Ihrem 25-Gramm-Limit zu bleiben – was keine gute Idee ist. Eine einzige mittelgroße gebackene Kartoffel enthält 33 Gramm Kohlenhydrate – mehr als eine Tagesration. Ein Apfel hat 18 Gramm, eine Orange 12 Gramm und eine mittelgroße Banane 24 Gramm. Brote und andere Getreideprodukte haben den höchsten Kohlenhydratgehalt. Ein einziger kleiner Pfannkuchen mit einem Durchmesser von etwa 10 cm hat, ohne Sirup oder Süßungsmittel, 13 Gramm, eine Tortilla gleicher Größe hat 34 Gramm und ein Bagel von etwa 11,5 cm Durchmesser hat 57 Gramm Kohlenhydrate. Bei Süßigkeiten und Desserts ist der Kohlenhydratanteil sogar noch höher, und sie haben fast keinen Nährwert, sodass sie vollständig weggelassen werden sollten. Die meisten Brote und die meisten Früchte müssen sehr begrenzt, wenn nicht ganz ausgeschlossen werden, insbesondere bei der 25-Gramm- oder 50-Gramm-Diät.

Gemüse hat einen wesentlich niedrigeren Kohlenhydratgehalt. Eine Tasse [240 ml] Spargel liefert zwei Gramm, eine Tasse rohen Kohls zwei Gramm und eine Tasse Blumenkohl drei Gramm. Alle Salatarten haben sehr wenig Kohlenhydrate: eine Tasse zerkleinerter Kopfsalat enthält nur etwa 0,6 Gramm. An grünem Salat und anderen kohlenhydratarmen Gemüsesorten können Sie sich bequem satt essen, ohne sich allzu viele Gedanken um Ihr Kohlenhydratlimit machen zu müssen. Selbst bei einer kohlenhydratarmen 25-Gramm-Diät kann eine begrenzte Menge Obst gegessen werden. Obst mit dem niedrigsten Kohlenhydratgehalt sind Beeren wie Brombeeren (½ Tasse 3,5 Gramm), Boysenbeeren (½ Tasse 4,5 Gramm), Himbeeren (½ Tasse 3 Gramm) und Erdbeeren (½ Tasse, in Scheiben geschnitten, 4,8 Gramm). Jedes Obst, Gemüse, ja sogar Getreideprodukt kann gegessen werden, solange die Portion nicht so groß ist, dass Sie Ihr Limit überschreiten. Da die meisten Obstarten, stärkehaltigen Gemüsearten und Brote kohlenhydratreich sind, ist es am besten, sie einfach ganz wegzulassen.

Schauen wir uns einen typischen Tagesplan für die kohlenhydratarme 25-Gramm-Diät an. Die Kohlenhydrate sind bei jedem Nahrungsmittel in Klammern angegeben.

Frühstück

Omelett mit 2 Eiern (1,2 g), 30 g Cheddar-Käse (0,4 g), ½ Tasse geschnittener Pilze (1,2 g), 60 g gewürfeltem, zuckerfreiem Schinken (0 g) und einem Teelöffel gehacktem Schnittlauch (< 0,1 g), in 1 Esslöffel Kokosöl gebraten (0 g). Kohlenhydrate: 2,8 Gramm.

Mittagessen

Gemischter grüner Salat aus 2 Tassen zerkleinertem Salat (1,2 g), ½ Tasse zerkleinerten Karotten (4 g), ¼ Tasse gewürfelten süßen Paprikaschoten (1,1 g), ½ mittelgroßen Tomate (1,7 g), ¼ Avocado (0,9 g), ½ Tasse zerkleinertem Kohl (1,6 g), 90 g gewürfeltem, gebratenem Hühnchen (0 g), 1 Esslöffel gerösteten Sonnenblumenkernen (1 g), angemacht mit 2 Esslöffeln italienischem Dressing auf Olivenölbasis, ohne Zucker (1 g). Kohlenhydrate: 12,5 Gramm.

Abendessen

Ein Schweinekotelett oder mehr (0 g), 1 Tasse gekochter Spargel (2,4 g) mit 1 Teelöffel Butter (0 g), 2 Tassen gekochtem Blumenkohl (3,2 g), angemacht mit 30 g Colby-Käse (0,7 g), mit verschiedenen Kräutern und Gewürzen (< 0,1 g), um den Geschmack abzurunden. Kohlenhydrate: 6,3 Gramm.

Die Gesamtkohlenhydrate dieser drei Mahlzeiten belaufen sich auf 21,6 Gramm, das sind 3,4 Gramm weniger als das Tageslimit von 25 Gramm. Wie Sie an diesem Beispiel sehen, bietet diese Diät eine Vielzahl an nährstoffhaltigen Nahrungsmitteln. Bei einer kohlenhydratarmen 50-Gramm-Diät würden 28,1 Gramm zu den vorgenannten Rezepten hinzugefügt. Dies könnte in Form von kohlenhydratreicheren Gemüse- oder Obstarten oder auch mit einer kleinen Menge Vollkornprodukten geschehen.

Eine kohlenhydratarme 100-Gramm-Diät ist im Vergleich zu den anderen beiden Diäten sehr üppig. Sie schließt im Grunde alle Lebensmittelgruppen ein. Mit einer einfachen Reduzierung der Portionsgröße oder der Verzehrshäufigkeit stärkehaltiger Gemüse, Früchte, Getreideprodukte und sogar gelegentlicher Süßigkeiten kann der Verzehr an Gesamtkohlenhydraten leicht in Schranken gehalten werden.

Schauen wir uns im Vergleich dazu den Kohlenhydratgehalt einiger typischer nicht kohlenhydratreduzierter Mahlzeiten an.

Ein typisches Frühstück besteht [in den USA] vielleicht aus 1 Tasse Cornflakes (35 g) mit ½ Tasse zweiprozentiger Milch (12,5 g). Die Gesamtkohlenhydrate belaufen sich auf 47 Gramm. Eine einzige Portion solcher Cornflakes, die in ihrem Kohlenhydratgehalt sehr typisch ist, überschreitet bereits das 25-Gramm-Limit und deckt fast die ganze Ration an Kohlenhydraten bei der 50-Gramm-Diät ab. Frühstückscerealien sind offensichtlich keine gute Option für diejenigen, die sich an einen kohlenhydratarmen Speiseplan halten möchten.

Den meisten Menschen ist bewusst, dass Cornflakes & Co. nicht die gesündesten Nahrungsmittel sind. Sie werden gegessen, weil es bequem ist, schnell geht und im Allgemeinen gut schmeckt. Sie werden vermutlich nicht wegen ihres Nährstoffgehalts gegessen. Vollkornprodukte gelten als die bessere Wahl. Eine Schale mit warmem Haferbrei ist zwar nährstoffhaltiger als die gleiche Portion Cornflakes, der Kohlenhydratgehalt ist jedoch in etwa gleich. Eine Tasse gekochter Haferbrei (21,3 g) mit 1 Esslöffel Zucker (12 g) und ½ Tasse zweiprozentiger Milch (12,5 g) ergibt einen Gesamtkohlenhydratwert von 45,8 Gramm.

Ein typisches [amerikanisches] Mittagessen könnte aus einem Big Mac Hamburger von McDonald's (42 g), einer mittleren Portion Pommes frites (43,3 g) und einer 0,3-l-Dose Limonade (39,9 g) bestehen, womit wir auf kolossale 125,2 Gramm Kohlenhydrate kommen, mehr als das tägliche Limit bei allen drei Diätprogrammen.

Ein typisches Abendessen könnte aus drei mittelgroßen Stücken Peperonipizza (97,2 g) und einer 0,3-l-Dose Limonade (39,9 g) bestehen, womit wir auf 137,1 Gramm Kohlenhydrate kommen.

Die meisten üblichen Mahlzeiten sind kohlenhydratreich. Folglich konsumiert der durchschnittliche US-Amerikaner (oder Europäer oder Australier) mehr als 300 Gramm Kohlenhydrate täglich. Der beste Weg, um überschüssige Kohlenhydrate zu vermeiden, ist, Ihre Mahlzeiten zu Hause mit frischen, kohlenhydratarmen Zutaten zuzubereiten.

Bedeutet dies, dass Sie sich keine Pizza mehr gönnen dürfen? Sie werden einige schwierige Entscheidungen treffen müssen. Möchten Sie Pizza oder möchten Sie eine Demenz? Es ist Ihre Wahl. Sie müssen entscheiden, ob die Pizza wichtiger für Sie ist, als Ihre Fähigkeit klar denken und sich erinnern zu können, wer zu Ihrer Familie gehört und wer Ihre Freunde sind und nicht pflegebedürftig zu sein. Wenn Sie glauben, Pizza oder Eis zu essen oder Limonade zu trinken oder was auch immer, schade nicht, dann sind Sie abhängig von diesen Nahrungsmitteln. Sie verschließen die Augen vor der Wahrheit. Das sichere Zeichen einer Abhängigkeit ist, vernünftige Gründe zugunsten der Befriedigung von Gelüsten zu ignorieren. Sie brauchen diese Diät, um mit diesen Abhängigkeiten zu brechen.

Dieser kohlenhydratarme Speiseplan verbietet in Wirklichkeit keine Lebensmittel, er setzt nur Grenzen bei den Mengen. Das heißt, man kann gelegentlich auch Pizza essen, muss aber die Portionsgröße beschränken und bei den anderen Nahrungsmitteln, die man isst, entsprechende Anpassungen vornehmen, damit der tägliche Kohlenhydratkonsum innerhalb der von der Diät festgelegten Grenze bleibt.

Es ist jedoch keine gute Idee, sich an einer kohlenhydratreichen Mahlzeit gütlich zu tun, in der Annahme, es wieder wettzumachen, indem bei den anderen beiden Mahlzeiten alle Kohlenhydrate gestrichen werden. Nehmen wir an, Sie machen eine kohlenhydratarme 50-Gramm-Diät und Sie prassen, indem Sie ein Stück Pastete mit 46 Gramm Kohlenhydraten essen. Damit bleiben Ihnen noch vier Gramm Kohlenhydrate für den Rest des Tages. Um das wett zu machen, dürften Sie bei zwei Mahlzeiten außer Fleisch fast nichts mehr essen. Selbst wenn Sie dies schaffen würden, wäre es keine gute Idee. Durch die 46 Gramm Kohlenhydrate, die alle gleichzeitig gegessen werden, wird eine metabolische Flutwelle in Ihrem Körper losgetreten. Der Grund für die Einschränkung des Kohlenhydratverzehrs ist in erster Linie, große Mengen an Zucker im Blut zu vermeiden, da es genau das ist, was den Körper aus dem Gleichgewicht bringt. Es ist am besten, Ihren Kohlenhydratkonsum über alle drei Mahlzeiten zu verteilen, sodass keine einzelne Mahlzeit mehr als die Hälfte der gesamten Tagesration enthält.

Es ist klar, dass Sie nicht mehr so ungehemmt Pizza oder Eiscreme verschlingen können, wie Sie es vielleicht als Teenager getan haben. Der Körper ist sehr empfindlich gegenüber Kohlenhydraten. Ein einziger Schokoriegel kann sehr destruktiv sein. Der darin enthaltene Zucker genügt, um die Bildung von Ketonkörpern zu blockieren und den Ketonspiegel erheblich zu senken, ganz zu schweigen vom Blutzuckerspiegel.

Wer sich um jemanden mit einer fortgeschrittenen neurodegenerativen Krankheit kümmert und für ihn verantwortlich ist, wird vielleicht sagen: »Ach, er liebt Eis so sehr, ich kann es ihm nicht vorenthalten.« Nun, natürlich liebt er Eis, jeder liebt Eis. Wenn Sie jemanden, der an einer neurodegenerativen Krankheit leidet, mit kohlenhydratreichen Nahrungsmitteln füttern, tragen Sie zu seiner Krankheit und dem fortgesetzten geistigen Verfall bei. Sie tun ihm keinen Gefallen. Ersetzen Sie das Eis durch eine kohlenhydratarme Alternative, wie einer Schale geschnittener Erdbeeren mit Sahne. Darüber hinaus gibt es im Supermarkt auch viele kohlenhydratarme Versionen von Lieblingsnahrungsmitteln.

Essensvorlieben können sich ändern und ändern sich. Wenn Sie anfangen, mehr Gemüse zu essen, inbesondere in der Kombination mit Butter, Käse und reichhaltigen Saucen, wird es befriedigender sein als das Junkfood, das Sie vorher gegessen haben.

Sie sollten, wenn möglich, jeden Tag mindestens einen frischen Rohkostsalat essen. Eine bunte Vielfalt grüner Salate entsteht, indem sie mit wechselnden Gemüsearten, Garnierungen und Dressings zubereitet werden.

Selbst gemachte Salatdressings sind im Allgemeinen am besten. Wenn Sie ein im Geschäft gekauftes Dressing verwenden, meiden Sie solche mit zusätzlichem Zucker. Überprüfen Sie die Nährwertangaben bezüglich des Kohlenhydratgehaltes. Einige Dressingrezepte finden Sie in dem Buch »Stopp Alzheimer! Praxisbuch«.

Sehr einfache Abendessen können aus einem Hauptgericht aus Ihrem Lieblingsfleisch – Rinderbraten, gebratenes Hähnchen, Lammkotelett, gebackener Lachs, Hummer etc. – mit einer oder zwei Beilagen aus rohem oder gekochtem Gemüse, wie etwa gedünstetem Brokkoli mit Butter und geschmolzenem Cheddar-Käse zubereitet werden.

Rezeptideen für kohlenhydratarme Gerichte finden Sie in dem parallel erscheinenden Buch »Stopp Alzheimer! Praxisbuch« von Dr. Bruce Fife [systemed Verlag, Lünen, 2012]. Mit der wachsenden Beliebtheit kohlenhydratarmer Ernährungsformen explodierte die Zahl der Rezepte für kohlenhydratarme Gerichte. [Unter www.systemed.de finden Sie einige Kochbücher zum Thema, zum Beispiel »Das neue große LOGI-Kochbuch« oder »Das große LOGI-Grillbuch«].

Es gibt Hunderte von Rezepten im Internet. Überprüfen Sie bei jedem Rezept den Kohlenhydratgehalt. Nicht alle Rezepte, die für sich in Anspruch nehmen, »kohlenhydratarm« zu sein, sind es auch. Oftmals handelt es sich um eine Abwandlung von Standardgerichten mit weniger Kohlenhydraten, die aber immer noch eine erhebliche Menge davon enthalten.

Essen Sie vollfette Lebensmittel, Butter, Sahne, Kokosöl, das Fett am Fleisch und die Hähnchenhaut. Fett ist gut für Sie. Fett stillt den Hunger und beugt Essanfällen vor. Das Verlangen nach Süßigkeiten wird stark gedrosselt. Da Fett gut sättigt, kann der Hunger mit weniger Essen gestillt werden, sodass der Verzehr der Gesamtkalorien möglicherweise sogar etwas zurückgeht. Wer übergewichtig ist, beobachtet vielleicht sogar, dass das Gewicht sinkt. Untergewichtige und mangelernährte Personen haben ja für gewöhnlich kein Abnehmproblem. Ihnen hilft das zusätzliche Fett in ihrer Nahrung, an Gewicht zuzunehmen und auf ein gesünderes Niveau zu kommen.

Auswärts essen kann etwas schwierig sein, ist aber im Laufe der Jahre schon wesentlich einfacher geworden. Wegen der Beliebtheit kohlenhydratarmer Ernährungsformen bieten viele Restaurants inzwischen auch kohlenhydratarme Optionen an. Fast jedes Hamburger-Restaurant, einschließlich aller populären Fast-Food-Restaurants, bietet [in den USA] auch Hamburger ohne Brötchen an. Sie enthalten alles, was man bei einem normalen Hamburger erwarten würde, sind jedoch in Salat eingewickelt, ohne Brötchen. Selbst wenn diese Variante nicht auf der Speisekarte steht, die meisten Restaurants werden sie auf Ihren Wunsch hin gerne für Sie zubereiten.

Ihre Grundnahrungsmittel

Fleisch

Sie können alle frischen Fleischsorten essen – Rind, Schwein, Lamm, Büffel und Wild. Alle Fleischteile wie Steaks, Rippen, Braten, Kotelett und Rinder-, Schweine- und Lammhackfleisch können gegessen werden. Bevorzugen Sie rotes Fleisch von biologisch aufgezogenen, grasgefütterten Tieren, die nicht mit Hormonen und Antibiotika gefüttert wurden. Lassen Sie das Fett am Fleisch und essen Sie es mit. Fett ist für einen ordnungsgemäßen Eiweißstoffwechsel erforderlich und unterstreicht den Geschmack des Fleisches.

Verarbeitetes Fleisch, das Nitrate, Nitrite, Natriumglutamat oder Zucker enthält, sollte gemieden werden. Dazu gehören das meiste Frühstücksfleisch und Fleischerzeugnisse wie Hotdogs, Würstchen, Speck und Schinken. Verarbeitetes Fleisch, bei dem hingegen nur Kräuter und Gewürze hinzugefügt wurden, ist erlaubt. Lesen Sie die Liste der Zutaten auf dem Etikett. Enthalten die Produkte keine chemischen Zusatzstoffe oder Zucker, können Sie sie essen. Enthalten Sie nur eine kleine Menge Zucker und keine weiteren Chemikalien, können Sie sie dennoch verwenden, wenn Sie den Zucker berücksichtigen und bei Ihren für den Tag zulässigen Gesamtkohlenhydraten dazurechnen. Wenn Sie paniertes Fleisch oder Hackbraten essen, müssen Sie den Gehalt an Kohlenhydraten einrechnen.

Alle Arten von Geflügel sind erlaubt – Hähnchen, Pute, Ente, Gans, Huhn, Wachtel, Fasan, Strauß und alle anderen. Die Haut nicht entfernen, sondern zusammen mit dem Fleisch essen. Sie ist oft der schmackhafteste Teil. Alle Eier sind erlaubt.

Alle Arten von Fisch sowie Krusten- und Schalentieren sind erlaubt – Lachs, Thunfisch, Seezunge, Forelle, Wels, Flunder, Sardinen, Hering, Krabben, Hummer, Austern, Miesmuscheln, Sandmuscheln und alle anderen. Wild gefangener Fisch ist empfehlenswerter als Fisch aus Fischfarmen. Fischrogen oder Kaviar sind auch erlaubt.

Die meisten frischen Fleischsorten enthalten keine Kohlenhydrate. Sie sind »freie« Nahrungsmittel, dass heißt, Sie können sie essen, ohne Kohlenhydrate berechnen zu müssen. Die einzigen Ausnahmen sind manche Meeresfrüchte sowie Eier, die kleine Mengen Kohlenhydrate enthalten. Ein großes Hühnerei enthält zum Beispiel etwa 0,6 Gramm Kohlenhydrate.

Fleisch- und Wurstwaren sind hingegen keine »freien« Nahrungsmittel. Ihnen werden oft Kohlenhydrate zugesetzt, sodass Sie deren Kohlenhydratgehalt anhand der Nährwerttabelle auf dem Etikett berechnen müssen.

Was viele Menschen vermissen, wenn sie auf eine kohlenhydratarme Ernährung umsteigen, sind die knusprigen Snacks, die sie vorher so gerne gegessen haben – die Bretzeln, Chips, Cracker. Sie enthalten natürlich zu viele Kohlenhydrate und oft auch unerwünschte Zusatzstoffe wie Eisen und fruktosehaltigen Maissirup. Eine kohlenhydratfreie Alternative sind Schweinekrusten. Sie werden aus der Fettschicht unter der Haut des Tieres hergestellt. Da das Fett ausgelassen wird, bleibt nur die Eiweißmatrix übrig. Diese knusprigen Leckereien können als Snacks gegessen und anstelle von Croutons in Salaten verwendet werden. Zerbröselt dienen sie als Panade beim Braten oder Frittieren von Fisch oder Hähnchen oder als Garnierung auf Geschmortem oder anderen Gerichten.

Milchprodukte

Manche Milchprodukte sind relativ kohlenhydrathaltig, während andere wenig Kohlenhydrate enthalten. Eine Tasse [230 ml] Vollmilch enthält 11 Gramm Kohlenhydrate, zweiprozentige Milch hat 11,4 Gramm und einprozentige Milch hat 12,2 Gramm. Wie Sie sehen, steigt mit sinkendem Fettanteil der Kohlenhydratgehalt.

Eine Tasse Vollfett-Natur-Joghurt enthält 12 Gramm Kohlenhydrate und eine Tasse fettfreier Joghurt 19 Gramm. Gesüßter fettarmer Vanillejoghurt hat 31 Gramm und fettarmer Fruchtjoghurt 43 Gramm.

Die meisten Hartkäsesorten haben einen sehr niedrigen Kohlenhydratgehalt. Weichkäsesorten haben einen etwas höheren Kohlenhydratgehalt, sind aber immer noch nicht schlecht. Eine gute Wahl bei Käse sind unter anderem Cheddar, Colby, Monterey, Mozzarella, Gruyère, Edamer, Emmentaler, Feta, Frischkäse (natur), Hüttenkäse und Ziegenkäse. 30 Gramm Cheddar-Käse haben nur 0,4 Gramm. Eine volle Tasse Cheddar-Käse enthält ganze 1,5 Gramm. Eine Tasse Hüttenkäse hat 8 Gramm; ein Esslöffel Frischkäse natur enthält 0,4 Gramm. Molkenkäse sowie Analogkäse oder Käseimitate haben einen wesentlich höheren Kohlenhydratgehalt und sollten gemieden werden. Schlagsahne extra liefert etwas mehr als 6 Gramm pro Tasse. Sahne, halb und halb, enthält 10 Gramm pro Tasse, sodass Sie bei der vollfetten Sahne bleiben sollten. Ein Esslöffel saure Sahne enthält 0,5 Gramm. Sie können die meisten Käse- und Sahnesorten essen, ohne sich übermäßig mit Kohlenhydraten zu belasten. Seien Sie bei Milch und Joghurt aber vorsichtig. Gesüßte Milchprodukte wie Eierflipp, Eiscreme und Schokoladenmilch sollten gemieden werden.

Fette und Öle

Fette und Öle enthalten keine Kohlenhydrate, das heißt, dass sie freie Nahrungsmittel sind und Sie so viel davon essen können, wie Sie mögen. Manche Fette sind gesünder als andere. Wählen Sie auf der nachstehenden Liste aus der Kategorie der »bevorzugten Fette«. Alle diese Öle sind für die Essenszubereitung unbedenklich. Meiden Sie »nicht bevorzugte Fette« und verwenden Sie diese nie beim Kochen. Ganz gemieden werden sollten die »schlechten Fette«, alle Nahrungsmittel, die sie enthalten und damit zubereitet wurden, wie Pommes frites und panierter Fisch.

Bevorzugte Fette

- Avocadoöl
- Butter
- Ghee [Butterschmalz]
- Kokosöl
- Macadamianussöl
- MCT-Öl
- Olivenöl Extra Vergine
- Palmkernöl
- Palmöl/Palmfruchtöl
- rotes Palmöl
- tierische Fette (Schmalz, Talg, ausgelassenes Fett)

Nicht bevorzugte Fette

- Baumwollsamenöl
- Distelöl
- Erdnussöl
- Kürbiskernöl
- Maiskeimöl
- Rapsöl
- Sojaöl
- Sonnenblumenöl
- Walnussöl

[Diese Öle werden als nicht empfehlenswert – vor allem zum Erhitzen – eingestuft, weil sie reich an mehrfach ungesättigten Fettsäuren sind und daher leicht oxidieren bzw. ranzig werden. In Deutschland werden Raps- und Walnussöl aufgrund ihres Gehaltes an Omega-3-Fettsäuren hingegen empfohlen. Die anderen Öle sollten nur sparsam verwendet werden, weil sie überwiegend Omega-6-Fettsäuren enthalten.]

Schlechte Fette

- Backfette
- gehärtete Pflanzenfette
- Margarine

Gemüse

Sie sollten jede Menge Gemüse essen. Die meisten Gemüsearten haben einen relativ geringen Kohlenhydratgehalt. Sie können sich problemlos an die fünf staatlicherseits empfohlenen Portionen halten, ohne dabei 25 Gramm Kohlenhydrate zu überschreiten. Die Portionsgrößen entsprechen im Allgemeinen etwa eine halbe Tasse. Jeweils eine halbe Tasse gekochter Kohl, Spargel, Brokkoli, Pilze und grüner Bohnen ergibt insgesamt weniger als 9 Gramm Kohlenhydrate. Sie sollten jeden Tag mindestens das Doppelte dieser Menge essen zusammen mit anderen kohlenhydratarmen Lebensmitteln.

Grüne Salate enthalten die wenigsten Kohlenhydrate. Eine Tasse Salat hat nicht einmal 1 Gramm Kohlenhydrate. Ein gemischter Salat aus 2 Tassen Kopf- oder Eisbergsalat, 1 Tasse gemischter kohlenhydratarmer Gemüse und ½ Tasse Gemüse mit mittlerem Kohlenhydratgehalt sowie ein oder zwei Esslöffeln italienischem Dressing bleibt leicht unter 9 Gramm Kohlenhydraten. Sie können zusätzlich Käse und Fleisch nehmen, ohne dass dies gravierende Auswirkungen auf den Gesamtkohlenhydratwert hätte. Mindestens ein Rohkostsalat täglich wird sehr empfohlen. Auch wenn Sie rohes und gekochtes Gemüse essen sollten, ist rohes Gemüse vorzuziehen. Beim Kochen werden Stärke und Zellulose (Ballaststoffe) etwas aufgespalten und leichter in Zucker umgewandelt. Aus diesem Grund erhöht gekochtes Gemüse in der Regel den Blutzuckerspiegel stärker als rohes Gemüse.

In der Auflistung auf Seite 215 werden die Gemüsearten nach ihrem relativen Kohlenhydratgehalt aufgeführt. Gemüsearten mit bis zu 6 Gramm Kohlenhydraten pro Tasse sind in der Gruppe der kohlenhydratarmen Gemüsearten aufgelistet. Einige dieser Gemüse, insbesondere das grüne Blattgemüse, haben wesentlich weniger als 6 Gramm. Der durchschnittliche Kohlenhydratgehalt für das Gemüse in dieser Liste liegt bei etwa 3 Gramm pro Tasse. Die meisten Gemüsearten, die Sie essen, sollten aus dieser Gruppe kommen.

Die Gruppe der Gemüse mit mittlerem Kohlenhydratgehalt liegt zwischen 7 und 14 Gramm Kohlenhydrate pro Tasse. Diese Sorten sollten in Maßen gegessen werden. Essen Sie zu viel davon, kann das Diätlimit von 25 Gramm leicht überschritten werden und möglicherweise sogar das Limit von 50 Gramm. Eine Tasse gehackte Zwiebeln enthält 14 Gramm Kohlenhydrate. Sie werden allerdings nicht oft so viele Zwiebeln essen wollen. Ein paar Esslöffel oder weniger sind wahrscheinlicher. Ein Esslöffel gehackte Zwiebeln liefert weniger als 1 Gramm Kohlenhydrate. Stärkehaltige Gemüsearten sind vollgepackt mit Kohlenhydraten. Eine mittelgroße gebackene Kartoffel liefert sage und schreibe 33 Gramm Kohlenhydrate. Es gibt zwar kein Gemüse, das absolut tabu ist, es ist jedoch sinnvoll, diese Gemüse generell zu meiden, insbesondere, wenn Sie die 25-Gramm-Diät machen. [In Deutschland zählt die

Kartoffel ohnehin nicht zum Gemüse, sondern zu den stärkereichen Beilagen.] Selbst bei der 50-Gramm-Diät wären Ihre Wahlmöglichkeiten an Nahrungsmitteln mit dem Verzehr einer einzigen Portion für den Rest des Tages stark eingeschränkt. Bei der 100-Gramm-Diät können einige stärkehaltige Gemüse einbezogen werden, aber auch hier gilt wiederum, dass sie allenfalls auf eine Mahlzeit beschränkt werden sollten und auch dann auf nur eine Portion.

Die meisten Winterkürbisse sind kohlenhydratreich. Zwei Ausnahmen sind Gemüse- und Spaghettikürbisse, die nur etwa halb so viele Kohlenhydrate enthalten. Der Spaghettikürbis verdankt seinen Namen der Tatsache, dass sich das Fruchtfleisch nach dem Kochen in Fäden ablösen lässt, die Spaghetti ähneln. Sie können bei manchen Pastagerichten als Nudelersatz verwendet werden. Werden Fleisch und Sauce auf die Spaghetti-Kürbis-Nudeln gegeben, erhält man ein kohlenhydratarmes Spaghettigericht.

Frischer Mais ist in der kohlenhydratreichen Kategorie zu finden. Mais ist eigentlich kein Gemüse, sondern ein Korn, er wird in der Regel jedoch wie ein Gemüse gegessen. Mais enthält über 25 Gramm Kohlenhydrate pro Tasse.

Kohlenhydratarme Gemüse (weniger als 6 g/Tasse)

- Algen (Nori, Kombu und Wakame)
- Artischocke
- Aubergine
- Avocado
- Bambussprossen
- Blattkohl
- Blumenkohl
- Bohnensprossen (Mungbohnen)
- Bok Choy (Senfkohl)
- Brokkoli
- Brunnenkresse
- Chinakohl
- Daikon-Rettich (asiatischer Riesenrettich)
- Endivie
- Fenchel
- grüne Bohnen
- Grünkohl
- Gurken
- Jicama (Yambohne)
- Kaiserschoten
- Kohl
- Kohlrabi
- Kohlrüben
- Kräuter und Gewürze
- Mangold
- Okra
- Peperoni (scharf und süß)
- Pilze
- Radieschen
- Rhabarber
- Rosenkohl
- Rucola (Rauke)
- Salat (alle Arten)
- Sauerampfer
- Sauerkraut
- Schalotten
- Schnittlauch
- Sellerie
- Selleriewurzel/Knollensellerie
- Sommerkürbis
- Spargel
- Spinat
- Sprossen (Alfalfa, Klee, Brokkoli, Radieschen)
- Taro-Blätter (Wasserbrotwurzel)
- Tomaten
- Tomatillos
- Wachsbohnen
- Wasserkastanie
- Zucchini

Gemüse mit mittlerem Kohlenhydratgehalt (zwischen 7 und 14 g/Tasse)

- Gemüsekürbis
- Karotten
- Pastinake
- Porree
- Rote Bete
- Sojabohnen (Edamame)
- Spaghettikürbis
- Steckrüben
- Zwiebeln

Kohlenhydratreiche, stärkehaltige Gemüse (über 15 g/Tasse)

- Bohnen, getrocknete (Pinto-, schwarze, Kidneybohnen etc.)
- Erbsen
- Kartoffeln
- Kichererbsen
- Limabohnen
- Linsen
- Mais, frisch
- Süßkartoffeln
- Tarowurzel
- Topinambur
- Winterkürbis (Eichel-, Butternusskürbis etc.)
- Yamswurzel

Obst

Ein paar Früchte können in die Diät mit aufgenommen werden, wenn sie sparsam gegessen werden. Beeren haben den niedrigsten Kohlenhydratgehalt von allen Obstsorten. Brombeeren und Himbeeren enthalten etwa 7 Gramm pro Tasse. Erdbeeren, Boysenbeeren und Stachelbeeren haben etwas mehr, etwa 9 Gramm pro Tasse. Heidelbeeren haben jedoch einen wesentlich höheren Kohlenhydratgehalt, fast 18 Gramm pro Tasse. Zitronen und Limonen haben auch wenig Kohlenhydrate und enthalten weniger als 4 Gramm pro Frucht. Die meisten anderen Früchte liefern etwa 15 bis 30 Gramm Kohlenhydrate pro Tasse.

Mit sorgfältiger Planung können Sie einige kohlenhydratarme Früchte selbst bei der 25-Gramm-Diät mit einbeziehen. Mehr Obst kann bei der 50-Gramm- und 100-Gramm-Diät hinzugefügt werden. Aufgrund seines hohen Zuckergehalts sollte Obst immer in Maßen gegessen werden. Bevorzugen Sie frisches Obst gegenüber Konserven- oder tiefgefrorenem Obst. Bei frischem Obst wissen Sie genau, was Sie bekommen. Bei Obst in Dosen oder bei tiefgefrorenem Obst ist oft zusätzlich Zucker oder Sirup hinzugefügt worden. Trockenobst ist außergewöhnlich süß, denn der Zucker ist konzentriert. Eine Tasse frischer Weintrauben enthält zum Beispiel etwa 26 Gramm Kohlenhydrate, während eine Tasse getrocknete Weintrauben (Rosinen) 109 Gramm liefert. Datteln, Feigen, Korinthen, Rosinen und getrocknete Fruchtpürees sind so süß, dass sie eigentlich Süßigkeiten sind.

Kohlenhydratarme Früchte

- Boysenbeeren
- Brombeeren
- Erdbeeren
- Himbeeren
- Limonen
- Preiselbeeren
- Stachelbeeren
- Zitronen

Kohlenhydratreiche Früchte

- Ananas
- Äpfel
- Aprikosen
- Bananen
- Birnen
- Datteln
- Dattelpflaumen
- Feigen

- Grapefruit
- Guaven
- Heidelbeeren
- Holunderbeeren
- Kirschen
- Kiwis
- Korinthen
- Kumquats
- Mandarinen
- Mangos
- Maulbeeren
- Melonen
- Nektarinen
- Orangen
- Papayas
- Passionsfrucht
- Pfirsiche
- Pflaumen
- Rosinen
- Trockenpflaumen
- Weintrauben

Nüsse und Samen

Sie denken wahrscheinlich, Nüsse und Samen seien kohlenhydratreich, aber erstaunlicherweise sind sie nur eine moderate Quelle. Eine Tasse gehobelte Mandeln enthält zum Beispiel nur etwas mehr als 7 Gramm Kohlenhydrate. Eine Mandel liefert etwa 0,10 Gramm Kohlenhydrate.

Die meisten Baumnüsse ergeben etwa 6 bis 10 Gramm Kohlenhydrate pro Tasse. Cashewnüsse und Pistazien haben einen höheren Kohlenhydratgehalt von 40 beziehungsweise 21 Gramm pro Tasse.

Samen sind im Allgemeinen kohlenhydratreicher als Nüsse. Sowohl Sesamsamen als auch Sonnenblumenkerne enthalten etwa 16 Gramm pro Tasse. Schwarze Walnüsse, Pecannüsse und Kokosnüsse haben den niedrigsten Kohlenhydratgehalt von allen gängigen Nüssen und Samen. Eine Tasse gehackte rohe Kokosnuss hat weniger als 5 Gramm Kohlenhydrate. Eine Tasse getrocknete, ungesüßte Kokosraspeln hat 7 Gramm. Kokosmilch in Dosen liefert pro Tasse etwa 6 Gramm. Vollmilch hat im Vergleich dazu 11 Gramm pro Tasse. Kokosmilch kann in den meisten Rezepten als kohlenhydratreduzierter Ersatz für Vollmilch eingesetzt werden.

Alle Nüsse und Samen können zum Garnieren von Gemüse und Salaten verwendet werden, wenn die Menge pro Portion auf ein oder zwei Esslöffel beschränkt wird. Werden Sie zwischendurch geknabbert, bleibt man am besten bei kohlenhydratarmen Nüssen. Die in der nachstehenden Liste aufgeführten Nüsse in der kohlenhydratarmen Kategorie enthalten weniger als 10 Gramm Kohlenhydrate pro Tasse. Die in der kohlenhydratreichen Kategorie bringen es auf 11 Gramm oder mehr pro Tasse.

Kohlenhydratarme Nüsse und Samen

- Haselnüsse
- Kokosnüsse
- Macadamianüsse
- Mandeln
- Paranüsse
- Pecannüsse
- Walnüsse, echte
- Walnüsse, schwarze

Kohlenhydratreiche Nüsse und Samen

- Cashewnüsse
- Erdnüsse
- Kürbiskerne
- Pinienkerne
- Pistazien
- Sonnenblumenkerne

Brote und Körner

Brote und Getreideprodukte gehören zu den Lebensmitteln mit den höchsten Kohlenhydratgehalten. Bei der 25-Gramm- und der 50-Gramm-Diät werden Sie generell alle Brote, Körner und Frühstücksflocken etc. weglassen müssen. Dazu gehören Weizen, Gerste, Maismehl, Hafer, Reis, Amaranth, Pfeilwurz, Hirse, Quinoa, Pasta, Couscous, Maisstärke und Kleie. Mit einer einzigen Portion kann der gesamte oder der Großteil der zulässigen Tagesration an Kohlenhydraten abgedeckt sein. Eine große weiche Bretzel enthält 97 Gramm Kohlenhydrate, eine Tasse Fruit Loops enthält 25 Gramm und eine Tasse Kleiemüsli mit Rosinen etwa 39 Gramm. Eine Tasse Weizengrütze mit einer halben Tasse Milch und einem Esslöffel Honig kommt auf 48 Gramm Kohlenhydrate.

Vollkornbrote und -cerealien sind nährstoffhaltiger und haben einen wesentlich höheren Ballaststoffanteil als Weißbrot; der Gehalt an Kohlenhydraten ist jedoch fast der gleiche. Eine Scheibe Vollkornbrot enthält etwa 11 Gramm Kohlenhydrate, während eine Scheibe Weißbrot 12 Gramm hat. Kein großer Unterschied.

Eine kleine Menge Mehl oder Maisstärke kann verwendet werden, um Bratensaft oder Sauce anzudicken. Ein Esslöffel Vollkornweizenmehl enthält 4,5 Gramm Kohlenhydrate. Ein Esslöffel Maisstärke enthält 7 Gramm. Dies müssen Sie bei der Berechnung Ihrer täglichen Gesamtkohlenhydrate berücksichtigen, sodass Sie nicht zu viel davon verwenden sollten. Maisstärke ist ein effektiveres Verdickungsmittel als Weizenmehl oder andere Mehle, sodass kleinere Mengen den gleichen Effekt erzielen können.

Eine Alternative zu Binde- oder Verdickungsmitteln ist Rahmkäse, der dem Bratensaft oder der Sauce einen Käsegeschmack verleiht. Ein anderes kohlenhydratfreies und geschmacksneutrales Dickungsmittel ist Xanthan, eine lösliche Pflanzenfaser, die häufig als Bindemittel bei verarbeiteten Nahrungsmitteln verwendet wird. Weitere stärkefreie Verdickungsmittel, die wie Maisstärke oder Mehl zum Andicken von Saucen verwendet werden können, gibt es im Naturkosthandel und im Internet.

Getränke

Getränke gehören zu den Dingen, die am meisten zu Diabetes und Fettleibigkeit beitragen. Die meisten Getränke sind mit Zucker überfrachtet und liefern wenig oder keine Nährstoffe. Limonaden oder Pulver- beziehungsweise Brausegetränke sind nichts anderes als flüssige Süßigkeiten. Selbst Fruchtsäfte und Sportgetränke sind hauptsächlich Zuckerwasser. Eine Tasse [230 ml] Orangensaft enthält 25 Gramm Kohlenhydrate. [...] Viele Getränke enthalten Koffein, das suchterzeugend ist und zum übermäßigen Verzehr von zuckerhaltigen Getränken verleitet. Viele Menschen trinken gewohnheitsmäßig fünf, sechs oder zehn Tassen Kaffee oder Dosen Cola am Tag. Manche trinken nicht einmal Wasser, sondern verlassen sich ausschließlich auf verschiedene Getränke, um ihren täglichen Flüssigkeitsbedarf zu decken. Sie sollten alle koffeinhaltigen Getränke meiden. Koffein ahmt den Effekt von Zucker auf den Blutglukosespiegel nach und stimuliert die Freisetzung von Insulin. Es blockiert auch den Transport von Glukose über die Blut-Hirn-Schranke.[4]

Das absolut beste Getränk für den Körper ist Wasser. Wenn der Körper dehydriert ist und Flüssigkeit braucht, braucht er Wasser, nicht Cola oder einen Cappuccino. Wasser stillt den

Durst besser als jedes Getränk, ohne den zusätzlichen Ballast an Zucker, Koffein oder Chemikalien. Wasser ist mit Abstand die beste Option, und ich empfehle Ihnen sehr, es zu Ihrem Getränk erster Wahl zu machen. Sie können das Wasser – oder Sprudel, also mit Kohlensäure versetztes Wasser ohne Süß- oder Geschmacksstoffe – mit etwas frischer Zitrone oder Limonensaft versetzen, um ihm etwas Geschmack zu geben. Eine andere Option sind ungesüßte Mineralwässer mit Fruchtgeschmack. Ungesüßte Kräutertees und entkoffeinierter Kaffee sind im Grunde kohlenhydratfrei. Lassen Sie die Finger von allen künstlich gesüßten kalorienarmen Softdrinks. Künstliche Süßstoffe sind mit gesundheitlichen Risiken verbunden und halten Ihre Zuckersucht am Leben.

Eine Dehydrierung erhöht die Blutzuckerkonzentration und verschlimmert die Insulinresistenz. Viele Menschen sind die meiste Zeit leicht dehydriert. Sie ignorieren oft die inneren Durstsignale ihres Körpers, bis die Dehydrierung da ist. Diese Situation wird bei älteren Menschen verschärft, weil das Durstgefühl mit dem Alter nachlässt. Die meisten Menschen, insbesondere die älteren, würden davon profitieren, wenn sie darauf achten würden, mehr zu trinken. Als Faustregel gilt, dass Sie mindestens acht Gläser (à 240 ml) Wasser am Tag trinken sollten. Im Sommer oder bei heißen Temperaturen müssen Sie die Menge möglicherweise auf zehn bis zwölf Gläser täglich oder mehr erhöhen.

Würzmittel

Zu den Würzmitteln gehören Kräuter, Gewürze, Knoblauch, Salz, Gewürzkräuter, Salzersatz, Essig, Senf, Meerrettich, Relish, scharfe Saucen, Fischsauce und Ähnliches. Die meisten Würzmittel sind »frei«, weil sie in so kleinen Mengen verwendet werden, dass die Menge an Kohlenhydraten unbedeutend ist. Es gibt jedoch einige Ausnahmen. Ketchup, Gurkenrelish, Grillsauce und einige Salatdressings sind mit Zucker überfrachtet. In vielen Fällen kann man auch kohlenhydratarme Versionen finden. Sie müssen bei allen Fertigprodukten die Zutatenliste und die Nährwertangaben auf dem Etikett lesen.

Die meisten Salatdressings werden mit mehrfach ungesättigten Pflanzenölen hergestellt. Eine bessere Wahl ist ein Olivenöldressing oder ein selbst gemachtes Dressing. Rezepte und Ideen dazu finden Sie im Buch »Stopp Alzheimer! Praxisbuch« [systemed Verlag, Lünen, 2012] von Dr. Bruce Fife. Essig und Olivenöl oder Essig und Wasser ergeben ausgezeichnete Dressings. Essig ist besonders gut, weil er erwiesenermaßen die Insulinempfindlichkeit verbessert und den Blutzuckerspiegel nach einer kohlenhydratreichen Mahlzeit um sage und schreibe 30 Prozent senkt.[5] Die Wirkungen von Essig sind mit dem Arzneistoff Metformin verglichen worden, einem zur Blutzuckerkontrolle beliebten Medikament. Etwas Essig in Ihren Ernährungsplan zu integrieren, wäre gut.

Zucker und Süßigkeiten

Am besten sollten alle Süßungsmittel und damit hergestellte Nahrungsmittel gemieden werden, insbesondere bei der 25-Gramm- und der 50-Gramm-Diät. Ein Zeichen von Kohlenhydratsucht und ein Hinweis auf Blutzuckerprobleme ist die Sucht nach Süßigkeiten. Die sogenannten »natürlichen« Süßungsmittel wie Honig, Melasse, Sucanat (gehärteter Zuckerrohrsaft), Fruktose, Agavensirup und Ähnliches sind nicht besser als weißer Zucker. Alle Nahrungsmittel, die künstliche Süßstoffe und Zuckeraustauschstoffe wie Aspartam, Xylitol und Sorbitol enthalten, sollten ebenfalls gemieden werden.

Alle Süßungsmittel, auch die natürlichen, nähren die Zuckersucht. Wenn die Zunge etwas Süßes schmeckt, macht sie keinen Unterschied, ob es sich dabei um granulierten Zucker, Süßstoff oder Stevia handelt – die Sucht nach Süßigkeiten wird aufrechterhalten. Wenn Sie in Versuchung geraten, wird Ihre Willenskraft auf die Probe gestellt. Wenn Sie einmal nachgegeben haben, wird das Neinsagen beim nächsten Mal schwerer. Bevor Sie sich versehen, sind Sie hoffnungslos in den Krallen der Kohlenhydratsucht gefangen. Sobald Sie den Kreislauf der Zuckersucht durchbrechen, verlieren Süßigkeiten die Kontrolle über Sie. Sie können sie nehmen oder liegen lassen. Sie werden nicht mehr von ihnen kontrolliert, Sie haben die Kontrolle über sie. Sie entscheiden, ob, wann und wo Sie nachgeben. Sie haben das Sagen.

In verpackten Nahrungsmitteln kann Zucker unter unterschiedlichsten Namen auftauchen. Nachstehend finden Sie eine Liste üblicher Namen für verschiedene Süßungsmittel.

- Agavensirup
- Ahornsirup
- Ahornzucker
- Dextrin
- Dextrose (Traubenzucker)
- Fruchtsaft
- Fruktose (Fruchtzucker)
- Fruktose-Glukose-Sirup
- Galaktit (Dulcitol)
- Gerstenmalz
- Glukose (Traubenzucker)
- Honig
- Laktose (Milchzucker)
- Lävulose (veraltet für Fruchtzucker)
- Maissirup
- Maltodextrin
- Maltose (Malzzucker)
- Mannitol
- Melasse
- Palmzucker
- Reissirup, braun
- Rohrzucker, braun
- Saccharose (Kristallzucker)
- Sirup
- Sorbitol
- Sorghum
- Sucanat (getrockneter Zuckerrohrsaft)
- Xylitol
- Xylose

Snacks

Gelegentlich werden Sie Lust auf einen Happen zwischen den Mahlzeiten haben. Häufig ist das Hungergefühl nicht Hunger, sondern Durst. Trinken Sie einfach ein Glas Wasser, um dieses Hungergefühl zu stillen. Falls das Wasser nicht wirklich genügt, gibt es einige kohlenhydratarme Optionen. Verschiedene Gemüsearten wie Gurken, Rettich und Sellerie sind gute Zwischenmahlzeiten. Die Selleriestifte können mit Erdnussbutter oder Rahmkäse bestrichen werden. Ein Esslöffel Erdnussbutter hat 2 Gramm Kohlenhydrate und ein Esslöffel Rahmkäse natur 0,4 Gramm.

Wenn Sie Lust auf einen knusprigen Imbiss haben, kann Schweinekruste mit 0 Kohlenhydraten diese Lust befriedigen. Ein anderer knuspriger Imbiss ist Nori, eine Algenart. Nori ist in der japanischen Küche beliebt und wird zum Umwickeln von Sushi verwendet. Nori wird normalerweise getrocknet und geröstet in papierdünnen 20 x 20 Zentimeter großen Blättchen verkauft. Nori hat einen leicht salzigen Algengeschmack. Es kann in mundgerechte Quadrate geschnitten und wie Chips gegessen werden. Im Handel wird es für gewöhnlich in Packungen à zehn Blättern angeboten. Ein Blatt hat praktisch null Kohlenhydrate.

Kohlenhydratarme Nüsse wie Mandeln, Pecannüsse und Kokosnüsse sind gute Knabbereien. Eine Viertel Tasse dieser Nüsse ergibt etwa 2,5 Gramm Kohlenhydrate.

Fleisch, Käse und Eier sind weitere gute Zwischenmahlzeiten. Eine Scheibe Käse von knapp 30 Gramm hat etwa 0,5 Gramm Kohlenhydrate. Eier haben etwa genauso viel. Fleisch hat keine Kohlenhydrate, sofern es nicht verarbeitet worden ist. Einige einfache Zwischenmahlzeiten sind gefüllte und scharf gewürzte Eier oder Käsestückchen, mit Thunfischsalat gefüllte Gurken oder eine Scheibe Käse und eine Scheibe Schinken, die mit etwas Senf oder saurer Sahne aufgewickelt oder um ein paar frische Sprossen gerollt werden.

Beliebt sind auch die im Handel erhältlichen Eiweißriegel. Ich empfehle sie nicht. Sie sind nicht mehr als glorifizierte Schokoriegel und mit künstlichen Süßstoffen oder Zuckerersatz gesüßt. Sie sind schlicht eine Art Junkfood.

Nahrungsergänzungsmittel

Auf den ersten Blick mag es so aussehen, als könnte es der kohlenhydratarmen Diät an Nährstoffen fehlen, weil viele Nahrungsmittel eingeschränkt sind, darunter auch einige gesunde. Das ist aber nicht der Fall. Diese Diät liefert alle Nährstoffe, die man braucht, um gesund zu sein.

Aus irgendeinem Grund neigen viele Menschen zu der Annahme, Fleisch und Fett seien unter dem Aspekt des Nährwertes schlechte Lebensmittel. Das ist weit von der Wahrheit entfernt. Fleisch liefert jede Menge Nährstoffe. Es ist eine ausgezeichnete Quelle für viele Vitamine und Mineralstoffe und liefert einige essenzielle Nährstoffe, die aus pflanzlichen Quellen nicht leicht zu beziehen sind, wie etwa die Vitamine A, B_6 und B_{12} sowie Coenzym Q10, Zink und andere Nährstoffe. Fett fördert, wie an früherer Stelle bereits ausgeführt, die Aufnahme von Vitaminen. [...] Diese Diät wird Sie sogar mit weitaus mehr Nährstoffen versorgen, als zu der Zeit, als der Großteil Ihrer Ernährung aus aus fettarmen Nahrungsmitteln mit leeren Kalorien bestand.

Dies ist keine Fleischdiät. Das muss ausdrücklich festgehalten werden. Sie enthält jede Menge natürlicher unverarbeiteter pflanzlicher Lebensmittel sowohl roh als auch gekocht. Die Menge an Fleisch, die Sie bei dieser Diät essen, kann etwas höher sein (vielleicht fünf Prozent der Gesamtkalorien), als Ersatz für einige Kohlenhydrate, die Sie weglassen. Das Meiste, was Sie jetzt zusätzlich essen, stammt aus einer qualitativ besseren, nährstoffreicheren Kohlenhydratquelle – aus frischem Gemüse. Sie werden mehr Gemüse essen, als Sie es wahrscheinlich je in Ihrem ganzen Leben getan haben. Man könnte dies auch als eine Gemüsediät bezeichnen, ergänzt mit reichlich Fett und ausreichend Eiweiß.

Sie brauchen keine Nahrungsergänzungsmittel zu nehmen, um irgendwelche Nährstofflücken wettzumachen, weil es keine gibt. Sofern Sie bereits Ergänzungen nehmen und sie weiterhin nehmen möchten, können Sie dies tun. Trotz des eben Gesagten empfehle ich zu Beginn der Diät einige Nahrungsergänzungsmittel. Es ist kein Erfordernis, aber ich empfehle es sehr. Der Grund dafür ist, dass die meisten Menschen einen Mangel an essenziellen und unterstützenden Nährstoffen aufweisen, insbesondere ältere Menschen. Bestimmte Vitamine und Mineralstoffe zusätzlich einzunehmen wird Ihnen helfen, Nährstoffmängel auszugleichen und Ihre Fortschritte zu beschleunigen. Die Supplemente sollten in den ersten zwei oder drei Monaten des Programms genommen werden. Bis dahin dürften die Nährstoffreserven wieder aufgefüllt sein und die bei der Diät verzehrten Nahrungsmittel ausreichend Nährstoffe liefern, sodass eine Ergänzung nicht mehr nötig ist.

Die Nahrungsergänzungsmittel, die ich empfehle, unterstützen den Fettstoffwechsel, steigern die Insulinempfindlichkeit, beruhigen Entzündungen und fördern die neuronale Reparatur. Die erste Empfehlung ist ein eisenfreies Multivitamin- und Mineralstoffpräparat, das die Vitamine A, B_1 (Thiamin), B_2 (Riboflavin), B_6 und B_{12}, Folsäure (Folat), Niacin, Mangan, Zink und andere Nährstoffe enthält. Es sollte für jeden Nährstoff die empfohlene Tagesdosis liefern. Achten Sie darauf, dass es kein Eisen enthält. Sofern Sie vor Ort kein eisenfreies Produkt finden können, werden Sie im Internet fündig. Zusätzlich zu den Nährstoffen der Multivitamin- und Mineralstoffergänzung nehmen Sie noch Folgendes, auch wenn es bereits in dem Supplement enthalten ist:

- Alpha-Liponsäure 400 mg
- Coenzym Q10 100 mg
- Magnesium 300 mg
- Vitamin C 500 mg
- L-Carnitin 2.000 mg
- Kurkumin 450 mg

Zusätzlich zu den vorgenannten Ergänzungen ist es empfehlenswert, auch einen Esslöffel rotes Palmöl oder 250 mg Tocotrienole aus Palmöl zu ergänzen. Nehmen Sie diese Supplemente einmal am Tag zu einer Mahlzeit. Nach zwei oder drei Monaten können Sie damit aufhören, wenn Sie möchten, ich empfehle jedoch, das rote Palmöl unbegrenzt weiterzunehmen. Rotes Palmöl ist ein Nahrungsmittel, das reich an einer ganzen Reihe von Vitaminen und Phytonährstoffen ist, die eine gute Gesundheit unterstützen.

Am besten verwenden Sie das rote Palmöl einfach als Speiseöl und bereiten Ihre Mahlzeiten damit zu. Pur, mit dem Löffel genommen, hat es einen strengen Geschmack, mit dem die meisten Menschen sich schwer tun. Wird es jedoch verwendet, um Eier, Fleisch oder Gemüse zuzubereiten, verbessert es den Geschmack der Speisen und ist sehr angenehm. Es kann auch Suppen, Eintöpfen, Bratensaft und Saucen zugefügt werden.

Eine Alternative zu flüssigem rotem Palmöl sind Gelkapseln, [die in den USA als »Palmvitee« verkauft werden]. Nehmen Sie von dieser roten Palmölergänzung 250 mg täglich.

»Gesättigte Fettsäuren machen mindestens 50 Prozent unserer Zellmembranen aus. Sie geben ihnen die nötige Festigkeit und den Zusammenhalt, damit sie gut funktionieren können.«

— Sally Fallon

Anstelle eines Schlusswortes

Eine Fundgrube für Informationen und praktische Ratschläge

Ich werde oft gebeten, einen Kommentar oder ein Vorwort zu neuen Büchern zu schreiben, und bin durchaus wählerisch, bevor ich zusage. Als Dr. Fife mich bat, ein paar Zeilen zu diesem Buch zu schreiben, sagte ich ihm, ich müsste erst das Manuskript lesen, um zu sehen, ob ich dem zustimme, was er sagt. Er schickte es mir ohne zu zögern zu.

Als ich anfing, in den verschiedenen Kapiteln zu lesen, freute es mich, zu sehen, dass Dr. Fife nicht nur sehr viel wissenschaftliche und medizinische Literatur über die Degeneration des menschlichen Gehirns gelesen, sondern die Mechanismen auch wirklich verstanden hatte, die zu diesen verheerenden Krankheiten wie Alzheimerdemenz, Parkinsonkrankheit und Lou-Gehrig-Syndrom (ALS) führen.

Viele Jahre waren Neurowissenschaftler verwundert über das Auftreten neurodegenerativer [Nervenzellen zerstörender] Krankheiten wie der Alzheimerdemenz und Parkinson. Diese Krankheiten schienen sich allen Erklärungsversuchen zu widersetzen, warum ein bestimmter Personenkreis entweder eine umgrenzte oder ausgedehnte Degeneration des Gehirns entwickelte und warum dies mit zunehmendem Alter häufiger auftrat.

Sehr viele Dinge schienen mit diesen Krankheiten verbunden zu sein, etwa die Exposition gegenüber Schwermetallen (Quecksilber und Blei), bestimmte Leichtmetalle (Aluminium, Cadmium), Pestizide/Herbizide, Fungizide, Kopfverletzungen, Infektionen und bestimmte genetische Erbanlagen (ApoE4). Trotz einer immensen Fülle an Daten und pathologischer Untersuchungen Tausender befallener Gehirne konnten die Neurowissenschaftler das Phänomen kaum erklären.

Sie wussten zwar, dass bei jeder neurodegenerativen Krankheit häufig bestimmte mikroskopische, krankhafte Veränderungen zu finden waren, sie verstanden jedoch nur unzureichend, wie und warum diese Veränderungen stattfanden. Sie wussten beispielsweise, dass ein abnormal aufgebautes Eiweiß, das sogenannte Beta-Amyloid, sich in bestimmten Regionen des Alzheimergehirns ansammelte, und dass die Neurotubuli in Dendriten [winzige Röhrchen in den Zellfortsätzen von Nervenzellen] verändert waren (sogenannte Neurofibrillenbündel – bestehend aus hyperphosphorylierten Tau-Proteinen). Aber was verursacht diese Veränderungen?

Trotz der zig Millionen Dollar an Forschungsgeldern, die für die Untersuchung der Biochemie von Beta-Amyloid und Tau-Proteinen ausgegeben wurden, gibt es nur wenige Antworten.

Unterdessen werden jedes Jahr Millionen Fälle neurodegenerativer Krankheiten diagnostiziert, und Anlass zu großer Sorge ist, dass diese Krankheiten immer häufiger auftreten und mit besorgniserregender Schnelligkeit in jüngeren Altersgruppen auftauchen – das heißt, dass jüngere Menschen, selbst in ihren Vierzigern, demenzielle Krankheiten entwickeln, von denen man einst dachte, sie seien auf die Älteren beschränkt.

In diesem Buch erfahren Sie, warum es zu dieser Zunahme verheerender neurologischer Krankheiten kommt. In den letzten zehn Jahren haben Neurowissenschaftler eine Reihe erstaunlicher Erkenntnisse gewonnen. Die wichtigste ist, dass es mit dem Älterwerden zunehmend zu Entzündungen im Gehirn kommt. Bei manchen ist diese Zunahme gewaltig. Genau diese Menschen sind dem höchsten Risiko ausgesetzt, eine der neurodegenerativen Krankheiten zu entwickeln.

Dr. Fifes Buch wird Sie in verständlicher und logischer Weise durch diesen Wirrwarr an Informationen führen. Das menschliche Gehirn ist eine unglaublich komplexe Struktur, die sich nach wie vor unserem vollen Verständnis entzieht. Im Unterschied zu vielen Organen hängt die Gehirnfunktion von dem wundersamen Zusammenspiel von Trillionen von Verbindungen, Zehntausenden biochemischer Reaktionen, unglaublich komplexen biophysikalischen Strukturen und dem Zusammenspiel von Neuronen [Nervenzellen], Gliazellen [Stützzellen], Neurotransmittern [Botenstoffen], Neuromodulatoren [beeinflussen die Signalstärke von Nervenzellen] und Neuropeptiden [Eiweißbruchstücke, die als Neuromodulatoren wirken] ab, wovon sich die meisten ständig verändern.

Um die Ursachen dieser neurodegenerativen Krankheiten zu verstehen, ist es von zentraler Bedeutung, das einzigartige Immunsystem des Gehirns zu verstehen, das durch das Zusammenspiel der hirneigenen Immunzellen (Mikrogliazellen und Astrozyten), mit den Immunzellen des Körpers (Makrophagen, Monozyten und T-Zellen) kontrolliert wird.

Normalerweise befinden sich diese Immunzellen des Gehirns im Ruhezustand. In dem Moment, wo das Gehirn aus irgendeinem Grund gestört wird, werden diese Immunzellen umgehend aktiviert. Einmal aktiv geworden, können sie sehr zerstörerische Immunzytokine [Entzündungssignale], Exzitotoxine [übererregende Gifte] und große Mengen freier Radikale [aggressive Moleküle] sowie Lipidperoxidationsprodukte [»ranzige« Fette] ausschütten – ziemlich unangenehme Zeitgenossen. Ihr Zweck ist, ins Gehirn eindringende Bakterien, Viren oder Pilze abzutöten. Unter normalen Bedingungen ist dieser Angriff schnell beendet, und die Mikrogliazellen schalten in den Reparaturmodus um, der den Schaden behebt, der angerichtet werden musste, um die Eindringlinge abzutöten – das heißt, sie beheben die Kollateralschäden (sogenannte Bystander-Schäden). Inzwischen ist erwiesen, dass ein ähnlicher Prozess bei vielen neurodegenerativen Krankheiten auftritt, einschließlich Alzheimerdemenz, frontotemporaler [bestimmte Hirnregion] Degeneration, vaskulärer [durch verengte Gefäße bedingte] Demenz, Huntington-Krankheit, ALS, Multipler Sklerose und selbst bei altersbedingtem Gedächtnisverlust. Aus verschiedenen Gründen wird das Immunsystem des Gehirns aktiviert, aber statt seine Aktivitäten wieder einzustellen, wie es sein sollte, setzt es weiter zerstörerische Immunzytokine, Exzitotoxine und freie Radikale frei. Dieser Prozess kann jahrzehntelang fortbestehen.

In Dr. Fifes Buch erfahren Sie etwas über die lebenswichtige Energieproduktion des Gehirns bei diesem Prozess. Die meiste Energie für die Zellen, einschließlich der Neuronen, wird in den Mitochondrien erzeugt. In den Mitochondrien entstehen auch die meisten freien Radikale und Lipidperoxidationsprodukte. Inzwischen ist bekannt, dass ein Nachlassen der mitochondrialen Energieproduktion bereits Jahrzehnte vor den sichtbaren neurologischen Symptomen auftritt – das heißt, bevor es zu Gedächtnisproblemen, Desorientierung oder Verwirrtheit kommt.

In einer Studie mit Männern, die das ApoE4-Gen [Genvariante, die das Alzheimerrisiko erhöht] trugen und durchschnittlich 55 Jahre alt waren, fand man eine deutlich unterdrückte mitochondriale Energieproduktion in jenen Hirnregionen, die von Alzheimer oder Demenz betroffen sind. Dies war Jahrzehnte vor dem Einsetzen der Krankheit. Eine noch beunruhigendere Studie untersuchte den Gehirnstoffwechsel junger ApoE4-Träger mit einem Durchschnittsalter von 30,7 Jahren und stellte fest, dass ihre mitochondriale Energieproduktion selbst in diesen jungen Jahren in denselben Hirnregionen erheblich beeinträchtigt war. Somit ist sicher erwiesen, dass der Energiestoffwechsel des Gehirns bereits Jahrzehnte vor dem Auftreten von Symptomen einbricht. Die große Frage ist – was lässt unsere Mitochondrien versagen?

Wir leben inzwischen in einem Meer von giftigen Chemikalien, die sich in unserer Umwelt befinden, das heißt, in unserem Trinkwasser, in der Luft, die wir atmen, und in den Nahrungsmitteln, die wir essen. Überzeugende Belege deuten darauf hin, dass viele dieser Chemikalien die Fähigkeit der Mitochondrien zur Energiegewinnung beeinträchtigen. Ebenso ist bekannt, dass viele dieser Chemikalien miteinander wechselwirken, sodass sich ihre Toxizität gegenseitig verstärkt: Sie wirken synergistisch. Das bedeutet, wenn neurotoxische Chemikalien in einer noch nicht toxischen Dosis miteinander vermischt werden, entfalten sie ihre volle toxische Wirkung. Dieser chemische Synergismus wird von der Umweltschutzbehörde (EPA) und der Lebensmittel- und Arzneimittelbehörde (FDA) nur selten bedacht oder überprüft. [Das für Deutschland zuständige Bundesinstitut für Risikobewertung (BfR) geht solchen Kombinationswirkungen zunehmend nach; es bestehen jedoch noch erhebliche Wissenslücken.]

Quecksilber, Blei, Cadmium, Fluoride, Aluminium, viele Pestizide, Herbizide und Fungizide sind für die Mitochondrien giftig. Wir alle sind all' diesen Giftstoffen ausgesetzt. Niemand kann ihnen entkommen. Es gibt zudem überzeugende Belege dafür, dass alle diese Giftstoffe durch die dadurch bedingte chronische Aktivierung der Mikrogliazellen auch zu Entzündungen des Gehirns führen. Zu welcher neurologischen Störung dies führt, hängt davon ab, welche Gruppe von Mikrogliazellen aktiviert wird. Die höchste Konzentration an Mikrogliazellen ist in der Region der Substantia nigra [schwarze Substanz] im Mittelhirn (Parkinsonkrankheit) und den von der Alzheimerkrankheit betroffenen Regionen zu finden.

Ironischerweise wurde auch gezeigt, dass sich bei einer Reihe dieser Umweltgifte die Neurotoxizität durch das Auslösen einer Entzündung, etwa durch eine Impfung, erhöhen kann – insbesondere bei Pestiziden. Es ist zudem bekannt, dass die Rezeptoren für exzitatorische Neurotransmitter [anregende Botenstoffe] und inflammatorische Zytokine [entzündungsfördernde Signalstoffe] miteinander kommunizieren, um die Exzitotoxizität [Schäden durch Übererregung von Nervenzellen] zu erhöhen. Ich habe den Begriff Immunexzitotoxizität geprägt, um diese zerstörerische Wechselwirkung zwischen einer Entzündung des Gehirns und der Exzitotoxizität zu beschreiben. Es gibt überzeugende Belege dafür, dass eine Immunexzitotoxizität bei sehr vielen neurologischen Krankheiten und Störungen eine zentrale Rolle spielt, einschließlich neurodegenerativer Krankheiten, Schlaganfällen, MS, Kopfverletzungen und Gehirninfektionen. Dies erklärt, warum so viele Dinge mit diesen Krankheiten in Verbindung gebracht werden können. Es gibt auch eine Verbindung zur mitochondrialen Fehlfunktion. Es ist bekannt, dass Exzitotoxizität als solche die mitochondriale Funktion beeinträchtigt, oxidativen Stress und die Lipidperoxidation drastisch erhöht und die lebenswichtige Wanderung der Mitochondrien vom Nervenzellkörper zur Synapse [Kontaktstelle zur Nachbarzelle] beeinträchtigt. Eine Entzündung des Gehirns hat interessanterweise den gleichen Effekt. Eine Immunexzitotoxizität erzeugt nachweislich auch alle Merkmale der neurodegenerativen Krankheiten selbst, einschließlich der Anhäufung von Beta-Amyloid und Neurofibrillenbündel.

Nachgewiesen ist auch, dass die Exzitotoxizität durch eine Unterdrückung der Mitochondrienfunktion, egal, aus welchem Grund, stark erhöht wird. Es kann durchaus sein, dass eine mitochondriale Dysfunktion dem immoexzitotoxischen Prozess selbst vorausgeht und diesen verstärkt, sobald er auftritt. Dies erklärt, warum bei Personen mit mitochondrialen Abnormalitäten die Gehirnfunktion lange Zeit normal sein kann, bevor die Symptome einer Demenz einsetzen. Studien haben gezeigt, dass die Gehirnfunktion durch eine moderate Reduzierung der Mitochondrienfunktion als solche selten beeinträchtigt wird. Aber mit der Zeit können der durch die mitochondriale Dysfunktion ausgelöste oxidative Stress und die Lipidperoxidation die Zellverbindungen und Zellausläufer so weit schädigen, dass die Hirnfunktion beeinträchtigt wird. In dieser Phase werden die Mikrogliazellen aktiviert und halten den pathologischen Prozess durch Immunexzitotoxizität aufrecht.

Wie dieses Buch erklärt, wird nicht nur die mitochondriale Energieproduktion drastisch verbessert, wenn der Körper dazu gebracht wird, mehr Ketone zu produzieren und wenn Ketone mithilfe von mittelkettigen Triglyzeriden zugeführt werden. Wie mehrere Studien gezeigt haben, bewirkt dies gleichzeitig, dass die Mitochondrien weniger freie Radikale produzieren. Es ist auch nachgewiesen worden, dass Ketone starke entzündungshemmende Eigenschaften aufweisen und das Gehirn nachhaltig vor Exzitotoxizität schützen.

Auch wenn der Schlüssel zur Behebung der metabolischen und immunoexzitotoxischen Probleme eine Erhöhung der Ketone darstellt, kann der Schutz noch weiter erhöht werden, wenn die in diesem Buch beschriebene Ernährungsumstellung mit der Einnahme spezieller Nahrungsergänzungsmittel kombiniert wird. Es ist zum Beispiel nachgewiesen worden, dass Kurkumin vor Exzitotoxizität schützt, Entzündungen des Gehirns reduziert und einen wirksamen Schutz gegen die schädlichsten reaktiven Sauerstoff- und Stickstoffspezies im Gehirn bietet, wozu antioxidative Vitamine nicht in der Lage sind. Eine Reihe pflanzlicher Flavonoide [sekundäre Pflanzenstoffe] hat ähnliche Effekte gezeigt, darunter Apigenin, Luteolin, Hesperidin, Ellagsäure und Tee-Katechine.

Was mich an dem Buch besonders beeindruckt hat, war nicht nur seine wissenschaftliche Substanz, sondern auch die detaillierte Erläuterung, warum es so wichtig ist, chronische Infektionen unter Kontrolle zu bekommen, insbesondere orale Infektionen [in der Mundhöhle]. Diese Infektionen spielen beim Auslösen und Vorantreiben von Immunoexzitotoxizität im Gehirn eine maßgebende Rolle. Wie Dr. Fife zeigt, reduziert Kokosöl orale und systemische Infektionen deutlich. Ein weiterer wichtiger Akteur, der zu unserem Schutz beiträgt, ist Vitamin D_3. Seine Ausführungen über antimikrobielle Peptide, die durch Vitamin D_3 erzeugt werden, gehören zu den besten, die ich gelesen habe.

Schließlich ist dieses Buch mehr als eine wissenschaftliche Abhandlung der neuropathologischen Ursachen neurodegenerativer Krankheiten. Dr. Fife legt eine konkrete Strategie zur Bekämpfung dieser Krankheiten vor, der zu dem passt, was wir über diese Krankheiten wissen, und der leicht zu befolgen ist. Ich würde jedem, der sich mit der Möglichkeit konfrontiert sieht, einer neurodegenerativen Krankheit zu begegnen, was inzwischen für die meisten von uns zutrifft, nahelegen, dieses Buch aufmerksam zu lesen. Es ist eine Fundgrube für außerordentlich wertvolle Informationen und praktische Ratschläge.

Dr. med. Russell L. Blaylock, CCN
Theoretical Neurosciences Research, LLC
Gastprofessor für Biologie
Belhaven University, Jackson, MS
www.blaylockwellness.com
www.russellblaylockmd.com

Dr. med. Russell L. Blaylock ist staatlich geprüfter Neurochirurg und war früher klinischer Assistenzprofessor für Neurochirurgie an der University of Mississippi. Er hat drei Bücher geschrieben: »Excitotoxins: The Taste that Kills«, »Health, Nutrition Secrets That Can Save Your Life« sowie »Natural Strategies for Cancer Patients« und ist Co-Autor des Buches »Cellular and Molecular Biology of Autism Spectrum Disorders«. Dr. Blaylock gehört den Redaktionen der Zeitschriften »Journal of the American Nutraceutical Association« sowie »Journal of American Physicians and Surgeons« an. Er ist derzeit Gastprofessor für Biologie an der Belhaven University in Jackson, Mississippi, und Präsident der Theoretical Neurosciences Research, LLC.

»Stopp Alzheimer! stellt einen wesentlichen Schritt nach vorne dar, da es aufzeigt, dass Alzheimer und andere Gehirnkrankheiten entzündungsbedingte Störungen sind und somit effektiv behandelt und potenziell vollständig verhindert werden können, indem die Entzündung durch bessere Ernährung und einen gesünderen Lebensstil zum Abklingen gebracht wird.«

— Dr. med. Cathrine Shanahan

Quellenverzeichnis

Kapitel 1: Gibt es ein Mittel gegen Alzheimer?

1 Vanltallie, T.B. et al.: Treatment of Parkinson disease with diet-induced hyperketonemia: A feasibility study. Neurology 2005, Vol. 64, S. 728-730.

2 Roan, S.: Dementia in one spouse increases risk in the other. Los Angeles Times, 5. Mai 2010.

Kapitel 2: Das menschliche Gehirn

1 Gould, E. et al.: Neurogenesis in the neocortex of adult primates. Science, 1999, Vol. 286, S. 548-552.

2 Eriksson, P.S. et al.: Neurogenesis in the adult human hippocampus. Nat Med, 1998, Vol. 4, S. 1313-1317.

Kapitel 3: Alzheimer und andere Demenzen

1 Beydoun, M.A. et al.: Obesity and central obesity as risk factors for incident dementia and its subtypes : A systematic review and meta-analysis. Obes Rev, 2008, Vol. 9, S. 204-218.

2 Hughes, T.F. at al.: Association beteween late-life body mass index and dementia: The Kame Project. Neurology, 2009, Vol. 72, S. 1741-1746.

3 Knopman, D.S. et al.: Incident dementia in women is preceded by weight loss by at least a decade. Neurology, 2007, Vol. 69, S. 739-746.

4 Ott, A. et al.: Prevalence of Alzheimer's disease and vascular dementia : Association with education. The Rotterdam study. BMJ, 1995, Vol. 310, S. 970-973.

5 Wachterman, M. et al.: Reporting dementia on the death certificates of nursing home residents dying with end-stage dementia. JAMA, 2008, Vol. 300, S. 2608-2610.

Kapitel 4: Vorzeitiges Altern und Neurodegeneration

1 Sasaki, N. et al.: Advanced glycation end products in Alzheimer's disease and other neurodegenerative diseases. American Journal of Pathology, 1998, Vol. 153, S. 1149-1155.

2 Catellani, R. et al.: Glycooxidation and oxidative stress in Parkinsons's disease and diffuse Lewy body disease. Brain Res, 1996, Vol. 737, S. 195-200.

3 Kato, S. et al.: Astrocytic hyaline inclusions contain advanced glycation endproducts in familial amyotrophic lateral sclerosis with superoxide dismutase 1 gene mutation : immunohistochemical and immunoelectron microscopical analysis. Acta Neuropathol, 1999, Vol. 97, S. 260-266.

4 Cai, W. et al.: High levels of Dietary advanced glycation end products transforms low-density lipoprotein into a potent redox-sensitive mitogen-activated protein kinase stimulant in diabetic patients. Circulation, 2004, Vol. 110, S. 285-291.

5 Goldberg, T. et al.: Advanced glucoxidation end products in commonly consumed foods. J Am Diet Assoc, 2004, Vol. 104, S. 1287-1291.

6 Uribarri, J. et al.: Circulating glycotoxins and dietary advanced glycation endproducts: Two links to inflammatory response, oxidative stress, and aging. J Gerontol Ser A: Biol Sci Med Sci, 2007, Vol. 62, S. 427-433.

7 Krajcovicová-Kudloacková, M. et al.: Advanced glycation end products and nutrition. Physiol Res, 2002, Vol. 51, S. 313-316.

8 Reale, M. et al.: Peripheral chemokine receptors, their ligangs, cytokines and Alzheimer's disease. J Alzheimers Dis, 2008, Vol. 14, S. 147-159.

9 Sawada, M. et al.: Role of cytokines in inflammatory process in Parkinson's disease. J Neural transm Suppl, 2006, (70), S. 373-381.

10 Munch, G. et al.: Advanced glycation end products in neurodegeneration : More than early markers of oxidative stress ? Ann Neurol, 1998, Vol. 44 (3 Beilage 1), S85-S88.

11 Frank-Cannon, T.C. et al.: Does neuroinflammation fan the flame in neurodegenerative diseases? Molecular Neurodegeneration, 2009, Vol. 4, S. 47.

Kapitel 5: Insulinresistenz und Neurodegeneration

1 de la Monte, S.M. et al.: Impairaed insulin and insulin-like growth factor expression and signaling mechanisms in Alzherimer's disease – is this type 3 diabetes? J Alzheimers Dis, 2005, Vol. 7, S. 63-80.

2 Pavlovic, D.M. und Pavlovic, A.M.: Dementia and diabetes mellitus. Srp Arh Celok Lek, 2008, Vol. 136, S. 170-175.

3 Warram, J.H. et al.: Slow glucose removal rate and hyperinsulinemia procede the development of type 2 diabetes in the offspring of diabetic partents. Ann Intern Med, 1990, Vol. 113, S. 909-915.

4 Whitney, E.M. et al.: Understanding Normal and Clinical Nutrition. Dritte Auflage. West Publishing Company, St. Paul, MN, 1991.

5 Whitmer, R.A.: Type 2 diabetes and risk of cognitive impairment and dementia. Curr Neurol Neurosci Rep, 2007, Vol. 7, S. 373-380.

6 Ott, A. et al.: Diabetes and the risk of dementia : Rotterdam study. Neurology, 1999, Vol. 53, S. 1937-1942.

7 Xu, W. et al: Mid- and late-life diabetes in relation to the risk of dementia: A population-based twin study. Diabetes, 2009, Vol. 58, S. 71-77

8 Roriz-Cruz, M. et al.: (Pre)diabetes, brain aging, and cognition. Biochim Biophys. Acta, 2009, Vol. 1792, S. 432-443.

9 Reger, M.A. et al.: Intranasal insulin improves cognition and modulates beta-amyloid in early AD. Neurology, 2008, Vol. 70, S. 440-448.

Kapitel 6: Trauma/Verletzung

1 Uryu, K. et al.: Repetitive mild brain trauma accelerates Abeta deposition, lipid peroxidation, and cognitive imnpairment in a transgenic mouse model of Alzheimer amyloidosis. J Neurosci, 2002, Vol. 15, S. 446-454.

2 Friedman, J.H.: Progressive Parkinsonism in boxers. South Med J, 1989, Vol. 82, S. 543-546.

3 Hebert, R. et al.: Vascular dementia : Incidence and risk factors in the canadian sstudy of health and aging. Stroke, 2000, Vol. 31, S. 1487-1493.

4 Elkind, M.S. et al.: Infectious burden and risk of stroke : The northern Manhattan study. Arch Neurol, 2010, Vol. 67, S. 33-38.

5 Yamori, Y. et al.: Pathogenesis and dietary prevention of cerebrovascular diseases in animal models and epidemiological evidence for the applicability in man. In: Yamori, Y. und Lenfant, C. (Hgs).: Prevention of Cardiovascular Diseases: An Approach to Active Long Life. Elsevier Science Publishers, Amsterdam, Niederlande, 1987.

6 Ikeda, K. et al.: Effect of milk protein and fat intake on blood pressure and incidence of cerebrovascular disease in stroke-prone spontaneously hypertensive rats (SHRSP). J Nutr Sci Vitaminol, 1987, Vol. 33, S. 31.

7 Kimura, N.: changing patterns of coronary heart disease, stroke, and nutrient intake in Japan. Prev Med, 1985, Vol. 12, S. 222.

8 Omura, T. et al.: Geographical distribution of cerebrovascular disease mortality and food intakes in Japan. Soc Sci Med, 1987, Vol. 24, S. 40.

9 Gillman, M.W. et al.: Inverse association of dietary fat with development of ischemic stroke in men. JAMA, 1997, Vol. 278, S. 2145-2150.

Kapitel 7: Medikamente

1 Boustani, M. et al.: The association between cognition and histamine-2 receptor antagonists in African Americans. J Am Geriatr Soc, 2007, Vol. 55, S. 1248-1253.

2 Chen, X. et al.: The recovery of cognitive function after general anesthesia in elderly patients : A comparison of desflurane and sevoflurane. Anesth Analg, 2001, Vol. 93, S. 1489-1494.

3 Bohnen, N.I. et al.: Alzheimer's disease and cumulative exposure to anestesia: A case-control study. J Am Geriatr Soc, 1994, Vol. 42, S. 198-201.

4 Muravchick, S. und Smith, D.S.: Parkinsonian symptoms during emergence from general anesthesia. Anesthesiology, 1995, Vol. 82, S. 305-307.

5 Xie, Z. et al.: The inhalation anesthetic isoflurane induces a vicious cycle of apoptosis and amyloid beta-protein accumulation. J Neurosci, 2007, Vol. 27, S. 1247-1254.

6 Xie, Z. et al.: The common inhalation anesthetic isoflurane induces caspase activation and increases amyloid beta-protein level in vivo. Ann Neurol, 2008, Vol. 64, S. 618-627.

7 Plassman, B.L. et al.: Surgery using general anesthesia and risk of dementia in the Aging, Demographics and Memory Study. Alzheimer's and Dementia, 2009, Vol. 5, S. 389.

8 Aisen, P.S. et al.: Effects of rofecoxib or naproxen vs placebo on Alzheimer's disease progression: A randomized controlled trial. JAMA, 2003, Vol. 289, S. 2819-2826.

9 Martin, B.K. et al.: Cognitive function over time in the Alzheimer's Disease Anti-inflammatory Prevention Trial (ADAPT): Results of a randomized, controlled trial of naproxen and celecoxib. Arch Neurol, 2008, Vol. 65, S. 895-905.

10 Breitner, J.C. et al.: Risk of dementia and AD with prior exposure to ASAIDs in an elderly community-based cohort. Neurology, 2009, Vol. 72, S. 1899-1905.

11 Carrière, I. et al.: Drugs with anticholinergic properties, cognitive decline, and dementia in an elderly general populatoin: The 3-city study. Arch Intern Med, 2009, Vol. 169, S. 1317.

12 Hanlon, J.T. et al.: Adverse drug events in high risk older outpatients. J Am Geriatr Soc, 1997, Vol. 45, S. 945-948.

13 Cooper, J.W.: Adverse drug reaction-related hospitalizations of nursing facility patients: A 4-year-study. South Med J, 1999, Vol. 92, S. 485-490.

14 Beers, M.H.: Explicit criteria for determining potentially inappropriate medication use by the elderly. Archives of Internal Medicine, 1997, Vol. 157, S. 1531-1536.

15 Fick, E.D. et al.: Beers criteria for potentially inappropriate medication use in older adults. Archives of Internal Medicine, 2003, Vol. 163, S. 2716-2724.

16 Eleven deaths during Aricept trial raises concern over FDA applicatoin to permit wider use of the drug. http://www.yourlawyer.com/articles/read/11516.

17 Golomb, B.A. et al.: Statin adverse effects: A review of the literature and evidence for a mitochondrial mechanism. Am J Cardiovasc Drugs, 2008, Vol. 8, S. 373-418.

Kapitel 8: Lebensmittelzusatzstoffe

1 Choi, D.: Glutamate neurotoxicity and diseases of the nervous system. Neuron, 1988, Vol. 1, S. 623-634.

2 Lipton, S. und Rosenberg, P.: Excitatory amoino acids as a final common pathway for neurologic disorders. N Engl J Med, 1994, Vol. 330, S. 613-622.

3 Whetsell, W. und Shapira, N.: Biology of disease. Neuroexcitation, excitotoxicity and human neurological disease. Lab Invest, 1993, Vol. 68, S. 372-387.

4 Olney, J.: Glutamate, a neurotoxic transmitter. J Child Neurol, 1989, Vol. 4, S. 218-226.

5 Olney, J. et al.: Excitotoxic neurodegeneration in Alzheimer's disease. Arch Neurol, 1997, Vol. 54, S. 1234-1240.

6 Hynd, M.R. et al.: Glutamate-mediated excitotoxicity and neurodegeneration in Alzheimer's disease. Neurochem Int, 2004, Vol. 45, S. 583-595.

7 Caudle, W.M. und Zhang, J.: Glutamate, excitotoxicity, and programmed cell death in Parkinson disease. Exp Neurol, 2009, Vol. 220, Vol. 230-233.

8 Morales, I. et al.: Osmosensitive response of glutamate in the substantia nigra. Exp Neurol, 2009, Vol. 220, S. 335-340.

9 Meredith, G.E. et al.: Impaired glutamate homeostasis and programmed cell death in a chronic MPTP mouse model of Parkinson's disease. Exp Neurol, 2009, Vol. 219, S. 334-340.

10 Shi, P. et al.: Mitochondrial dysfunction in amyotrophic lateral sclerosis. Biochim Biophys Acta, 2010, Vol. 1802, S. 45-51.

11 Brunet, N. et al.: Excitotoxic motoneuron degeneration induced by glutamate receptor agonists and mitochondrial toxins in organotypic cultures of chick embryo spinal cord. J Comp Neurol, 2009, Vol. 516, S. 277-290.

12 Foran, E. und Trotti, D.: Glutamate transporters and the excitotoxic path to motor neuron degeneration in amyotrophic lateral sclerosis. Antioxid Redox Signal, 2009, Vol. 11, S. 1587-1602.

13 Kort, J.J.: Impairment of excitatory amino acid transport in astroglial cells infected with human immodeficiency virus type I AIDS. Res Human Retroviruses, 1998, Vol. 14, S. 1329-1339.

14 Tritti, D. und Danbolt, N.C.: Glutamate transporters are oxidant-vulnerable: A molecular link between oxidative and excitotoxic neurodegeneration. TIPS, 1998, Vol. 19, S. 328-334.

15 Blanc, E.M. et al.: 4-hydroxynonenal, a lipid peroxidation product, impairs glutamate transport in cortical astrocytes. Glia, 1998, Vol. 22, S. 149-160.

16 Koenig, H. et al.: Capillary NMDA receptors regulate blood-brain barrier function and breakdown. Bran Res, 1992, Vol. 588, S. 297-303.

17 Van Westerlaak, M.G. et al.: Chronic mitochondrial inhibition induces glutamate-mediated corticomotoneuron death in an organotypic culture model. Exp Neurol, 2001, Vol. 167, S. 393-400.

18 Oddo, S. et al.: Chronic nicotine administration exacerbates tau pathology in a transgenic model of Alzheimer's disease. Proc Natl Acad Sci USA, 2005, Vol. 102, S. 3046-3051.

19 Jakszyn, P. und Gonzalez, C.A.: Nitrosamine and related food intake and gastric and oesophaegeal cancer risk: A systematic review of the epidemiological evidence. World J Gastroenterol, 2006, Vol. 12, S. 4296-4303.

20 Knekt, P. et al.: Risk of colorectal and other bastro-intestinal cancers after exposure to nitrate, nitrite and N-nitroso compounds: A follow-up study. Int J Cancer, 1999, Vol. 80, S. 852-856.

21 Larsson, S.C. et al.: Processed meat consumption, dietary nitrosamines and stomach cancer risk in a cohort of Swedish women. Int J Cancer, 2006, Vol. 119, S. 915-919.

22 Coss, A. et al.: Pancreatic cancer and drinking water and dietary sources of nitrate and nitrite. Am J Epidemiol, 2004, Vol. 159, S. 693-701.

23 del la Monte, S.M. et al.: Epidemiological trendsd strongly suggest exposures as etiologic agents in the pathogenesis of sporadic Alzheimer's disease, diabetes mellitus, and non-alcoholic steatohepatitis. J Alzheimers Dis, 2009, Vol. 17, S. 519-529.

24 de la Monte, S.M. et al.: Nitrosamine exposure exacerbates high fat diet-mediated type 2 diabetes mellitus, non-alcoholic steatohepatitis, and neurodegeneration with cognitive impairment. Molecular Neurodegeneration, 2009, Vol. 4, S. 54.

25 Tong, M. et al.: Nitrosamine exposure causes insulin resistance diseases : Relevance to type 2 diabetes mellitus, non-alcoholic steatohepatitis, and Alzheimer's disease. J Alzheimers Dis, 2009, Vol. 17, S. 827-844.

26 Rossini, A.A. et al.: Studies of streptozotocin-induced insulitis and diabetes. Proc Natl Acad Sci USA, 1977, Vol. 74, S. 2485-2489.

27 Szkudelski, T.: The mechanism of alloxan and streptozotocin action in B cells of the rat pancreas. Physiol Res, 2001, Vol. 50, S. 537-546.

28 Lester-Coll, N. et al.: Intracerebral streptozotocin model of type 3 diabetes : Relevance to sporadic Alzheimer's disease. J Alzheimer's Dis, 2006, Vol. 9, S. 13-33.

Kapitel 9: Giftige Metalle

1 Altamura, S. und Muckenthaler, M.E.: Iron toxicity in diseases of aging: ALzheimer's disease, Parkinsons's disease and atherosclerosis. J Alzheimers Dis, 2009, Vol. 16, S. 879-895.

2 Wu, J. et al.: ALzheimer's disease (AD) like pathology in aged monkeys following infantile exposure to environmental metal lead (Pb) : Evidence for a developmental origin and environmental link to AD. J Neurosci, 2008, Vol. 28, S. 3-9.

3 Markesbery, W.R. und Ehmann, W.D.: Brain trace elements in Alzheimer's disease. In: Terry, R.D., Katzman, R., Bick, K.L. (Hgs.): Alzheimer's Disease, Raven Press, Ltd., New York, 1994.

4 Markesberg, W.R. et al.: Brain trace element concentration in aging. Neurobiol Aging, 1984, Vol. 5, S. 19-28.

5 Crapper, D.R. et al.: Intranuclear aluminum content in Alzheimer's disease, dialysis encephalopathy and experimental aluminum encepahlopathy. Acta Neuropath, 1980, Vol. 50, S. 19-24.

6 Crapper, D.R. et al.: Brain aluminum distribution in Alzheimer's disease and experimental neurofibrillary degeneration. Science, 1973, Vol. 180, S. 511-513.

7 Bouras, C. et al.: A laser microprobe mass analysis of the brain aluminum an diron in dementia pugilistica : A comparison with Alzheimer's disease. Eur Neurol, 1997, Vol. 38, S. 53-58.

8 Campbell, A.: The role of aluminum and copper on neuroinflammation and Alzheimer's disease. J Alzheimers Dis, 2006, Vol. 10, S. 165-172.

9 Flaten, T.P.: Aluminum as a risk factor in Alzheimer's disease, with emphasis on drinking water. Brain Res Bull, 2001, Vol. 55, S. 187-196.

10 Michel, P.H. et al.: Study of the relationship between Alzheimer's disease and aluminum in drinking water. Neurobiol Aging, 1990, Vol. 11, S. 264.

11 Birchall, J.D.: Dissolved silica and bioavailability of aluminum. Lancet, 1993, Vol. 342, S. 299.

12 Yokel, R.A. und Florence, R.L.: Aluminum bioavailability from the approved food additive leavening agent acidic sodium aluminum phosphate, incorporated into a baked good, is lower than from water. Toxicology, 2006, Vol. 227, S. 86-93.

13 Flaten, T.P.: Aluminum as a risk factor in Alzheimer's disease, with emphasis on drinking water. Brain Res Bull, 2001, Vol. 55, S. 187-196.

14 Cosnes, A. et al.: Inflammatory nodular reactions after hepatitis B vaccination due to aluminum sensitization. Contact Dermatitis, 1990, Vol. 23, S. 65-67.

15 Nagore, E. et al.: Subcutaneous nodules following treatment with aluminum-containing allergen extracts. Eur J Dermatol, 2001, Vol. 11, S. 138-140.

16 McLaren, G.D. et al.: Iron overload disorders : Natural history, pathogenesis, diagnosis, and therapy. Crit Rev Clin Lab Sci, 1983, Vol. 19, S. 205.

17 Gutteridge, J.M.C. und Halliwell, B.: Anioxidants in Nutrition, Health, and Disease, Oxford University Press, Oxford, 1994.

18 McCord, J.M.: Effects of positive iron status at a cellular level. Nutrition Reviews, 1996, Vol. 54, S. 85.

19 Lauffer, R.B.: Iron and Your Heart. St. Martin's Press, New York, 1991.

20 Chapman, R.E. et al.: Hepatic iron uptake in alcoholic liver disease. Gastroenterology, 1983, Vol. 84, S. 143-147.

21 Friedman, I.M. et al.: Elevated serum iron concentration in adolescent alcohol users. Am J Dis Child, 1988, Vol. 142, S. 156-159.

22 Leong, C.C. et al.: Retrograde degeneration of neurite membrane structural integrity of nerve growth cones following in vitro exposure to mercury. Neuroreport, 2001, Vol. 12, S. 733-737.

23 Koehler, C.S.WQ.: Heavy metal medicine. American Chemical Society, 2001, Vol. 10, S. 61-65.

24 Monnet-Tschudi, F. et al.: Involvement of environmental mercury and lead in the etiology of neurodegenerative diseases. Rev Environ Health, 2006, Vol. 21, S. 105-117.

25 Pendergrass, J.C. et al.: Mercury vapor inhalation inhibits binding of GTP to tubulin in rat brain : Similarity to a molecular lesion in Alheimer diseased brain. Neurotoxicology, 1997, Vol. 18, S. 315-324.

26 Huggins, H.A.: Solving the MS Mystery: Help, Hope and Recovery. Matrix, Inc., 2002.

27 FDA hearings/advisory panel rejects amalgam safety. www.mercurypoisoned.com/FDA_hearings/advisory_penel_rejects_amalgam_safety.html.

28 Echeverria D., et al: Neurobehavioral effects from exposure to dental amalgam Hg(0): New distinctions between recent exposure and Hg body burden. FASEB J, 1998, Vol. 12, S. 971-980.

Kapitel 10: Infektionen

1 Volpi, A.: Epstein_Barr virus and human herpexvirus type 8 infections of the central nervous system. Herpes, 2004, Vol. 11 Beilage 2, S. 120A-127A.

2 Honjo, K. et al.: Alzheimer's disease and infection : Do infectious agents contribute to progression of Alzheimer's disease ? Alzheimers Dement, 2009, Vol. 5, S. 348-360.

3 Meer-Scheerer, L. et al.: Lyme disease associated with Alzheimer's disease. Curr Microbiol, 2006, Vol. 52, S. 330-332.

4 Itzhaki, R.F. et al.: Infiltration of the brain by pathogens causes Alheimer's disease. Neurobiol Aging, 2004, Vol. 25, S. 619-627.

5 Kountouras, J. et al.: Association between Helicobacter pylori infection and mild cognitive impairment. Eur J Neurol, 2007, Vol. 14, S. 976-982.

6 Miklossy, J. et al.: Berrelia burgdorferi persists in the brain in chronic Lyme neuroborreliosis and may be associated with Alheimer disease. J Alzheimers Dis, 2004, Vol. 6, S. 639-649.

7 Wozniak, M.A. et al.: Herpes simplex virus infection causes cellular beta-amyloid accumulation and secretase upregulation. Neurosci Lett, 2007, Vol. 429, S. 95-100.

8 Wozniak, M.A. et al.: Herpes simplex virus type 1 DNA is located within Alzheimer's disease amyloid plaques. J Pathol, 2009, Vol. 217, S. 131-138.

9 Letenneur, L. et al.: Seropositivity to herpes simplex virus antibodies and risk of Alzheimer's disease: A population-based cohort study. PLoS One, 2008, Vol. 3, S. e3637.

10 Jamieson, G.A. et al.: Herpes simplex virus type 1 DNA is present in specific regions of brain from aged people with and without senile dementia of the Alzheimer type. J Pathol, 1992, Vol. 167, S. 3665-3668.

11 Itzhaki, R.: Herpes simplex virus type 1, apoliproprotein E and Alzheimer's disease. Herpes, 2004, Vol. 11, S. 77A-82A.

12 Mawhorter, S.D. und Lauer, M.A.: Is atherosclerosis an infectious disease? Cleve Clin J Med, 2001, Vol. 68, S. 449-458.

13 Elkind, M.S. et al.: Infectious burden and risk of stroke : The northern Manhattan study. Arch Neurol, 2010, Vol. 67, S. 33-38.

14 Ramirez, J.A.: Isolation of Chlamydia pneumonia from the coronary artery of a patient with coronary atherosclerosis. The Chlamydia pneumonia/ Atherosclerosis Study Group. Ann Intern Med, 1996, Vol. 125, S. 979-982.

15 Danesh, J. et al.: Chronic infections and coronary heart disease : Is there a link? Lancet, 1997, Vol. 350, S. 430-436.

16 Gura, T.: Infections: A cause of artery-clogging plaques? Science, 1998, Vol. 281, S. 35, 37.

17 Gaydos, C.A. et al.: Replication of Chlamydia pneumoniae in vitro in human macrophages, endothelial cells, and aortic artery smooth muscle cells. Infect Immun, 1996, Vol. 64, S. 1614-1620.

18 Muhlestein, J.B.: Chronic infection and coronary artery disease. Med Clin North Am, 2000, Vol. 84, S. 123-148.

19 Balin, B.J. et al.: Identification and localization of Chlamydia pneumonia in the Alzheimer's brain. Med Microbiol Immunol, 1998, Vol. 187, S. 23-42.

20 Gerard, H.C. et al.: Chlamydophila (Chlamydia) pneumonia in the Alzheimer's brain. FEMS Immunol Med Microbiol, 2006, Vol. 48, S. 355-366.

21 Little, C.S. et al.: Chlamydia pneumoniae induces Alzheimer-like amyloid plaques in brains of BALA/c mice. Neurobiol Aging, 2004, Vol. 25, S. 419-429.

22 Volpi, A.: Epstein-Barr virus and human herpesvirus type 8 infections of the central nervous system. Herpes, 2004, Vol. 11 Beilage 2, S. 120A-127A.

23 Zaiou, M.: Multifunctional antimicrobial peptides: Therapeutic targets in several human diseases. J Mol Med, 2007, Vol. 85, S. 317-329.

24 Hammer, N.D. et al.: Amyloids: Friend or foe? J Alzheimers Dis, 2008, Vol. 13, S. 407-419.

25 Nunomura, A. et al.: Neuronal death and survival under oxidative stress in Alzheimers and Parkinson diseases. CNS Neurol Disord Drug Targets, 2007, Vol. 6, S. 411-423.

26 Soscia, S.J. et al.: The Alzheimer's disease-associated amyloid beta-protein is an antimicrobial peptide. PLoS One, 2010, Vol. 5, S. e9505.

27 Dominguez, D. et al.: Phenotypic and biochemical analyses of BACE1- and BACE3-deficient mice. J Biol Chem, 2005, Vol. 280, S. 30797-30806.

28 Green, R.C. et al.: Effect of tarenflurbil on cognitive decline and activities of daily living in patients with mild Alzheimer disease: A randomized controlled trial. JAMA, 2009, Vol. 302, S. 2557-2564.

29 Itzhaki, R.F. et al.: Infiltration of the brain by pathogens causes Alzheimer's disease. Neurobiol Aging, 2004, Vol. 25, S. 619-627.

30 Miklossy, J. et al.: Beta-amyloid deposition and Alzheimer's type changes induced by Borrelia spirochetes. Neurobiol Aging, 2006, Vol. 27, S. 228-236.

31 Kountouras, J. et al.: Relationship between Helicobacter pylori infection and Alzheimer disease. Neurology, 2006, Vol. 66, S. 938-940.

32 Itzhai, R.F. et al.: Herpes simplex virus type 1 in brain and risk of Alzheimer's disease. Lancet, 1997, Vol. 349, S. 241-244.

33 Roberts, G.W. et al.: Beta A4 amyloid protein deposition in brain after head trauma. Lancet, 1991, Vol. 338, S. 1422-1423.

34 Tesco, G. et al.: Depletion of GGA3 stabilizes BACE and enhances beta-secretase activity. Neuron, 2007, Vol. 54, S. 721-737.

35 Xie, Z. et al.: Isoflurane-induced apoptosis : A potential pathogenic link between delirium and dementia. J Gerontol A Biol Sci Med Sci, 2006, Vol. 61, S. 1300-1306.

36 Jang, H. et al.: Highly pathogenic H5N1 influenza virus can enter the central nervous system and induce neuroinflammation and neurodegeneration. Proc Natl Acad Aci USA, 2009, Vol. 106, S. 14063-14068.

37 Halperin, J.J. et al.: Immunologic reactivity against Borrelia burgdoferei in patients with motor neuron disease. Arch Neurol, 1990, Vol. 47, S. 586-594.

38 Konsman, J.P. et al.: Cytokine-induced sickness behavior: Mechanisms and implications. Trends Neurosci, 2002, Vol. 25, S. 154-159.

39 Cunningham, C. et al.: Systemic inflammation induces acute behavioral and cognitive changes and accelerates neurodegenerative disease. Biol Psychiatry, 2009, Vol. 65, S. 304-312.

40 Holmes, C. et al.: Systemic inflammation and diease progression in Alzheimer disease. Neurology, 2009, Vol. 73, S. 768-774.

41 Aisen, P.S.: The potential of anti-inflammatory drugs for the treatment of Alzheimer's disease. Lancet Neurol, 2002, Vol. 1, S. 279-284.

42 McGeer, P.L. und McGeer, D.G.: NSAIDs and Alzheimer disease: Epidemiological, animal model and clinical studies. Neurobiol Aging, 2007, Vol. 28, S. 639-647.

Kapitel 11: Zähne und Zahnfleisch

1 Mylonas, A.I. et al.: Cerebral abscess of odontogenic origin. J Craniomaxillofac Surg, 2007, Vol. 35, S. 63-67.

2 Andersen, W.C. und Horton, H.L.: Parietal lobe abscess after routine periodontal recall therapy. Report of a case. J Periodontal, 1990, Vol. 61, S. 243-247.

3 Baddour, H.M. et al.: Frontal lobe abscess of dental origin. Report of a case. Oral Surg Oral Med Oral Pathol, 1979, Vol. 47, S. 303-306.

4 Marks, P.V. et al.: Multiple brain abscesses secondary to dental caries and severe periodontal disease. Br J Oral Maxillofac Surg, 1988, Vol. 26, S. 244-247.

5 Renton, T.F. et al.: Cerebral abscess complicating dental treatment. Case report and review of the literature. Aust Dent J, 1996, Vol. 41, S. 12-15.

6 Corson, M.A. et al.: Are dental infections a cause of brain abscess? Case report and review of the literature. Oral Dis, 2001, Vol. 7, S. 61-65.

7 Marques da Silva R. et al.: Characterization of Streptococcus constellatus strains recovered from a brain abscess and periodontal pockets in an immunocompromised patient. J Periodontal, 2004, Vol. 75, S. 1720-1723.

8 Li, X. et al.: Brain abscesses caused by oral infection. Endod Dent Traumatol, 1999, Vol. 15, S. 95-101.

9 Zijlstra, E.E. et al.: Pericarditis, pneumonia and brain abscess due to a combined Actinomyces-Actinobacillus actinomycetemcomitans infection. J Infect, 1992, Vol. 25, S. 83-87.

10 Craig, R.G. et al.: Periodontal diseases – a modifiable source of systemic inflammation for the end-stage renal disease patient on haemodialysis therapy ? Nephrol Dial Transplant, 2007, Vol. 22, S. 312-315.

11 Nibali, L. et al.: Severe periodontitis is associated with systemic inflammation and a dysmetabolic status : A case-control study. J Clin Periodontol, 2007, Vol. 34, S. 931-937.

12 Tonetti, M.S. et al.: Treatment of periodontitis and endothelial function. N Engl J Med, 2007, Vol. 356, S. 911-920.

13 US Department of Health and Human Services (US-Gesundheitsministerium): Oral health in America: A report of the surgeon general. Rockville, MD: US and Department of Health and Human Services, National Institute of Dental and Craniofacial Research, National Institutes of Health, 2000. Verfügbar unter: http://www.nidcr.nih.gov/DataStatistics/SurgeonGeneral/Report/ExecutiveSummary.htm.

14 Lucas, V. und Roberts, G.J.: Odontogenic bacteremia following tooth cleaning procedures in children. Pediatr Dent, 2000, Vol. 22, S. 96-100.

15 Rocas, I.N. et al.: Oral treponemes in primary root canal infections as detected by nested PCR. Int Endod J, 2003, Vol. 36, S. 20-26.

16 Miklossy, J.: Chronic inflammation and amyloidogenesis in Alzheimer's disease – role of spirochetes. Journal of Alzheimer's disease, 2008, Vol. 13, S. 381-391.

17 MacDonald, A.B. und Miranda, J.M.: Concurrent neocortical borrelioses and Alzheimer's disease. Hum Pathol, 1987, Vol. 18, S. 758-761.

18 Miklossy, J. et al.: Borrelia burgdorferi persists in the brain in chronic Lyme neuroborreliosis and may be associated with Alzheimer disease. J Alzheimer's Dis, 2004, Vol. 6, S. 1-11.

19 Miklossy, J. et al.: Beta-amyloid deposition and Alzheimer's type changes induced by Borrelia spirochetes. Neurobiol Aging, 2006, Vol. 27, S. 228-236.

20 Miklossy, J.: Alzheimer's disease – a spirochetosis? Neuroreport, 1993, Vol. 4, S. 841-848.

21 Miklossy, J.: The spirochetal etiology of Alzheimer's disease: A putative therapeutic approach in: Alzheimer Disease: Therapeutic Strategies. Proceedings of the Third International Springfield Alzheimer Symposium, Teil I, Giacobini, E. und Becker, R. (Hgs), Birkhauser Boston, Inc., 1994, S. 41-48.

22 Miklossy, J. et al.: Further morphological evidence for a spirochetal etiology of Alzheimer's disease. Neuroreport, 1994, Vol. 5, S. 1201-1204.

23 Miklossy, J. et al.: Senile plaques, neurofibrillary tangles and neuropil threads contain DNA? J Spirochetal and Tick-borne Dis, 1995, Vol. 2, S. 1-5.

24 Miklossy, J. et al.: Bacterial Peptidoglycan in neuritic plaques in Alzheimer's disease. Alzheimer's Res, 1996, Vol. 2, S. 95-100.

25 Miklossy, J.: Chronic inflammation and amyloidogenesis in Alzheimer's disease; Putative role of bacterial peptidoglycan, a potent inflammatory and amyloidogenic factor. Alzheimer's Dis Rev, 1998, Vol. 3, S. 345-351.

26 Riviere, G.R. et al.: Molecular and immunological evidence of oral Treponema in the human brain and their associatoin with Alzheimer's disease. Oral Microbiol Immunol, 2002, Vol. 17, S. 113-118.

27 Miklossy, J.: Alzheimer's disease – a spirochetosis? Neuroreport, 1993, Vol. 4, S. 841-848.

28 Itzhaki, R.F. und Wozniak, M.A.: Herpes simplex virus type 1 in Alzheimer's disease: The enemy within. Journal of Alzheimer's Disease, 2008, Vol. 13, S. 393-405.

29 Riviere, G.R. et al.: Molecular and immunological evidence of oral Treponema in the human brain and their association with Alzheimer's disease. Oral Microbial Immunol, 2002, Vol. 17, S. 113-118.

30 Balin, B.J. et al.: Chlamydophila pneumoniae and the etiology of late-onset Alzheimer's disease. Journal of Alzheimer's disease, 2008, Vol. 13, S. 371-380.

31 Nguyen, A.M. et al.: Detection of Helicobacter pylori in dental plaque by reverse transcription-polymerase chain reaction. J Clin Microbiol, 1993, Vol. 31, S. 783-787.

32 Kountouras, J. et al.: Eradication of Helicobacter pylori may be beneficial in the management of Alzheimer's disease. J Neurol, 2009, Vol. 2556, S. 758-767.

33 Kountouras, J. et al.: Increased cerebrospinal fluid Helicobacter pylori antibody in Alzheimer's disease. Int J Neurosci, 2009, Vol. 119, S. 765-777.

34 Miklossy, J.: Chronic inflammation and amyloidogenesis in Alzheimer's disease – role of spirochetes. Journal of Alzheimer's disease, 2008, Vol. 13, S. 381-391.

35 Jones, J.A. et al.: Caries incidence in patients with dementia. Gerodontology, 1993, Vol. 10, S. 76-82.

36 Comfort, A.O. et al.: Dental health of Fiji institutionalized elderly (2003). Pac Health Dialog, 2004, Vol. 11, S. 38-43.

37 Shimazaki, Y. et al.: Influence of dentition status on physical disability, mental impairment, and mortality in institutionalized elderly people. J Dent Res, 2001, Vol. 80, S. 340-345.

38 Stewart, R. und Hirani, V.: Dental health and cognitive impairment in an English national survey population. J Am Geriatr Soc, 2007, Vol. 55, S. 1410-1414.

39 Noble, J.A. et al.: Periodontitis is associated with cognitive impairment among older adults: Analysis of NHANES-III. J Neurol Neurosurg Psychiatry, 2009, Vol. 80, S. 1206-1211.

40 Ellefsen, B. et al.: Caries prevalence in older persons with and without dementia. J Am Geriatr Soc, 2008, Vol. 56, S. 59-67.

41 Stein, P.S. et al.: Tooth loss, dementia and neuropathology in the Nun Study. J Am Dent Assoc, 2007, Vol. 138, S. 1314-1322.

42 Kim, J.M. et al.: Dental health, nutritional status and recent-onset dementia in a Korean community population. Int J Geriatr Psychiatry, 2007, Vol. 22, S. 850-855.

43 Ogihara, R. et al.: ADL and actual life styles of all Japanese centenarians as determined by a visitation interview survey. Nippon Koshu Eisei Zasshi, 2000, Vol. 47, S. 275-283.

44 Kondo, K. et al.: A case-control study of Alzheimer's disease in Japan – significance of life-styles. Dementia, 1994, Vol. 5, S. 314- 326.

45 Gatz, M. et al.: Potentially modifiable risk factors for dementia in identical twins. Alzheimer Dement, 2006, Vol. 2, S. 110-117.

46 Pihlstrom, B.L. et al.: Periodontal diseases. Lancet, 2005, Vol. 366, S. 1809-1820.

47 Kamer, A.R. et al.: Inflammation and Alzheimer's disease : Possible role of periodontal diseases. Alzheimers Dement, 2008, Vol. 4, S. 242-250.

48 Pucher, J. und Stewart, J.: Periodontal disease and diabetes mellitus. Curr Diab Rep, 2004, Vol. 4, S. 46-50.

49 Iacopino, A.M.: Periodontitis and diabetes interrelationships: Role of inflammation. Ann Periodontol, 2001, Vol. 6, S. 125-137.

50 Mealey, B.L. und Rose, L.F.: Diabetes mellitus and inflammatory periodontal diseases. Curr Opin Endocrinol Diabetes Obes, 2008, Vol. 15, S. 135-141.

Kapitel 12 : Cholesterin ist gut für Sie

1 White, P.D.: Perspectives. Prog Cardiovascular Dis, 1971, Vol. 14, S. 249.

2 Siri-Tarino, P.W. et al.: Meta-analysis of prospective cohort studies evaluating the association of saturated fat with cariovascular disease. Am J Clin Nutr, 2010, Vol. 91, S. 535-546.

3 http://www.second-opinions.co.uk/cholesterol_myth_1.html.

4 Ravnskov, U.: The Cholesterol Myths: Exposing the Fallacy that Saturated Fat and Cholesterol Cause Heart Disease. New Trends Publishing, Washington, DC, 2000.

5 Krumholz, H.M.: Lack of association between cholesterol and coronary heart disease and morbidity and all-cause mortality in persons older than 70 years. JAMA, 1994, Vol. 272, S. 1335-1340.

6 Schatz, I.J. et al.: Cholesterol and all-cause mortality in elderly people from the Honolulu Heart Program: A cohort study. Lancet, 2001, Vol. 358, S. 351-355.

7 Anderson, K.M. et al.: Cholesterol and mortality, 30 years of follow-up from the Framingham Study. JAMA, 1987, Vol. 257, S. 2176-2180.

8 Garrett, H.E. at al.: Serum cholesterol values in patients treated surgically for atherosclerosis. JAMA, 1964, Vol. 189, S. 655-659.

9 Sachdeva, A. et al.: Lipid levels in patients hospitalized with coronary artery disease: An analysis of 136.905 hospitalizations in Get With The Guidelines. Am Heart J, 2009, Vol. 157, S. 111-117.

10 Al-Mallah, M.H. et al.: Low admission LDL-cholesterol is associated with increased 3-year all-cause mortality in patients with non ST segment elevation myocardial infarction. Cardio J, 2009, Vol. 16, S. 227-233.

11 Mehta, J.L. et al.: Interactive role of infection, inflammation and traditional risk factors in atherosclerosis and coronary artery disease. J Am Coll Cardiol, 1998, Vol. 31, S. 1217-1225.

12 Koening, W.: Atherosclerosis involved more than just lipids: Focus on inflammation. Eur Heart J, 1999, Beilage T, S. T19-T26.

13 Ross, R.: Atherosclerosis – an inflammatory disease. N Engl J Med, 1999, Vol. 34, S. 115-126.

14 Gutteridge, J.M.C. und Halliwell, B.: Antioxidants in Nutrition, Health, and Disease. Oxford University Press, Oxford, 1994.

15 Addis, P.B. und Warner, G.J.: Free Radicals and Food Additives. Aruoma, O.I. und Halliwell, B. (Hgs.). Taylor and Francis, London, 1991.

16 Muldoon, M.F. et al.: Immune system differences in men with hypo- or hypercholesterolemia. Clin Immunol Immunopathol, 1997, Vol. 84, S. 145-149.

17 Weinstock, C. et al.: Low density lipoproteins inhibit exdotoxin activation of monocytes. Arterioscler Thromb Vac Biol, 1992, Vol. 12, S. 341-347.

18 Feingold, K.R. et al.: Role for circulating lipoproteins in protecton from endotoxin toxicity. Infect Immun, 1995, Vol. 63, S. 2041-2046.

19 Bhakdi, S. et al.: Binding and partial inactivation of Staphylococcus aureus a-toxin by human plasma low density lipoprotein. J Biol Chem, 1983, Vol. 258, S. 5899-5904.

20 Sivas, F. et al.: Serum lipid profile : Its relationship with osteoporotic vertebrae fractures and bone mineral density in Turkish post-menopausal women. Rheumatol Int, 2009, Vol. 29, S. 885-890.

21 Pfrieger, F.W.: Role of cholesterol in synapse formation and function. Biochem Biophy Acta, 2003, Vol. 1610, S. 271-280.

22 Tong, J. et al.: A scissors mechanism for stimulation of SNARE-mediated lipid mixing by cholesterol. Proc Natl Acad Sci USA, 2009, Vol. 106, S. 5141-5146.

23 Bjorkhem, I. und Meaney, S.: Brain cholesterol: Long secret life behind a barrier. Arteriosclerosis, Thrombosis and Vascular Biology, 2004, Vol. 24, S. 806-815.

24 Wainwright, G. et al.: Cholesterol-lowering therapy and cell membranes. Stable plaque at the expense of unstable membranes? Arch Med Sci, 2009, Vol. 5, S. 289-295.

25 Klopfleisch, S. et al.: Negative impact of statins on oligodendrocytes and myelin formation in vitro and in vivo. J Neurosci, 2008, Vol. 28, S. 13609-13614.

26 Goritz, C. et al.: Role of glia-derived cholesterol in synaptogenesis : New revelations in the synapse-glia affair. J Physiol Paris, 2002, Vol. 96, S. 257-263.

27 Fan, Q.W. et al.: Cholesterol-dependent modulation of tau phosphorylation in cultured neurons. Journal of Neurochemistry, 2001, Vol. 76, S. 391-400.

28 Koudinov, A.R. und Koudinova, N.V.: Cholesterol, synaptic function and Alzheimer's disease. Pharmacopsychiatry, 2003, Vol. 36, S. S107-S112.

29 Abad-Rodriguez, J. et al.: Neuronal membrane cholesterol loss enhances amyloid peptide generation. Journal of Cell Biology, 2004, Vol. 167, S. 953-960.

30 Dayton, S. et al.: A controlled clinical trial of a diet high in unsaturated fat in preventing complications of atherosclerosis. Circulation, 1969, Vol. 40, S. 1-63.

31 Dorr, A.E. et al.: Colestipol hydrochloride in hypercholesterolemic patients – effect on serum cholesterol and mortality. Journal of Chronic Disease, 1978, Vol. 31, S. 5-14.

32 Muldoon, M.F. et al.: Lowering cholesterol concentrations and mortality : A quantitative review of primary prevention trials. British Medical Journal, 1990, Vol. 301, S. 309-314.

33 Lindberg, G. et al.: Low serum cholesterol concentratoni and short term mortality from injuries in men and women. BMJ, 1992, Vol. 305, S. 277-279.

34 Muldoon, M.F. et al.: Randomized trial of the effects of simvastatin on cognitive functioning in hypercholesterolemic adults. Am J Med, 2004, Vol. 117, S. 823-829.

35 King, D.S. et al.: Cognitive impairment associated with atorvastatin and simvastatin. Pharmacotherapy, 2003, Vol. 23, S. 1663-1667.

36 Wagstaff, L.R. et al.: Statin-associated memory loss: Analysis of 60 case reports and review of the literature. Pharmacotherapy, 2003, Vol. 23, S. 871-880.

37 Orsi, A. et al.: Simvastatin-associated memory loss. Pharmacotherapy, 2001, Vol. 21, S. 767-769.

38 Muldoon, M.F. et al.: Effects of lovastatin on cognitive function and psychological well-being. Am J Med, 2000, Vol. 108, S. 538-546.

39 Meske, V. et al.: Blockade of HMG-CoA reductase activity causes changes in microtubule-stabilizing protein tau via suppression of geranylgeranylprophosphate formation: Implications for Alzheimer's disease. Eur J Neurosci, 2003, Vol. 17, S. 93-102.

40 McGuinness, B. et al.: Statins for the prevention of dementia. Cochrane Database of Systematic Reviews, 15. April 2009, CD003160.

41 Arvanitakis, Z. et al.: Statins, incident Alzheimer disease, change in cognitive function, and neuropathology. Neurology, 2008, Vol. 70, S. 1795-1802.

42 Szwast, S.J., Hendrie, H.C. et al.: Association of statis use with cognitive decline in elderly African Americans. Neurology, 2007, Vol. 69, S. 1873-1880.

43 Burger, M.: Altern und Krankheit, 3. Auflage, Georg Thieme, Leipzig, 1957.

44 Corrigan F.M. et al.: Dietary supplementation with zinc sulphate, sodium selenite and fatty acids in early dementia of Alzheimer's Type II: Effects on lipids. J Nutr Med, 1991, Vol. 2, S. 265-271.

45 Elias P.K. et al.: Serum Cholesterol and Cognitive Performance in the Framingham Heart Study. Psychosom Med, 2005, Vol. 67, S. 24-30.

46 Lepara, O. et al.: Decreased serum lipids in patients with probable Alzheimer's disease. Bosn J Basic Med Sci, 2009, Vol. 9, S. 215-220.

47 Mason, R.P. et al.: Evidence for changes in the Alzheimer's disease brain cortical membrane structure mediated by cholesterol. Neurobiol Aging, 1992, Vol. 13, S. 413-419.

48 Ledesma, M.D. et al.: Raft disorganization leads to reduced plasmin activity in Alzheimer's disease brain. EMBO Rep, 2003, Vol. 4, S. 1190-1196.

49 Abad-Rodriguez, J. et al.: Neuronal membrane cholesterol loss enchances amyloid peptide generation. J Cell Biol, 2004, Vol. 167, S. 953-960.

50 Mielke, M.M. et al.: High total cholesterol levels in late life associated with a reduced risk of dementia. Neurology, 2005, Vol. 64, S. 1689-1695.

51 West, R. et al.: Better memory functioning associated with higher total and low-density lipoprotein cholesterol levels in very elderly subjects without the apolipoprotein e4 allele. Am J Geriatr Psychiatry, 2008, Vol. 16, S. 781-785.

52 Lee, D.Y. et al.: Combination of clinical and neuropsychologic information as a better predictor of the progression of Alzheimer disease in questionable dementia individuals. Am J Geriatr Psychiatry, 2006, Vol. 14, S. 130-138.

53 Howland, D.S. et al.: Modulation of secreted beta-amyloid precursor protein and amyloid beta-peptide in brain by cholesterol. J Biol Chem, 1998, Vol. 273, S. 16576-16582.

Kapitel 13: Das Geheimnis der Ketone

1 Cahill, G.F. Jr. und Veech, R.L.: Ketoacids? Good medicine? Trans Am Clin Climatol Assoc, 2003, Vol. 114. S. 149-161.

2 Liu, Y.M. et al.: A prospective study : Growth and nutritional status of children treated with the ketogenic diet. J Am Diet Assoc, 2003, Vol. 103, S. 707-712.

3 Sharman, M.J. et al.: A ketogenic diet favorably affects serum biomarkers for cardiovacular disease in normal-weight men. J Nutr, 2002, Vol. 132, S. 1879-1885.

4 Dashti, H.M. et al.: Long term effects of ketogenic diet in obese subjects with high cholesterol level. Mol Cell Biochem, 2006, Vol. 286, S. 1-9.

5 Patel, A. et al.: Long-term outcomes of children treated with the ketogenic diet in the past. Epilepsia, 1. Februar 2010, elektronisch veröffentlicht vor der Printausgabe.

6 Kossoff, E.H. et al.: Ketogenic diets: An update for child neurologists. J Child Neurol, 2009, Vol. 24, S. 979-988.

7 Kinsman, S.L. et al.: Efficacy of the ketogenic diet for intractable seizure disorders: Review of 58 cases. Epilepsia, 1992, Vol. 33, S. 1132-1136.

8 Nordli, D.R. Jr. et al.: Experience with the ketogenic diet in infants. Pediatrics, 2001, Vol. 108, S. 129-133.

9 Pulsifer, M.B. et al.: Effects of ketogenic diet on development and behavior: Preliminary report of a prospective study. Developmental Medicine and Child Neurology, 2001, Vol. 43, S. 301-306.

10 Husain, A.M. et al.: Diet therapy for narcolepsy. Neurology, 2004, Vol. 62, S. 2300-2302.

11 Negeling, L.C. et al.: Effects of a ketogenic diet on tumor metabolism and nutritional status in pediatric oncology patients: Two case reports. Journal of the American College of Nutrition, 1995, Vol. 14, S. 202-208.

12 Seyfried, T.N. und Mukherjee, P.: Targeting energy metabolism in brain cancer: Review and hypothesis. Nutrition and Metabolism (London), 2005, Vol. 21, S. 30.

13 Evangeliou, A. et al.: Application of a ketogenic diet in children with autistic behavior: Pilot study. J Child Neurol, 2003, Vol. 18, S. 113-118.

14 Strahlman, R.S.: Can ketosis help migraine sufferers? A case report. Headache, 2006, Vol. 46, S. 182.

15 Murphy, P. et al.: The antidepressant properties of the ketogenic diet. Biological Psychiatry, 2004, Vol. 56, S. 981-983.

16 Kossoff, E.H. et al.: Ketogenic diets: An update for child neurologists. J child Neurol, 2009, Vol. 24, S. 979-988.

17 Mavropoulos, J.C. et al.: The effects of a low-carbohydrate, ketogenic diet on the polycystic ovary syndrome: A pilot study. Nutrition and Metabolism (London), 2005, Vol. 2, S. 35.

18 Yancy, W.S. et al.: A low-carbohydrate, ketogenic diet to treat type 2 diabetes. Nutrition and Metabolism (London), 2005, Vol. 2, S. 34.

19 Minassian, B.A. et al.: Mutations in a gene encoding a novel protein tyrosine phosphatase cause progressive myoclonic epilepsy. Nat Genet, 1998, Vol. 20, S. 171-174.

20 Longo, N. et al.: Progressiv decline in insulin levels in Rabson-Mendenhall syndrome. J Clin Endocrinol Metab, 1999, Vol. 84, S. 2623-2629.

21 Veech, R.L.: The therapeutic implications of ketone bodies: The effects of ketone bodies in pathological conditions: Ketosis, ketogenic diet, redox states, insulin resistance, and mitochondrial metabolism. Prostaglandins, Leukotrienes and Essential Fatty Acids, 2004, Vol. 70, S. 309-319.

22 Lardy, H.A. et al.: The metabolism of bovine epididymal spermatozoa. Arch Biochem, 1945, Vol. 6, S. 41-51.

23 Beck, S.A. und Tisdale, M.J.: Nitrogen excretion in cancer cachexia and its motification by a high fat diet in mice. Cancer Res, 1989, Vol. 49, S. 3800-3804.

24 Nebeling, L.C. und Lerner, E.: Implementing a ketogenic diet based on medium-chain triglyceride oil in pediatric patients with cancer. J Am Diet Assoc, 1995, Vol. 95, S. 693-697.

25 Nebeling, L.C. et al.: Effects of a ketogenic diet on tumor metabolism and nutritional status in pediatric oncology patients: Two case reports. J Am Coll Nutr, 1995, Vol. 86, S. 202-208.

26 Seyfried, T.N. et al.: Role of glucose and ketone bodies in the metabolic control of experimental brain cancer. British Journal of Cancer, 2003, Vol. 89, S. 1375-1382.

27 Mukherjee, P. et al.: Dietary restriction reduces angiogenesis and growth in a orthotopic mouse brain tumour model. Br J Cancer, 2002, Vol. 86, S. 1615-1621.

28 Fife, B.: Coconut Cures: Preventing and Teating Common Health Problems with Coconut. Piccadilly Books, Ltd., Colorado Springs, Co, 2005.

29 Hasselbalch, S.G. et al.: Changes in cerebral blood flow and carbohydrate metabolism during acute hyperketonemia. Am J Physiol, 1996, Vol. 270, S. E746-751.

30 Marie, C. et al.: Fasting prior to transient cerebral ischemia reduces delayed neuronal necrosis. Metab Bran Dis, 1990, Vol. 5, S. 65-75.

31 Prins, M.L. et al.: Increased cerebral uptake and oxidation of exogenous âHB improves ATP following traumatic brain injury in adult rats. J Neurochem, 2004, Vol. 90, S. 666-672.

32 Suzuki, M. et al.: Effect of â-hydroxybutyrate, a cerebral function improving agent, on cerebral hypoxia, anoxia and ischemia in mice and rats. Jpn J Pharmacol, 2001, Vol. 87, S. 143-150.

33 Twyman, D.: Nutritional management of the critically ill neurologic patient. Crit Care Clin, 1997, Vol. 13, S. 39-49.

34 Calon, B. et al.: Long-chain versus medium and long-chaim triglyceride-based fat emulsion in parental nutrition of severe head trauma patients. Infusionstherapie, 1990, Vol. 17, S. 246-248.

35 Gasior, M. et al.: Neuroprotective and disease-modifying effects of the ketogenic diet. Behav Pharmacol, 2006, Vol. 17, S. 431-439.

36 Van der Auwera, I. et al.: A ketogenic diet reduces amyloid beta 40 and 42 in mouse model of Alzheimer's disease. Nutrition, 2005, Vol. 2, S. 28.

37 Zhao, Z. et al.: A ketogenic diet as a potential novel therapeutic intervention in amyotrophic lateral sclerosis. BMC Neuroscience, 2006, Vol. 7, S. 29.

38 Duan, W. et al.: Dietary restriction normalizes glucose metabolism and BDNF levels, slows disease progression, and increases survival in Huntington mutant mice. Proc Natl Acad Sci USA, 2003, Vol. 100, S. 2911-2916.

39 Van der Auwera, I. et al.: A ketogenic diet reduces amyloid beta 40 and 42 in a mouse model of Alzheimer's disease. Nutr Metab (London), 2005, Vol. 2, S. 28.

40 Studzinski, C.M. et al.: Induction of ketosis may improve mitochondrial function and decrease steady-state amyloid-beta precursor protein (AAPP) levels in the aged dog. Brain Res, 2008, Vol. 1226, S. 209-217.

41 Costantini, L.C. et al.: Hypometabolism as a therapeutic target in Alzheimer's disease. BMC Neuroscience, 2008, Vol. 9, S. S16.

42 Suzuki, M. et al.: Beta-hydroxybutyrate, a cerebral function improving agent, protects rat brain against ischemic damage caused b y permanent and transient focal cerebral ischemia. Jpn J Pharmacol, 2002, Vol. 89, S. 36-43.

43 Suzuki, M. et al.: Effect of beta-hydroxybutyrate, a cerebral function improving agent, on cerebral hypoxia, anoxia and ischemia in mice and rats. Jpn J Pharmacol, 2001, Vol. 87, S. 143-150.

44 Imamura, K. et al.: D-beta-hydroxybutyrate protects dopaminergic SH-SY5Y cells in a rotenone model of Parkinson's disease. J Neuroscie Res, 2006, Vol. 84, S. 1376-1384.

45 Maalouf, M. et al.: The neuroprotective properties of calorie restriction, the ketogenic diet, and ketone bodies. Brain Res Rev, 2009, Vol. 59, S. 293-315.

46 Koper, J.W. et al.: Acetoacetate and glucose as substrates for lipid synthesis for rat brain oligodendrocytes and astrocytes in serum-free culture. Biochim Biophys Acta, 1984, Vol. 796, S. 20-26.

47 Robinson, A.M. und Williamson, D.h.: Physiological roles of ketone bodies as substrates and signals in mammalian tissues. Physiol Rev, 1980, Vol. 60, S. 143-187.

48 Constantini, L.C. et al.: Hypometabolism as a therapeutic target in Alzheimer's disease. BMC Neuroscience, 2008, Vol. 9, S. S16.

Kapitel 14 : Die Fakten über Fette

1 Brunner, J. et al.: Cholesterol, mega-3 fatty acids, and suicide risk : Empirical evidence and pathophysiological hypotheses. Fortschr Neurol Psychiatr, 2001, Vol. 69, S. 460-467.

2 Colin, A. et al.: Lipds, depression and suicide. Encephale, 2003, Vol. 29, S. 49-58.

3 Wells, A.S. et al.: Alterations in mood after changing to a low-fat diet. Br J Nutr, 1998, Vol. 79, S. 23-30.

4 http://en.wikipedia.org/wiki/Life_expectancy.

5 McGee, D. et al.: The relationship of dietary fat and cholesterol to mortality in 10 years ; The Honolulu Heart Program. Int J Epidemiol, 1985, Vol. 14, S. 97-105.

6 Okamoto, K. et al.: Nutritional status and risk of amyotrophic lateral sclerosis in Japan. Amyotroph Laterl Scler, 2007, Vol. 8, S. 300-304.

7 Forsythe, C.E. et al.: Comparison of low fat and low carbohydrate diets on circulating fatty acid composition and markers of inflammation. Lipids, 2008, Vol. 43, S. 65-77.

8 Prior, I.A.: Cholesterol, coconuts, and diet on Polynesian atolls: A natural experiment: The Pukapuka and Tokelau island studies. Am J Clin Nutr, 1981, Vol. 34, S. 1552-1561.

9 Mendis, S. et al.: Cardiovascular risk factors in a Melanesian population apparently free from stroke and ischaemic heart disease : The Kitava study. J Intern Med, 1994, Vol. 236, S. 331-340.

10 Mendis, S.: Coronary heart disease and coronary risk profile in a primitive population. Trop Geogr Med, 1991, Vol. 43, S. 199-202.

11 Davis, G.P. und Park, E.: The Heart: The Living Pump. Torstar Books, New York, 1983.

12 Aruoma, O.I. und Halliwell, B. (Hgs.): Free Radicals and Food Additives. Taylor and Francis, London, 1991.

13 Harman, D. et al.: Free radical theory of aging : Effect of dietary fat on central nervous system function. J Am Geriatr Soc, 1976, Vol. 24, S. 301-307.

14 Seddon, J.M. et al.: Dietary fat and risk for advanced age-related macular degeneration. Arch Ophthalmol, 2001, Vol. 119, S. 1191-1199.

15 Ouchi, M. et al.: A novel relation of fatty acid with age-related macular degeneration. Ophthalmologica, 2002, Vol. 216, S. 363-367.

16 Sheddon, M.J. et al.: Progression of age-related macular degeneration: Association with dietary fat, transunsaturated fat, nuts, and fish intake. Arch Ophthalmol, 2003, Vol. 121, S. 1728-1737.

17 Raloff, J.: Unusual fats lose heart-friendly image. Science News, 1996, Vol. 150, S. 87.

18 Mensink, R.P. und Katan, M.B.: Effect of diatary transf fatty acids on high-density and low-density lipoprotein cholesterol levels in healthy subjects. N Eng J Med, 1990, Vol. 323(7), S. 439.

19 Willett, W.C. et al.: Intake of trans fatty acids and risk of coronary heart disease among women. Lancet, 1993, Vol. 341(8845), S. 581.

20 Booyens, J. und Louwrens, C.C.: The Eskimo diat. Prophylactic effects ascribed to the balanced presence of natural cis unsaturated fatty acids and to the absence of unnatural trans and cis isomers of unsaturated fatty acids. Med Hypoth, 1986, Vol. 21, S. 387.

21 Grandgirard, A. et al.: Incorporation of trans long-chain n-3 polyunsaturated fatty acids in rat brain sturctures and retina. Lipids, 1994, Vol. 29, S. 251-258.

22 Pamplona, R. et al.: Low fatty acid unsaturation : A mechanism for lowered lipoperoxidative modification of tissue proteins in mammalian species with long life spans. J Gerontol A Biol Sci Med Sci, 2000, Vol. 55, S. B286-B291.

23 Cha, Y.S. und Sachan, D.S.: Opposite effects of dietary saturated and unsaturated fatty acids on ethanol-pharmacokinetics, triglycerides and caritines. J Am Coll Nutr, 1994, Vol. 13, S. 338-343.

24 Siri-Tarino, P.W. et al.: Meta-analysis of prospective cohort studies evaluating the association of saturated fat with cardiovascular disease. American Journal of Clinical Nutrition, 2010, Vol. 91, S. 535-546.

Kapitel 15: »Brainfood« – Nahrung fürs Gehirn

1 Turner, N. et al.: Enhancement of muscle mitochondrial oxidative capacity and alterations in insulin action are lipid species dependent : Potent tissue-specific effects of medium chain fatty acids. Diabetes, 2009, Vol. 58, S. 2547-2554.

2 Isaacs, C.E. und Thormar, H.: The role of milk-derived antimicrobial lipids as antiviral and antibacterial agents. In: Mestecky, J. et al.: Immunology of Milk and the Neonate. Plenum Press, 1991.

3 Isaacs C.E. und Thormar H.: The role of milk-derived antimicrobial lipids as antiviral and antibacterial agents. Adv Exp Med Biol, 1991, Vol. 310, S. 159-165.

4 Isaacs, C.E. et al.: Antiviral and antibacterial lipids in human milk and infant formula feeds. Arch Dis Child, 1990, Vol. 65, S. 861-864.

5 Bergsson, G. et al.: In vitro inactivation of Chlamydia trachomatis by fatty acids and monoglycerides. Antimicrobial Agents and Chemotherapy, 1998, Vol. 42, S. 2290-2292.

6 Petschow, B.W. et al.: Susceptibility of Helicobacter pylori to bactericidal properties of medium-chain monoglycerides and free fatty acids. Antimicrobial Agents and Chemotherapy, 1996, Vol. 40, S. 302-306.

7 Holland, K.T. et al.: The effect of glycerol monolaurate on growth of, and production of toxic shock syndrome toxin-1 and lipase by, Staphylococcus aureus. Journal of Antimicrobial Chemotherapy, 1995, Vol. 33, S. 41-55.

8 Sun, C.Q. et al.: Antibacterial actions of fatty acids and monoglycerides against Helicobacter pylori. FEMS Immunol Med Microbiol, 2003, Vol. 36, S. 9-17.

9 Bergsson, G. et al.: Killing of Gram-positive cocci by fatty acids and monoglycerides. APMIS, 2001, Vol. 109, S. 670-678.

10 Bergsson, G. et al.: In vitro susceptibilities of Neisseria gonorrhoeae to fatty acids and monoglycerides. Antimicrob Agents Chemother, 1999, Vol. 43, S. 2790-2792.

11 Ogbolu, D.O. et al.: In vitro antimicrobial properties of coconut oil on candida species in Ibadan, Nigeria. J Med Food, 2007, Vol. 10, S. 384-387.

12 Bergsson, G. et al.: In vitro killing of candida albicans by fatty acids and monoglycerides. Antimicrob Agents Chemother, 2001, Vol. 45, S. 3209-3212.

13 Chadeganipour, M. und Haims, A.: Antifugal activities of pelargonic and capric acid on Miscrosporum gypseum. Mycoses, 2001, Vol. 44, S. 109-112.

14 Isaacs, E.E. et al.: Inactivation of enveloped viruses in human bodily fluids by purified lipid. Annals of the New York Academy of Sciences, 1994, Vol. 724, S. 465-471.

15 Bartolotta, S. et al.: Effect of fatty acids on arenavirus replication: Inhibition of virus production by lauric acid. Arch Virol, 2001, Vol. 146, S. 777-790.

16 Thormar, H. et al.: Inactivation of visna virus and other enveloped viruses by free fatty acids and monoglycerides. Ann NY Acad Sci, 1994, Vol. 724, S. 465-471.

17 Hornung, B. et al.: Lauric acid inhibits the maturation of vesicular stomatitis virus. J Gen Virol, 1994, Vol. 75, S. 353-361.

18 Thormar, H. et al.: Inactivation of envelopoed viruses and killing of cells by fatty acids and monoglycerides. Antimicrob Agents Chemother, 1987, Vol. 31, S. 27-31.

19 Vazquez, C. et al.: Eucaloric substitution of medium chain triglycerides for dietary long chain fatty acids improves body composition and lipid profile in a patient with human immunodeficiency virus lipodystrophy. Nutr Hosp, 2006, Vol. 21, S. 552-555.

20 Wanke, C.A. et al.: A medium chain triglyceride-based diet in patients with HIV and chronic diarrhea reduces diarrhea and malabsorption: A prospective, controlled trial. Nutrition, 1996, Vol. 12, S. 766-771.

21 Thormar, H. et al.: Hydrogels containing monocaprin have potent microbicidal activities against sexually transmitted viruses and bacteria in vitro. Sex Transm Infect, 1999, Vol. 75(3), S. 181-185.

22 Kabara, J.J.: The Pharmacological Effect of Lipids. Champaign, IL, The American Oil Chemists' Society, 1978.

23 Coconut Oil: A New Weapon Against AIDS, www.coconutresearchcenter.org/hwnl_5-5.htm.

24 Gordon, S.: Coconut oil may help fight childhood pneumonia. US News and World Report, 30. Oktober 2008.

25 Amith, H.V. et al.: Effect of oil pulling on plaque and gingivitis. JOHCD, 2007, Vol. 1, S. 12-18.

26 Tritten, C.B. und Armitage, G.C.: Comparison of a sonic and a manual toothbrush for efficacy in supragingival plaque removal and reduction of gingivitis. J Clin Periodontol, 1996, Vol. 23, S. 641-648.

27 Shadnia, S. et al.: Successful treatment of acute aluminium phosphide poisoning: Possible benefit of coconut oil. Human & Experimental Toxicology, 2005, Vol. 24, S. 215-218.

28 Kono, H. et al.: Medium-chain triglycerides enhance secretory IgA expression in rat intestine after administration of endotoxin. Am J Physiol Gastrointest Liver Physio, 2004, Vol. 286, S. G1081-1089.

29 Medium-chain lengthy fatty acids, glycerides and analogues as stimulators of erythropoiesis, http://www.wipo.int/pctdb/en/wo.jsp?IA=GB2004000457&DISPLAY=DESC.

30 Nolasco, N.A. et al.: Effect of Coconut oil, trilaurin and tripalmitin on the promotion stage of carcinogenesis. Philipp J Sci, 1994, Vol. 123(1), S. 161-169.

31 Reddy, B.S. und Maeura, Y.: Tumor promotion by dietary fat in azoxymethane-induced colon carcinogenesis in female F344 rats: Influence of amount and source of dietary fat. J Natl Cancer Inst, 1984, Vol. 72(3), S. 745-750.

32 Cohen, L.A. und Thompson, D.O.: The influence of dietary medium chain triglycerides on rat mammary tumor development. Lipids, 1987, Vol. 22(6), S. 455-461.

33 Lim-Sylianco, C.Y. et al.: A comparison of germ cell antigenotoxic activity of non-dietary and dietary coconut oil and soybean oil. Phil J of Coconut Studies, 1992, Vol. 2, S. 1-5.

34 Lim-Sylianco, C.Y. et al.: ANtigenotoxic effects of bone marrow cells of coconut oil versus soybean oil. Phil J of Coconut Studies, 1992, Vol. 2, S. 6-19.

35 Bulatao-Jayme, J. et al.: Epidemiology of primary liver cancer in the Philippines with special consideration of a possible aflatoxin factor. J Philipp Med Assoc, 1976, Vol. 52, S. 129-150.

36 Witcher, K.J. et al.: Modulation of immune cell proliferation by glycerol monolaurate. Clinical and Diagnostic Laboratory Immunology, 1996, Vol. 3, S. 10-13.

37 Projan, S.J. et al.: Glyceryl monolaurate inhibits the production of â-lactamase, toxic shock syndrome toxin-1 and other Staphylococcal exoproteins by interfering with the signal transduction. J of Bacteriol, 1994, Vol. 176, S. 4204-4209.

38 Teo, T.C. et al.: Long-term feeding with structured lipid comosed of medium-chain and N-3 fatty acids ameliorates endotoxic shock in guinea pigs. Metabolism, 1991, Vol. 40(1), S. 1152-1159.

39 Lim-Navarro, P.R.T.: Protection effect of coconut oil against E coli endotoxin shock in rats. Coconuts Today, 1994, Vol. 11, S. 90-91.

40 Dave, J.R. et al.: Dodecylglycerol provides partial protection against glutamate toxicity in neuronal cultures derived from different regions of embryonic rat brain. Mol Chem Neuropathol, 1997, Vol. 30, S. 1-13.

Kapitel 16: Fehlernährung und Neurodegeneration

1 Hu, F.B. und Malik, V.S.: Sugar-sweetened beverages and risk of obesity and type 2 diabetes: Epidemiologic evidence. Physiol Behav, 2010, Vol. 100, S. 47-54.

2 Stranahan, A.M. et al.: Diet-induced insulin resistance impairs hippocampal synaptic plasticity and cognition in middle-aged rats. Hippocampus, 2008, Vol. 18, S. 1085-1088.

3 Cao, D. et al.: Intake of sucrose-sweetened water induces insulin resistance and exacerbates memory deficits and amyloidosis in a transgenic mouse model of Alzheimer disease. J Biol Chem, 2007, Vol. 282, S. 36275-36282.

4 Sanchez, A. et al.: Role of sugars in human neutrophilic phagocytosis. Am J Clin Nutr, 1973, Vol. 26, S. 1180-1184.

5 Higginbotham, S. et al.: Dietary glycemic load and risk of coloreactal cancer in the Women's Health Study. Journal of the National Cancer Institute, 2004, Vol. 96, S. 229-233.

6 Corrada, M.M. et al.: Reduced risk of Alzheimer's disease with high folate intake: The Baltimore Longitudinal Study of Aging. Alzheimers Dement, 2005, Vol. 1, S. 11-18.

7 Smith, A.D. et al.: Homocysteine-lowering by B vitamins slows the rate of accelerated brain atrophy in mild cognitive impairment: A randomized controlled trial. PLoS ONE, 2010, Vol. 5, S. e12244.

8 Moore, G.J. et al.: Lithium-induced increase in human brain grey matter. Lancet, 2000, Vol. 256, S. 1241-1242.

9 Nonaka, S. et al.: Chronic lithium treatment robustly protects neurons in the central nervous system against excitotoxicity by inhibing N-methyl-D-aspartate receptor-mediated calcium influx. Proc Natl. Acad Sci USA, 1998, Vol. 95, S. 2642-2647.

10 Radesater, A. et al.: Inhibition of GSK3 beta by lithium attenuates tau phosphoralation and degeneration. Society for Neuroscience Abstracts, 2001, Vol. 1, S. 437.

11 Hullin, R.: Zinc deficiency: Can it cause dementia? Therapaecia, 1983, S. 26-30.

12 Harrison, F.E. und May, J.M.: Vitamin C function in the brain: Vital role of the ascorbate transporter SVCT2. Free Radic Biol Med, Vol. 46, S. 719-730.

13 Goodwin, J.S. et al.: Association between nutritional status and cognitive functioning in a healthy elderly population. JAMA, 1983, Vol. 249, S. 2917-2921.

14 Herbert, V.: Recommended dietary intakes (RDI) of vitamin B12 in humans. American Journal of Clinical Nutrition, 1987, Vol. 45, S. 671-678.

15 Halliwell, B.: Reactive oxygen species and the central nervous system. J Neurochem, 1992, Vol. 59, S. 1609-1623.

16 Jiménez-Jiménez, F.J. et al.: Serum levels of beta-carotene, alpha-carotene and vitamin A in patients with Alzheimer's disease. Eur J Neurol, 1999, Vol. 6, S. 495-497.

17 Zaman, Z. et al.: Plasma concentration of vitamin A and E and carotenoids in Alzheimer's disease. Age Aging, 1992, Vol. 21, S. 91-94.

18 Okamoto, K. et al.: Fruit and vegetable intake and risk of amyotrophic lateral sclerosis in Japan. Neuroepidemiology, 2009, Vol. 32, S. 251-256.

19 Etminan, M. et al.: Intake of vitamin E, vitamin C, and carotenoidsd and the risk of Parkinson's disease: A meta-analysis. Lancet Neurol, 2005, Vol. 4, S. 362-365.

20 Morris, M.C. et al.: Associations of vegetable and fruit consumption with age-related cognitive change. Neurology, 2006, Vol. 67, S. 1370-1376.

21 Polidori, M.C. et al.: High fruit and vegetable intake is positively correlated with antioxidant status and cognitive performance in healthy subjects. J Alzheimers Dis, 2009, Vol. 17, S. 921-927.

22 Chan, A. et al.: Apple juice concentrate maintains acetylcholine levels following dietary compromise. J Alzheimers Dis, 2006, Vol. 9, S. 287-291.

Kapitel 17 : »Brainbooster« – Gehirnstimulanzien

1 Bozzano, L.A. et al.: Intake of fruit, vegetables, and fruit juices and risk of diabetes in women. Diabetes Care, 2008, Vol. 31, S. 1311-1317.

2 Appel, L.J. et al.: Effects of protein, monounsaturated fat, and carbohydrate intake on blood pressure and serum lipds : Results of the OmniHeart randomized trial. JAMA, 2005, Vol. 294, S. 2455-2464.

3 Llewellyn, D.J. et al.: Serum 25-hydroxyvitam D concentration and cognitive impairment. J Geriatr Psychiatry Neurol, 2009, Vol. 22, S. 188-195.

4 Evatt, M.L. et al.: Prevalence of vitamin D insufficiency in patients with Parkinson disease and Alzheimer disease. Arch Neurol, 2008, Vol. 65, S. 1348-1352.

5 Wilkins, C.H. et al.: Vitamin D deficiency is associated with worse cognitive performance and lower bone density in older African Americans. J Natl Med Assoc, 2009, Vol. 101, S. 349-354.

6 Przybelski, R.J. und Binkley, N.C.: Is vitamin D important for preserving cognition? A positive correlation of serum 25-hydroxyvitamin D concentration with cognitive function. Arch Biochem Biophys, 2007, Vol. 460, S. 202-205.

7 www.vitamindcouncil.org.

8 Jang, S. et al.: Luteolin reduces IL-6 production in microglia by inhibiting JNK phosphorylation and activation of AP-1. Proc Natl Acad Sci USA, 2008, Vol. 105, S. 7534-7539.

9 Lim, G.P. et al.: The curry spice curcumin reduces oxidative damage and amyloid pathology in an Alzheimer transgenic mouse. J Neurosci, 2001, Vol. 21, S. 8370-8377.

10 Ng, T.P. et al.: Curry consumption and cognitive function in the elderly. Am J Epidemiology, 2006, Vol. 164, S. 898-906.

11 Chandra, V. et al.: Incidence of Alzheimer's disease in a rural community in India : The Indo-US study. Neurology, 2001, Vol. 57, S. 985-989.

12 Bousquete, M. et al.: Beneficial effects of dietary omega-3 polyunsaturated fatty acid on toxin-induced neuronal degeneration in an animal model of Parkinson's disease. FASEB J, 2008, Vol. 22, S. 1213-1225.

13 Morris, M.C. et al.: Consumption of fish and n-3 fatty acids and risk of incident Alzheimer disease. Arch Neurol, 2003, Vol. 60, S. 940-946.

14 Dell, C.A. et al.: Lipid and fatty acid profiles in rats consuming different high-fata ketogenic diets. Lipids, 2001, Vol. 36, S. 373-374.

15 Tomeo, A.C. et al.: Antioxidant effects of tocotrienols in patients with hyperlipidemia and carotid stenosis. Lipids, 1995, Vol. 30, S. 1179-1183.

16 Esterhuyse, A.J. et al.: Dietary red palm oil supplementation protects against the consequences of global ischemia in the isolated perfused rat heart. Asia Pac J Clin Nutr, 2005, Vol. 14, S. 340-347.

17 Yano, Y. et al.: Induction of cytotoxicity in human lung adenocarcinoma cells by 6-0-carboxypropyl-alpha-tocotrienol, a redox-silent derivative of alpha-tocotrienol. Int J Cancer, 2005, Vol. 115, S. 839-846.

18 Khanna, S. et al.: Molecular basis of vitamin E action: Tocotrienol modulates 12-lipoxygenase, a key moderator of glutamate-induced neurodegeneration. J Biol Chem, 2003, Vol. 278, S. 43508-43515.

19 Colcombe, S.J. et al.: Aerobic exercise training increases brain volume in aging humans. J Gerontol A Biol Sci Med Sci, 2006, Vol. 61, S. 1166-1170.

20 Larson, E.B. et al.: Exercise is associated with reduced risk for incident dementia among persons 65 years of age or older. Ann Intern Med, 2006, Vol. 144, S. 73-81.

21 Lautenschlager, N.T. et al.: Effect of physical activity on cognitive funtion in older adults at risk of Alzheimer disease: A randomized trial. JAMA, 2008, Vol. 300, S. 1027-1037.

22 Honea, R.A. et al.: Cardiorespiratory fitness and preserved medial temporal lobe volume in Alzheimer disease. Alzheimer Dis Assoc Disord, 2009, Vol. 23, S. 188-197.

23 Faherty, C.J. et al.: Environmental enrichment in adulthood eliminates neuronal death in experimental Parkinsonism. Brain Res Mol Brain Res, 2005, Vol. 134, S. 170-179.

24 Liu-Ambrose, T. et al.: Resistance training and executive functions: A 12-month randomized controlled trial. Arch Intern Med, 2010, Vol. 170, S. 170-178.

25 Ravaglia, G. et al.: Physical activity and dementia risk in the elderly: Finding from a prospective Italian study. Neurology, 2008, Vol. 70, S. 1786-1794.

26 Etgen, T. et al.: Physical activity and incident cognitive impairment in elderly persons : The INVADE study. Arch Intern Med, 2010, Vol. 170, S. 186-193.

Kapitel 18: Die kohlenhydratarme Therapie

1 Dell, C.A. et al.: Lipid and fatty acid profiles in rats consuming different high-fat ketogenic diets. Lipids, 2001, Vol. 36, S. 373-374.

2 Reger, M.A. et al.: Effects of beta-hydroxybutyrate on cognition in memory-impaired adults. Neurobiol Aging, 2004, Vol. 25, S. 311-314.

3 Likhodii, S.S. et al.: Dietary fat, ketosis, and seizure resistance in rats on the ketogenic diet. Epilepsia, 2000, Vol. 41, S. 1400-1410.

4 Gordon, N. und Newton, R.W.: Glucose transporter type 1 (GLUT) deficiency. Brain Dev, 2003, Vol. 25, S. 477-480.

5 Brighenti, F. et al.: Effect of neutralized and native vinegar on blood glucose and acetate responses to a mixed meal in healthy subjects. Eur J Clin Nutr, 1995, Vol. 49, S. 242-247.

6 Johnston, C.S. et al.: Vinegar improves insulin sensitivity to a high-carbohydrate meal in subjects with insulin resistance or type 2 diabetes. Diabetes Care, 2004, Vol. 27. S. 281-282.

*»Die Ernährungs-
empfehlungen des Autors sind eine wertvolle Hilfe für eine Ernährungstherapie bei chronischen neuro-degenerativen Krankheiten. Ich empfehle dieses erhellende Buch sowohl Ärzten als auch denjenigen, die einfach besser verstehen möchten, wie unser Gehirn funktioniert.«*

— Dr. med. Igor Bondarenko

Register

»Dieses bahnbrechende Werk ist eine Pflichtlektüre für alle Mediziner und Gesundheitsexperten sowie für alle Familienmitglieder oder Freunde derjenigen, die von Alzheimer, Amyotropher Lateralsklerose (ALS) oder Parkinson betroffen sind.«

— Dr. med. Jeffrey Grill

Raum für Ihre Notizen

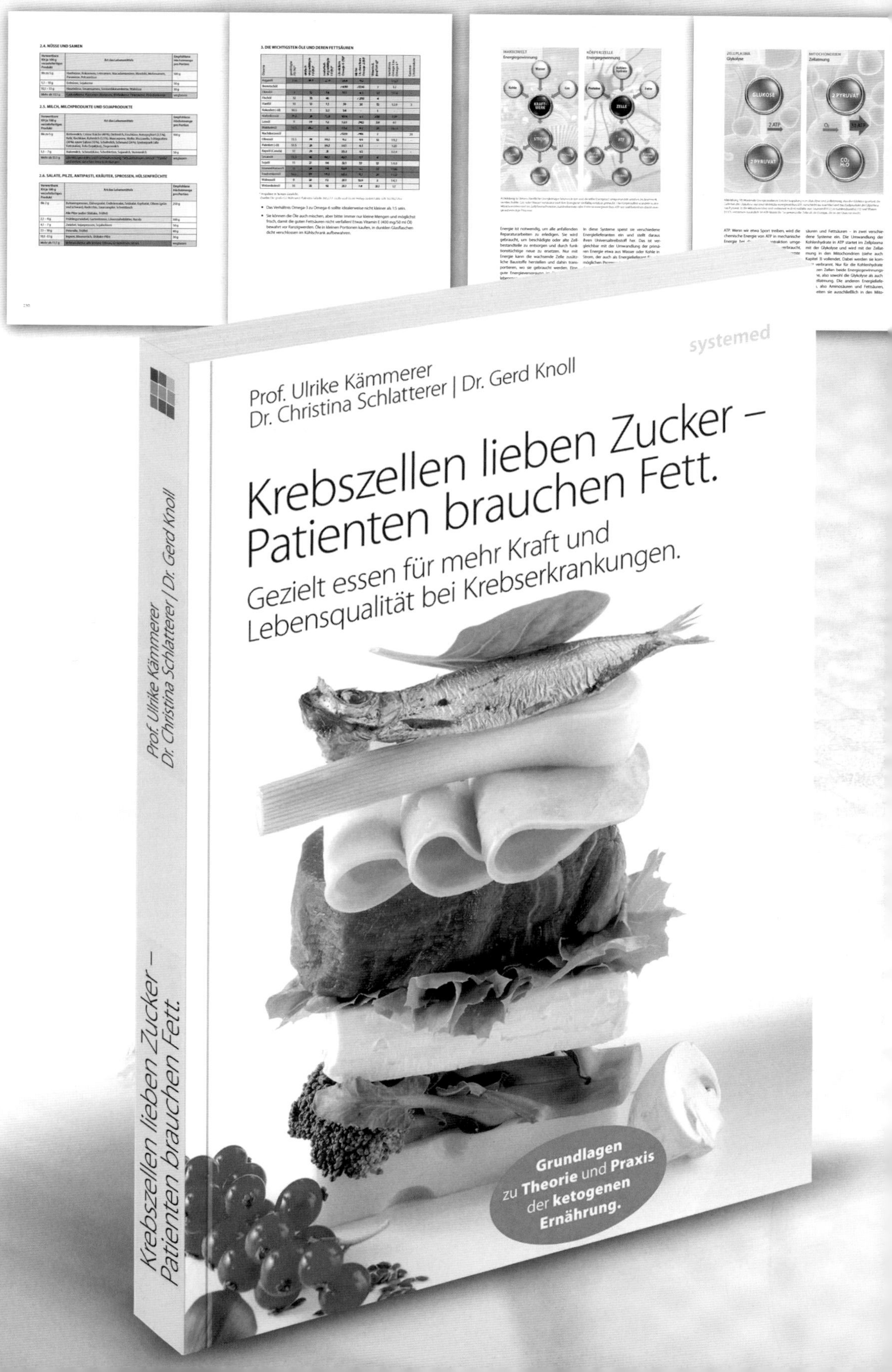
systemed
Prof. Ulrike Kämmerer
Dr. Christina Schlatterer | Dr. Gerd Knoll
Krebszellen lieben Zucker – Patienten brauchen Fett.
Gezielt essen für mehr Kraft und Lebensqualität bei Krebserkrankungen.
Grundlagen zu Theorie und Praxis der ketogenen Ernährung.
Prof. Ulrike Kämmerer
Dr. Christina Schlatterer | Dr. Gerd Knoll
Krebszellen lieben Zucker – Patienten brauchen Fett.

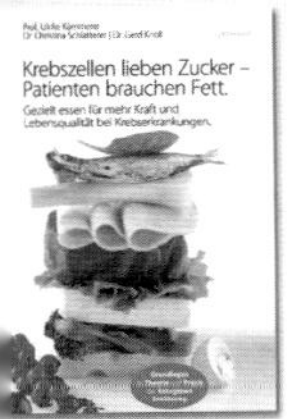

Krebszellen lieben Zucker – Patienten brauchen Fett.

Gezielt essen für mehr Kraft und Lebensqualität bei Krebserkrankungen.

Prof. Ulrike Kämmerer
Dr. Christina Schlatterer | Dr. Gerd Knoll
978-3-927372-90-0 **24,99 €**

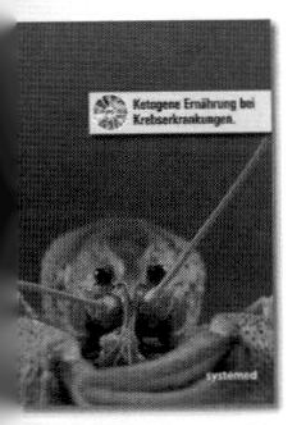

Grundlagenbroschüre
Ketogene Ernährung bei Krebserkrankungen.

Prof. Ulrike Kämmerer
Dr. Christina Schlatterer | Dr. Gerd Knoll
(erhältlich nur beim Verlag) **3,50 €**

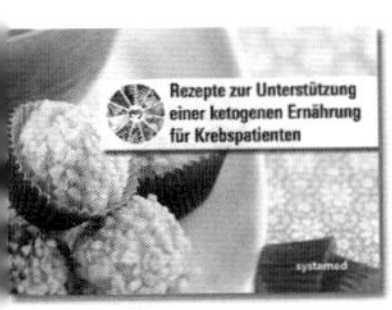

Praxisbroschüre
Rezepte zur Unterstützung einer ketogenen Ernährung für Krebspatienten.

Prof. Ulrike Kämmerer | Nadja Pfetzer
(erhältlich nur beim Verlag) **6,90 €**
➧Paketpreis für beide: 8,90 €

Richtig essen gegen Krebs. Mit wenig Kohlenhydraten und vielen guten Fetten und Eiweißen.

Das neue Standardwerk zur ketogenen Ernährung bei Krebserkrankungen.

Mit der Diagnose »Krebs« konfrontiert, suchen viele Menschen nach Möglichkeiten, wie sie selber aktiv dazu beitragen können, den Verlauf ihrer Krankheit positiv zu beeinflussen. Eine der ersten Fragen ist hier meistens: »Kann ich an meiner Ernährung etwas verbessern?« Und tatsächlich setzt sich eine grundlegende Erkenntnis im klinischen Alltag durch: Krebspatienten profitieren sichtlich von einer fettreichen, kohlenhydratreduzierten Ernährung. Denn Tumoren betreiben einen besonderen Stoffwechsel mit einem hohen Zuckerverbrauch.

Der Körper des Patienten verwertet Kohlenhydrate dagegen schlechter – er entwickelt sogar eine Insulinresistenz. Die gesunden Körperzellen brauchen nun Fett, um sich ausreichend zu ernähren. Fett, das mit einer angepassten Ernährung zur Verfügung gestellt wird.

Die Autoren gehen in diesem umfassenden Ratgeber der entscheidenden Frage nach, inwieweit eine weitere Reduktion der Kohlenhydrate in der Nahrung dem Patienten einen zusätzlichen Nutzen bringen kann.

Sie vermitteln das wissenschaftliche Fundament der ketogenen Ernährung bei Krebs und stellen die Umsetzung dieser Ernährungsform in der Praxis dar.

www.systemed.de | systemed verlag

LOGI-Methode

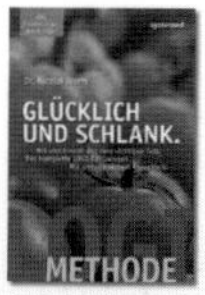

Glücklich und schlank.
Mit viel Eiweiß und dem richtigen Fett.
Das komplette LOGI-Basiswissen.
Mit umfangreichem Rezeptteil.
Dr. Nicolai Worm
978-3-927372-26-9 **19,90 €**

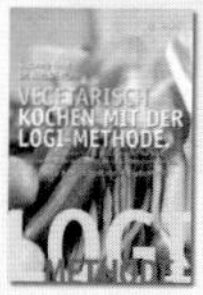

Vegetarisch kochen mit der LOGI-Methode.
LOGI ohne Fisch und Fleisch?
Na klar! 80 innovative und kreative
LOGI-Veggie-Rezepte.
Wenige Kohlenhydrate – glutenfrei!
Susanne Thiel | Dr. Nicolai Worm
978-3-927372-80-1 **19,95 €**

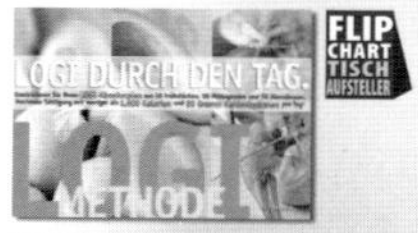

LOGI durch den Tag.
Kombinieren Sie Ihren LOGI-Abnehmplan
aus 50 Frühstücken, 50 Mittagessen
und 50 Abendessen. Maximale Sättigung
mit weniger als 1.600 Kalorien
und 80 Gramm Kohlenhydraten pro Tag!
Franca Mangiameli
978-3-927372-79-5 **29,95 €**

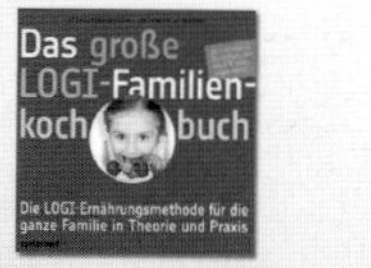

Das große LOGI-Familien-kochbuch.
Die LOGI-Ernährungsmethode für die
ganze Familie in Theorie und Praxis.
Mit 100 tollen Rezepten, die auch Kindern
schmecken.
Marianne Botta | Dr. Nicolai Worm
978-3-927372-96-2 **19,99 €**

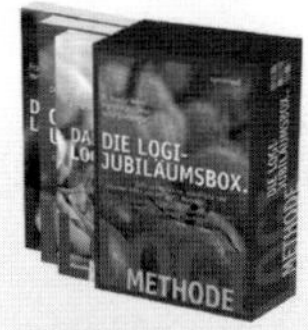

Die LOGI-Jubiläumsbox.
Zehn erfolgreiche, glückliche und schlanke
Jahre mit der LOGI-Methode.
Enthält DIE drei Standardwerke rund um
die LOGI-Methode zum Jubiläumspreis.
- Glücklich und schlank.
- Das große LOGI-Kochbuch.
- Das neue große LOGI-Kochbuch.

Dr. Nicolai Worm | Franca Mangiameli
Heike Lemberger
978-3-927372-68-9 **45,00 EUR**
(erhältlich solange der Vorrat reicht)

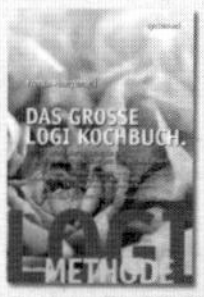

Das große LOGI-Kochbuch.
120 raffinierte Rezepte zur Ernährungs-revolution von Dr. Nicolai Worm.
Mit exklusiven LOGI-Kompositionen
der Spitzenköche Alfons Schuhbeck,
Vincent Klink, Ralf Zacherl, Christian
Henze und Andreas Gerlach.
Franca Mangiameli
978-3-927372-29-0 **19,95 €**

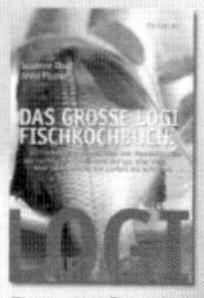

Das große LOGI-Fischkochbuch.
Köstliche Gerichte mit Fisch und Meeres-früchten aus heimischen Gewässern und
aus aller Welt.
Susanne Thiel | Anna Fischer
978-3-942772-07-5 **19,99 €**

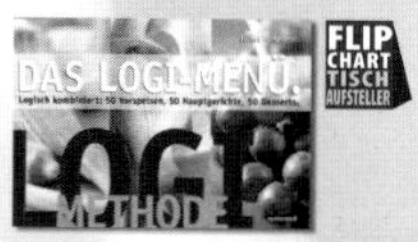

Das LOGI-Menü.
Logisch kombiniert: 50 Vorspeisen,
50 Hauptgerichte, 50 Desserts.
Franca Mangiameli
978-3-927372-60-3 **29,95 €**

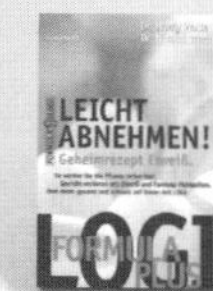

Leicht abnehmen! Geheimrezept Eiweiß.
Gewicht verlieren mit Eiweiß und
Formula-Mahlzeiten. Und dann:
gesund und schlank auf Dauer mit LOGI.
Dr. Hardy Walle | Dr. Nicolai Worm
978-3-927372-39-9 **19,95 €**

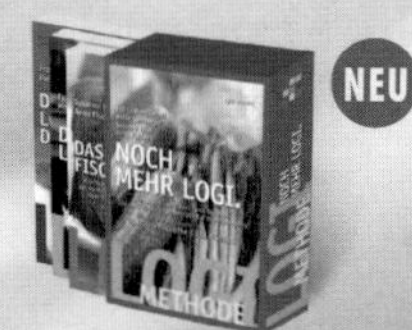

Noch mehr LOGI.
Die LOGI-Fisch-, -Back- und -Grillbox.
Über 400 raffinierte Rezepte.
Die Box beinhaltet:
- das große LOGI-Fischkochbuch
- das große LOGI-Grillbuch,
- das große LOGI-Back- und -Dessertbuch

Heike Lemberger | Franca Mangiameli
Susanne Thiel | Anna Fischer
978-3-942772-48-8 **45,00 EUR**
(erhältlich solange der Vorrat reicht)

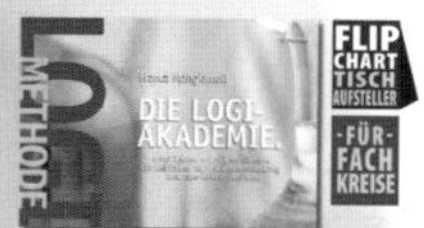

Die LOGI-Akademie.
LOGI lehren – LOGI verstehen.
Ein Leitfaden zur Patientenschulung
und zum Selbststudium.
Franca Mangiameli
978-3-927372-59-7 **48,00 €**

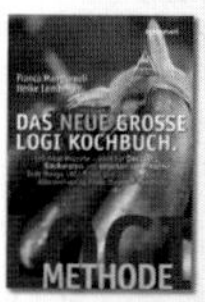

Das neue große LOGI-Kochbuch.
120 neue Rezepte – auch für Desserts,
Backwaren und vegetarische Küche.
Jede Menge LOGI-Tricks und die klügsten
Alternativen zu Pizza, Pommes und Pasta.
Franca Mangiameli | Heike Lemberger
978-3-927372-44-3 **19,95 €**

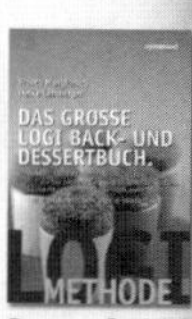

Das große LOGI-Back- und Dessertbuch.
Über 100 raffinierte Dessertrezepte,
die Sie niemals für möglich gehalten
hätten. So macht Leben nach LOGI
noch mehr Spaß!
Mit ausführlichem Stevia-Extrakapitel.
Franca Mangiameli | Heike Lemberger
978-3-927372-66-5 **19,95 €**

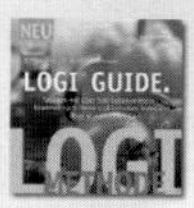

LOGI-Guide.
Tabellen mit über 500 Lebensmitteln,
bewertet nach ihrem glykämischen Index
und ihrer glykämischen Last.
Franca Mangiameli
Dr. Nicolai Worm | Andra Knauer
978-3-942772-02-0 **6,99 €**

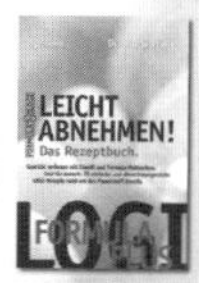

Leicht abnehmen! Das Rezeptbuch.
Gewicht verlieren mit Eiweiß und Formula-Mahlzeiten. Und für danach: 70 einfache
und abwechslungsreiche LOGI-Rezepte.
Dr. Hardy Walle
978-3-927372-40-5 **12,95 €**

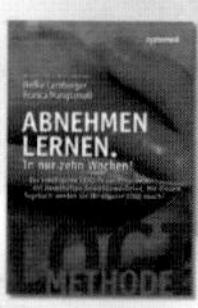

Abnehmen lernen. In nur zehn Wochen!
Das intelligente LOGI-Power-Programm
zur dauerhaften Gewichtsreduktion.
Mit diesem Tagebuch werden Sie Ihr
eigener LOGI-Coach!
Heike Lemberger | Franca Mangiameli
978-3-927372-46-7 **18,95 €**

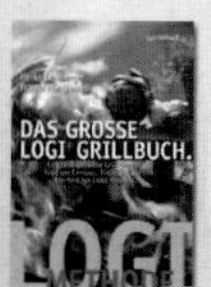

Das große LOGI-Grillbuch.
120 heiß geliebte Grillrezepte
rund um Gemüse, Fisch und Fleisch.
Ein Fest für LOGI-Freunde.
Heike Lemberger | Franca Mangiameli
978-3-942772-12-9 **19,99 €**

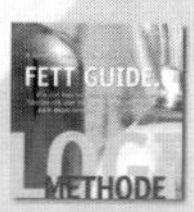

Fett Guide.
Wie viel Fett ist gesund? Welches
Fett wofür? Tabellen mit über 500
Lebensmitteln, bewertet nach ihrem
Fettgehalt und ihrer Fettqualität.
Heike Lemberger
Ulrike Gonder | Dr. Nicolai Worm
978-3-942772-09-9 **9,99 €**

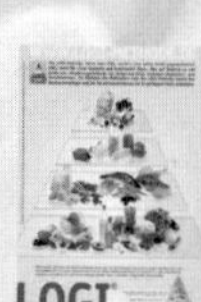

DIN-A1-Poster: LOGI-Pyramide.
(erhältlich nur beim Verlag)
6,50 € zzgl. 5,00 € Versand

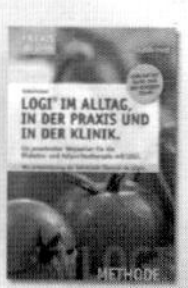

LOGI im Alltag, in der Praxis und in der Klinik.
Andra Knauer
978-3-942772-31-0 **8,99 €**

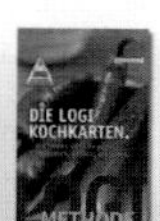

Die LOGI-Kochkarten.
Die besten LOGI-Rezepte.
Einfallsreich, einfach, preiswert.
978-3-927372-45-0 **17,95 €**

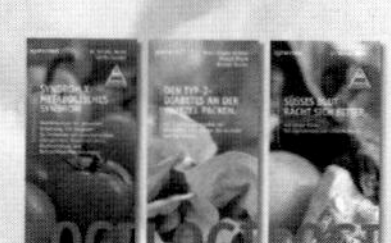

LOGI-Grundlagenbroschüren.
- Den Typ-2-Diabetes an der Wurzel packen.
- Syndrom X: Metabolisches Syndrom.
- Süßes Blut rächt sich bitter.

(erhältlich nur beim Verlag)
➧ Paketpreis für alle drei: 7,50 €

www.systemed.de

LOGI/Gesundheit

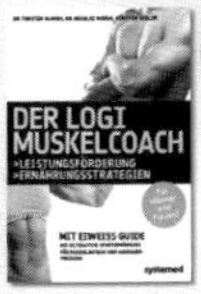

NEU

Der LOGI-Muskel-Coach.
Die ultimative Sporternährung für Muskelaufbau und Ausdauertraining.
Dr. Torsten Albers | Dr. Nicolai Worm
Kirsten Segler
978-3-942772-13-6 **19,99 €**

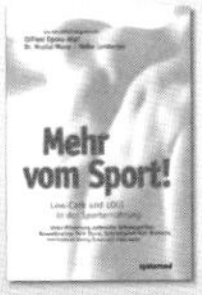

Mehr vom Sport!
Low-Carb und LOGI in der Sporternährung.
Unter Mitwirkung zahlreicher Spitzensportler: Boxweltmeister Felix Sturm, Schwimmprofi Mark Warnecke, Leichtathlet Danny Ecker und viele mehr.
Clifford Opoku-Afari | Dr. Nicolai Worm
Heike Lemberger
978-3-927372-41-2 **19,95 €**

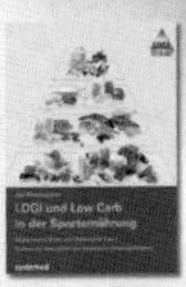

-FÜR-
FACH
KREISE

LOGI und Low Carb in der Sporternährung.
Glykämischer Index und glykämische Last – Einfluss auf Gesundheit und körperliche Leistungsfähigkeit.
Jan Prinzhausen
978-3-927372-30-6 **24,90 €**

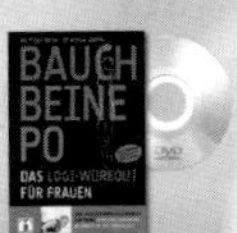

Bauch, Beine, Po – das LOGI-Workout für Frauen. (DVD)
Inklusive ausführlichem Booklet.
Matthias Maier | Dr. Nicolai Worm
978-3-927372-98-6 **14,95 €**

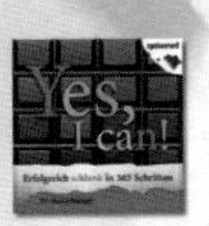

Yes, I can!
Erfolgreich schlank in 365 Schritten.
Dr. Ilona Bürgel
978-3-927372-51-1 **15,00 €**

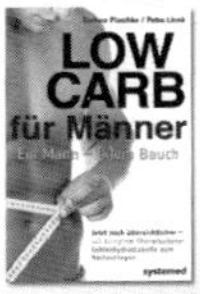

NEU

Low-Carb für Männer.
Ein Mann – (k)ein Bauch.
Jetzt noch übersichtlicher – mit komplett überarbeiteter Kohlenhydrattabelle zum Nachschlagen.
Barbara Plaschka | Petra Linné
978-3-942772-52-5 **15,99 €**

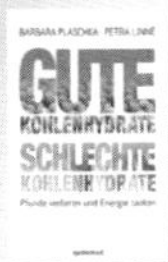

Gute Kohlenhyrate – schlechte Kohlenhydrate
Pfunde verlieren und Energie tanken
Barbara Plaschka | Petra Linné
978-3-927372-81-8 **12,95 €**

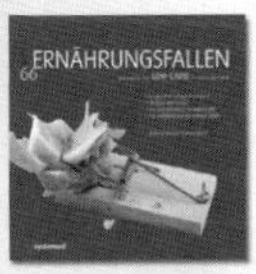

66 Ernährungsfallen
... und wie sie mit Low-Carb zu vermeiden sind.
- in typischen Alltagssituationen
- für Büro und Freizeit
- mit Einkaufsführer im Supermarkt
- mit ausführlichem Restaurant-Guide

Barbara Plaschka | Petra Linné
978-3-927372-55-9 **15,95 €**

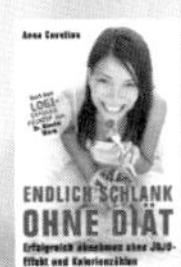

Endlich schlank ohne Diät
Erfolgreich abnehmen ohne JOJO-Effekt und Kalorienzählen - nach dem LOGI-Erfolgsprinzip von Dr. Nicolai Worm.
Anna Cavelius
978-3-942772-10-5 **9,99 €**

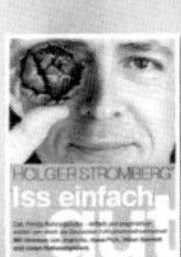

NEU

Iss einfach gut.
Das Prinzip Nahrungskette – einfach und pragmatisch erklärt vom Koch der Deutschen Fußballnationalmannschaft.
Holger Stromberg
978-3-942772-28-0 **18,99 €**

Auch erhältlich in Hardcover-Luxus-ausführung mit Moleskine Gummi und Saisonkalender als DIN-A3-Poster
978-3-942772-50-1 **24,99 €**

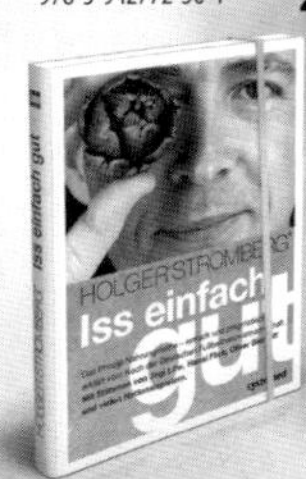

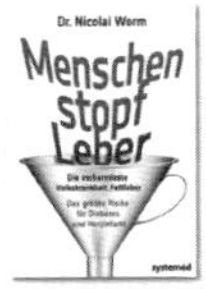

NEU

Menschenstopfleber.
Die verharmloste Volkskrankheit Fettleber.
Dr. Nicolai Worm
978-3-927372-78-8 **19,99 €**

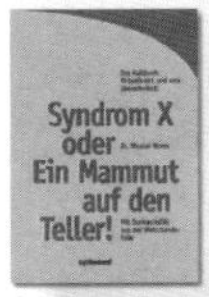

-BEST-
SELLER

Syndrom X oder Ein Mammut auf den Teller!
Mit Steinzeitdiät aus der Wohlstandsfalle.
Dr. Nicolai Worm
978-3-927372-23-8 **19,90 €**

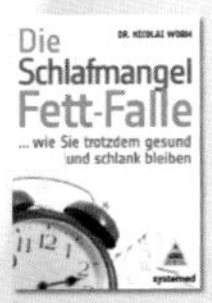

Die Schlafmangel-Fett-Falle.
Schlechter Schlaf macht dick und krank. Wie Sie trotzdem gesund und schlank bleiben.
Dr. Nicolai Worm
978-3-927372-94-8 **14,95 €**

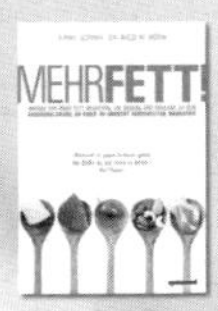

Mehr Fett!
Warum wir mehr Fett brauchen, um gesund und schlank zu sein.
Ulrike Gonder | Dr. Nicolai Worm
978-3-927372-54-2 **19,95 €**

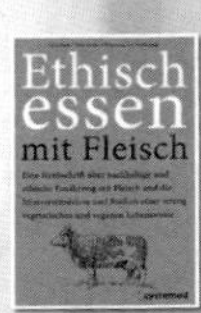

NEU

Ethisch Essen mit Fleisch.
Eine Streitschrift über nachhaltige und ethische Ernährung mit Fleisch und die Missverständnisse und Risiken einer streng vegetarischen und veganen Lebensweise.
Lierre Keith | Ulrike Gonder
978-3-927372-87-0 **14,99 €**

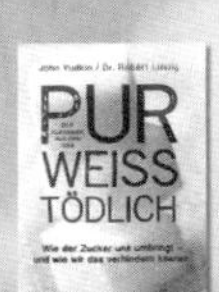

ERSCHEINT FRÜHJAHR 2014
VORBESTELLBAR AB SOFORT!

Pur, weiß, tödlich.
Warum der Zucker uns umbringt – und wie wir das verhindern können.
Prof. Dr. John Yudkin | Prof. Dr. Robert Lustig
978-3-942772-41-9 **14,99 €**

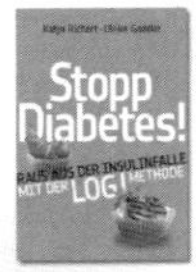

Stopp Diabetes!
Raus aus der Insulinfalle dank der LOGI-Methode.
Katja Richert | Ulrike Gonder
978-3-927372-56-6 **16,95 €**

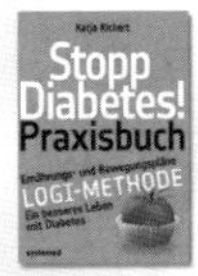

Stopp Diabetes! Praxisbuch.
Ernährungs- und Bewegungspläne.
LOGI-Methode.
Ein besseres Leben mit Diabetes.
Katja Richert
978-3-942772-08-2 **16,99 €**

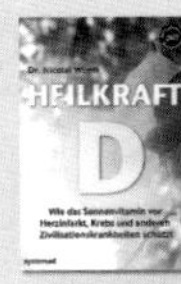

-BEST-
SELLER

Heilkraft D.
Wie das Sonnenvitamin vor Herzinfarkt, Krebs und anderen Zivilisationskrankheiten schützt.
Dr. Nicolai Worm
978-3-927372-47-4 **15,95 €**

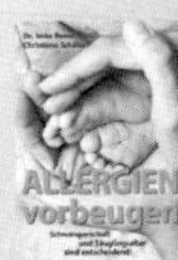

Allergien vorbeugen.
Schwangerschaft und Säuglingsalter sind entscheidend!
Dr. Imke Reese | Christiane Schäfer
978-3-927372-50-4 **14,95 €**

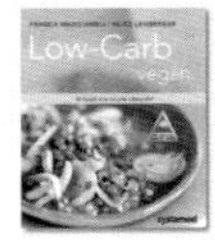

ERSCHEINT OKTOBER 2013
VORBESTELLBAR AB SOFORT!

Low-Carb vegan.
40 Rezepte ohne tierische Lebensmittel.
Franca Mangiameli | Heike Lemberger
978-3-942772-68-6 **7,99 €**

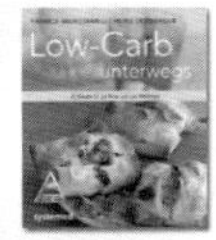

ERSCHEINT OKTOBER 2013
VORBESTELLBAR AB SOFORT!

Low-Carb unterwegs.
40 Rezepte für die Reise und zum Mitnehmen.
Franca Mangiameli | Heike Lemberger
978-3-942772-66-2 **7,99 €**

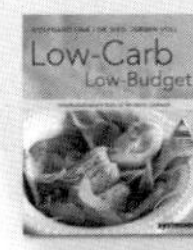

ERSCHEINT OKTOBER 2013
VORBESTELLBAR AB SOFORT!

Low-Carb – Low Budget.
Kohlenhydratbilanzierte Küche für den kleinen Geldbeutel.
Wolfgang Link | Dr. med. Jürgen Voll
978-3-942772-65-5 **7,99 €**

systemed verlag

Yoga/Achtsamkeit

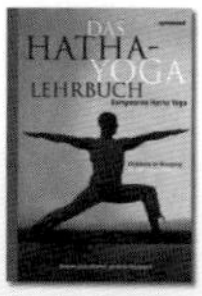

Das Hatha Yoga Lehrbuch.
Sampoorna Hatha Yoga, Perfektion in Bewegung. Die 150 schönsten Übungen.
Marcel Anders-Hoepgen
978-3-927372-53-5 **29,95 €**

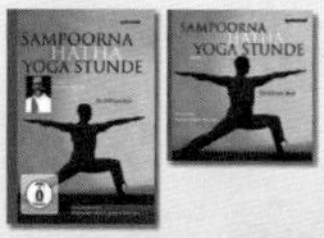

- **Sampoorna Hatha Yoga Stunde** (DVD)
  978-3-927372-64-1 **17,95 €**
- **Sampoorna Hatha Yoga Stunde** (CD)
  978-3-927372-65-8 **14,95 €**

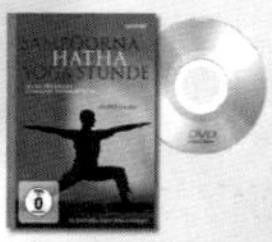

- **Sampoorna Hatha Yoga Stunde Stufe 2** (DVD)
  978-3-942772-04-4 **17,95 €**

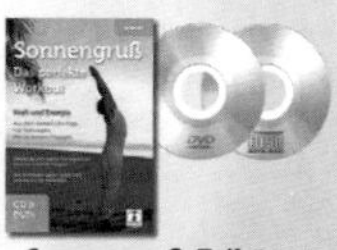

- **Sonnengruß, Teil 1** (DVD + CD)
  Das perfekte Workout
  978-3-927372-77-1 **16,95 €**

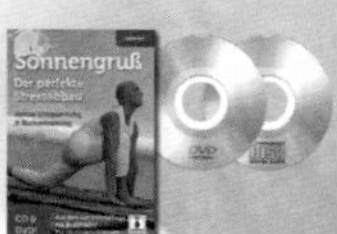

- **Sonnengruß, Teil 2** (DVD + CD)
  Der perfekte Stressabbau
  978-3-927372-97-9 **16,95 €**

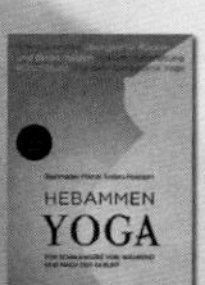

Hebammen Yoga
Übungen zur Geburtsvorbereitung und Rückbildung. ***Inkl. Mantra-Audio-CD.***
Marcel Anders-Hoepgen
978-3-927372-99-3 **19,99 €**

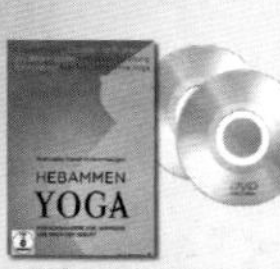

- **Hebammen Yoga** (Doppel-DVD)
  Übungen zur Geburtsvorbereitung und Rückbildung.
  978-3-942772-03-7 **16,95 €**

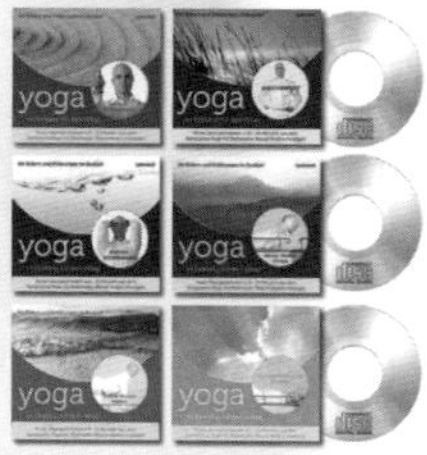

- **Augenentspannung** (CD)
  978-3-927372-71-9 **8,95 €**
- **Gleichgewicht** (CD)
  978-3-927372-72-6 **8,95 €**
- **Nackenentspannung** (CD)
  978-3-927372-70-2 **8,95 €**
- **Oberen Rücken stärken** (CD)
  978-3-927372-73-3 **8,95 €**
- **Unteren Rücken stärken** (CD)
  978-3-927372-74-0 **8,95 €**
- **Bauchmuskulatur stärken** (CD)
  978-3-927372-75-7 **8,95 €**

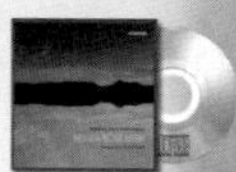

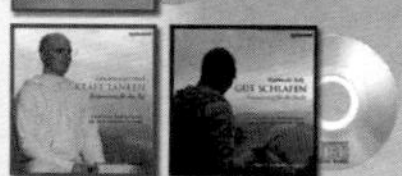

- **Besser schlafen.** (CD)
  Entspannung für die Nacht.
  978-3-942772-25-9 **12,99 €**
- **Gut schlafen.** (CD)
  Entspannung für die Nacht.
  978-3-927372-62-7 **9,95 €**
- **Kraft tanken.** (CD)
  Entspannung für den Tag.
  978-3-927372-61-0 **9,95 €**

Yoga: Jeden Tag neu!
Über 100.000 mögliche Kombinationen für Übungseinheiten à 5 bis 10 Minuten.
Marcel Anders-Hoepgen
978-3-927372-69-6 **28,00 €**

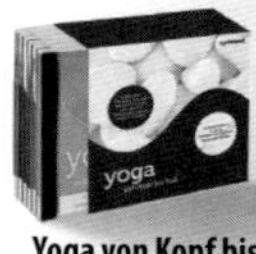

NEU

Yoga von Kopf bis Fuß.
5-Minuten-Übungen aus dem Sampoorna Hatha Yoga.
Die Box beinhaltet:
- Augenentspannung (CD)
- Gleichgewicht (CD)
- Nackenentspannung (CD)
- Oberen Rücken stärken (CD)
- Unteren Rücken stärken (CD)
- Bauchmuskulatur stärken (CD)

Brahmadev Marcel Anders-Hoepgen
978-3-942772-45-7 **30,00 EUR**
(erhältlich solange der Vorrat reicht)

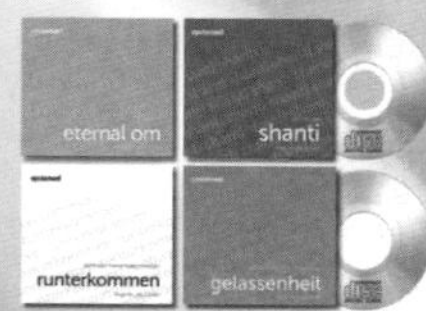

Nada-Yoga-Musik-Reihe
- **Eternal OM** (CD)
  978-3-942772-16-7 **12,99 €**
- **Shanti** (CD)
  978-3-942772-29-7 **12,99 €**
- **Runterkommen** (CD)
  978-3-942772-17-4 **12,99 €**
- **Gelassenheit** (CD)
  978-3-942772-15-0 **12,99 €**

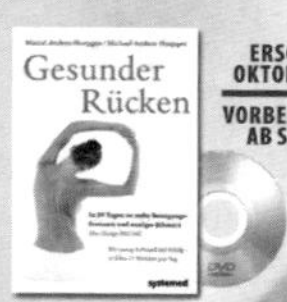

ERSCHEINT OKTOBER 2013
VORBESTELLBAR AB SOFORT!

Gesunder Rücken in 30 Tagen.
Das ganzheitliche 5-Minuten-System.
Inklusive Übungs-DVD.
Marcel Anders-Hoepgen
Michael Anders-Hoepgen
978-3-942772-53-2 **19,99 €**

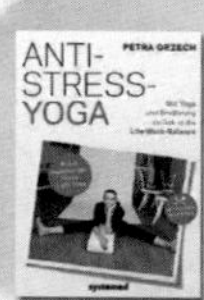

NEU

Anti-Stress-Yoga.
Mit Yoga und Ernährung zurück in die Life-Work-Balance.
Petra Orzech
978-3-942772-46-4 **19,99 €**

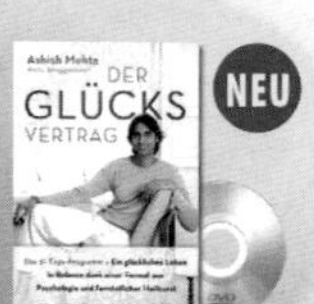

NEU

Der Glücksvertrag
Das 21-Tage-Programm. Ein glückliches Leben in Balance dank einer Formel aus Psychologie und fernöstlicher Heilkunst. ***Inklusive DVD.***
Ashish Mehta | Gela Brüggemann
978-3-942772-14-3 **19,99 €**

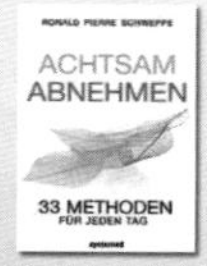

NEU

Achtsam abnehmen – 33 Methoden für jeden Tag.
Ronald Pierre Schweppe
978-3-942772-30-3 **12,99 €**

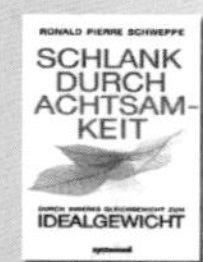

Schlank durch Achtsamkeit.
Durch inneres Gleichgewicht zum Idealgewicht
Ronald Pierre Schweppe
978-3-942772-00-6 **14,95 €**

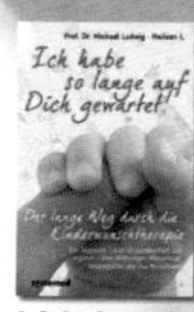

Ich habe so lange auf Dich gewartet!
Der lange Weg durch die Kinderwunschtherapie. Ein Tagebuch – ärztlich kommentiert und ergänzt – über Hoffnungen, Misserfolge, Wegbegleiter und das Wunschkind.
Prof. Dr. Michael Ludwig | Maileen L.
978-3-942772-11-2 **15,99 €**

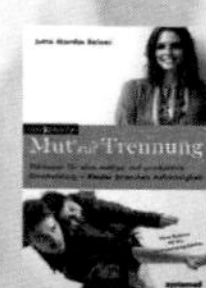

NEU

Mut zur Trennung.
Plädoyer für eine mutige und produktive Entscheidung – Kinder brauchen Aufrichtigkeit.
Jutta Martha Beiner
978-3-942772-47-1 **15,99 €**

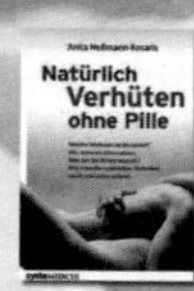

Natürlich verhüten ohne Pille.
Welche Methode ist die beste? Alle sicheren Alternativen. Was tun bei Kinderwunsch? Wie man die natürlichen Techniken rasch und sicher erlernt.
Anita Heßmann-Kosaris
978-3-927372-63-4 **14,95 €**

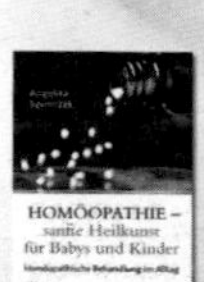

Homöopathie – sanfte Heilkunst für Babys und Kinder
Homöopathische Behandlung im Alltag
Angelika Szymczak
978-3-927372-49-8 **14,00 €** ~~19,95 €~~

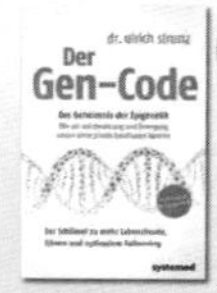

NEU

Der Gen-Code.
Das Geheimnis der Epigenetik – Wie wir mit Ernährung und Bewegung unsere Gene positiv beeinflussen können.
Dr. Ulrich Strunz
978-3-942772-01-3 **14,99 €**

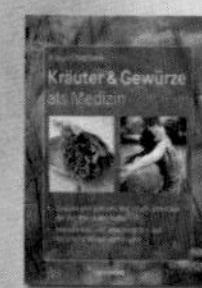

JETZT ALS PAPERBACK

Kräuter & Gewürze als Medizin
- Gesund und schlank mit Vitalkräften aus der Apotheke der Natur.

Klaus Oberbeil
978-3-942772-92-1 **15,00 €** ~~19,95 €~~

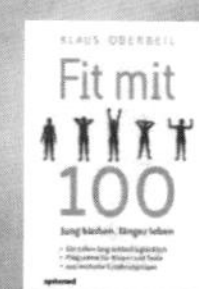

Fit mit 100
Jung bleiben, länger leben
- Ein Leben lang schlank & glücklich
- Programme für Körper und Seele
- 100 wertvolle Ernährungstipps

Klaus Oberbeil
978-3-927372-93-1 **14,99 €**

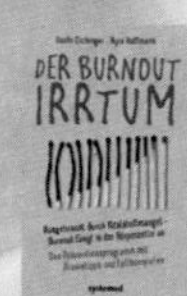

Der Burnout-Irrtum
Ausgebrannt durch Vitalstoffmangel – Burnout fängt in der Körperzelle an! Das Präventionsprogramm mit Praxistipps und Fallbeispielen.
Uschi Eichinger | Kyra Hoffmann
978-3-942772-06-8 **19,99 €**

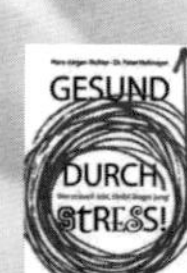

Gesund durch Stress!
Wer reizvoll lebt, bleibt länger jung!
Hans-Jürgen Richter | Dr. Peter Heilmeyer
978-3-927372-42-9 **15,95 €**

Redaktion: systemed Verlag, Lünen
systemed GmbH, Kastanienstr. 10, 44534 Lünen

Redaktionsleitung: Petra Westermann
Projektleitung und Lektorat: Ulrike Gonder

Fotografie: Wikimedia Commons

Umschlaggestaltung: Hauptmann & Kompanie Werbeagentur, Zürich
Satz: A flock of sheep, Lübeck
Druck: Offizin Andersen Nexö Leipzig, Zwenkau
ISBN: 978-3-942772-86-0

2. Auflage

Es sind alle Anstrengungen unternommen worden, um sicherzustellen, dass die in diesem Buch enthaltenen Informationen vollständig und korrekt sind. Wir möchten jedoch ausdrücklich darauf hinweisen, dass es weder dem Verlag noch dem Autor darum geht, dem einzelnen Leser oder der einzelnen Leserin ärztliche Ratschläge zu erteilen oder für sie ärztliche Dienstleistungen zu erbringen. Die in diesem Buch enthaltenen Ideen, Verfahren und Vorschläge sind nicht als Ersatz für eine ärztliche Beratung durch Ihren Hausarzt gedacht. Alle Dinge, die Ihre Gesundheit betreffen, bedürfen der medizinischen Beobachtung. Weder der Autor noch der Verlag haftet oder ist für einen Verlust oder einen Schaden verantwortlich, der vermeintlich durch eine Information oder einen Vorschlag in diesem Buch entstanden ist.

Einschübe in eckigen Klammern sind Ergänzungen, Auslassungen und Erläuterungen des systemed-Verlages/-Lektorats, um Fachbegriffe verständlicher zu machen und die Inhalte dieses Buches an die Gegebenheiten in Deutschland anzupassen.

systemed
verlag